人工授精の近代

戦後の「家族」と医療・技術

由井秀樹

青弓社

人工授精の近代——戦後の「家族」と医療・技術

目次

装丁——伊勢功治

はじめに

「家族とはなにか?」。極めて自明な問いかけのようにみえるが、実はこう聞かれて反論の余地がない明確な回答を用意することは、現在の家族研究者たちにとって不可能に近い。「家族」の捉え方をめぐる議論は各種家族社会学系のテキストにお任せするとして、私自身の経験から家族のあり方が意識されるエピソードを紹介するところから本書を始めていきたい。

最近結婚し、それを機に引っ越しをした私は先日、ご近所さんから「子ども作る予定はないんか?」とたずねられた。「ええ、はぁ、まぁ、そのうち」。いろいろと詮索されるのを面倒に感じた私は言葉を濁し、その場を去った。

結婚したら次は妊娠、そして出産。ご近所さんだけではなく、多くの人がこのように思っているだろう。もっとも、近年では我が家のように——ご近所さんはこのことを知る由もなかったのだが——結婚と妊娠の「順番」が入れ替わることはさほど珍しくなくなっている。事実、厚生労働省の二〇〇一年度版と一〇年度版「人口動態統計特殊報告」によると、「結婚期間が妊娠期間より短い出生の嫡出第一子に占める標準化後の割合」=結婚前から妊娠している夫婦=いわゆる「できちゃった婚」夫婦の割合は、一九八〇年に一二・六%、八五年に一七・三%、九八年に二三・九%、二〇〇三年に二六・九%、〇八年に二六・二%、〇九年に二五・三%となっているように、近年では二六％前後で推移している。[1]また最近では「おめでた婚」ともいわれ、かつての「できちゃった婚」に付与された否定的なイメージが払拭されつつある。ご近所さんから詮索を受けること自体はいやだったのだが、私自身も「順番」が重要だとは全く思わない。とはいえ依然として、結婚と出産は一体のものと捉えられていて、これは「順番」が一部入れ替わっている我が家とて例外ではない。むしろ妊娠を機に結婚しているのだから、結婚と出産がより強固に結び付けられている、とみることもできる。さらに第5章の内容を少しばかり先取りすれば、我が家は「家族計画」――それは、夫婦と少数の子どもからなるという意味での「近代家族」を作るために個々の夫婦が自主的に定めて実行するよう国家から要請されたものとして理解される――と無縁なようにみえるが、「二人目は作らない」という「計画」を（いまのところ）立てているので、実はこれに忠実なのかもしれない。

結婚と出産を一体のものとする認識は、家族をめぐる規範の一部――我が家はこの規範から少し逸脱しているが、大部分では忠実に従っているようである――と言い換えることもできる。そしてこの規範はある前提のもとに成り立っているとみなされている。それは、夫婦と血のつながりがある子を妻が出産する、ということである。しかしながら近年、この前提が崩されつつある。医療技術の進展によって、夫に精子がなければほかの男性から精子を提供してもらう／妻に卵子がなければほかの女性から卵子を提供してもらう／妻の子宮が妊娠に適さなければほかの女性に妊娠・出産を代行してもらうことが、性交を介さなくても可能になってきた。これらを総称し、「第三者が関わる生殖補助技術」という言い方がされる。ただし精子提供に関しては、厳密にいえば「近年」は正しい表現でなく、非配偶者間人工授精（Artificial Insemination by Donor; AID）という形で日本でも戦後間もなくからおこなわれてきた。

二〇一一年には現役の女性衆議院議員である野田聖子氏が渡米して卵子の提供を受け、男児を出産したことが話題になり(2)、一四年十月現在、彼女が中心メンバーの一人になり、これらを広く認める方向の法案が議論されている。一四年十月二十五・二十六日に開催された第二十六回日本生命倫理学会年次大会でも、大会企画として「生殖医療基本法の意義と課題」が取り上げられ、野田氏が特別講演をおこなった(3)。

このように、一定条件を定めたうえでだが、第三者が関わる生殖補助技術へのアクセスを法的に認めようとする動きが本格化しつつある。しかし、第三者が関わる生殖補助技術を選択する夫婦は、なぜ「そこまでして」子どもがほしいのか、と思う人もいるだろう。かくいう私自身もそう考えたことがあったのだが、この問い自体が、「夫婦と血のつながりがある子を妻が出産する」という前提のもとに成り立っている。しかし「そこまでする」のは、多くの場合「夫婦と血のつながりがある子を妻が出産する」ことの代替手段にすぎないのである。ほかの代替手段には、養子縁組や子がいない生活を選択することなどが考えられるが、代替手段が問題になってくるそもそもの原因は不妊である。つまり、不妊は「夫婦と血のつながりがある子を妻が出産する」ことを前提とする結婚と出産の結合を逆さに映し出す鏡なのであり、その鏡には多様な代替手段が映し出されていて、家族を理解するために極めて有効なツールなのである。このような理由から、漠然と家族をめぐる問題に関心を持っていた大学生時代の私は、不妊をテーマに研究をおこなうことに決め、いまでもこのテーマで研究を続けている。
前述したように、現在、第三者が関わる生殖補助技術を広く認めようとする法律の制定に向けた動きが加速しつつある。したがって「家族」という視点からいままさに問われているのは、この代替手段を法的に追認することで、これからの家族はどうなっていくのか、ということである。しかし、実はこれからの家族を考える以前の問題として、過去六十年以上実施されてきたＡＩＤは家族に何をもたらしてきたのか、という未解決の課題がある。つまり、現在の第三者が関わる生殖補助技術と家族の関係がどのように形作られてきたのか不明確なままに、これからのことが問われているのである。本書が取り組むのはこの課題であり、それにはいろいろなアプローチがありうるのだが、まずはっきりさせておかなければならないのは、ＡＩＤという医療技術がどのような流れ、どのような意図で日本に導入され、実践され続けてきたのか、という点だろう。したがって本書は、ＡＩＤの技術史を明らかにすることを通し、ＡＩＤと戦後の家族の関係を検証しようと試みるものである。

注

（1）「厚生労働省大臣官房統計情報部「出生に関する統計」の概況 平成十三年度人口動態統計特殊報告」（http://www.mhlw.go.jp/toukei/saikin/hw/jinkou/tokusyu/syussyo-4/index.html）［アクセス二〇一四年十二月十日］参照、「厚生労働省大臣官房統計情報部 平成二十二年度「出生に関する統計」の概況 人口動態統計特殊報告」（http://www.mhlw.go.jp/toukei/saikin/hw/jinkou/tokusyu/syussyo06/index.

html）［アクセス二〇一四年十二月十日］参照

（2）この経緯については、野田聖子／根津八紘の『この国で産むということ』（ポプラ社、二〇一一年）などを参照されたい。

（3）日本生命倫理学会第二十六回年次大会実行委員会編「日本生命倫理学会第二十六回年次大会予稿集」日本生命倫理学会第二十六回年次大会実行委員会、二〇一四年

序章　非配偶者間人工授精と「家族」への問い

本書が焦点を当てるのは、戦後間もなく日本に導入された提供精液を使用する人工授精、すなわち非配偶者間人工授精（Artificial Insemination by Donor; ＡＩＤ）という医療技術の歴史である。ＡＩＤとは、精液または精子浮遊液を注入器によって女性器内に注入する人工授精（Artificial Insemination）の一つの形態である。パートナー男性の精液を用いる配偶者間人工授精（Artificial Insemination by Husband; ＡＩＨ）は、精子や精液の量的・質的「異常」、射精障害、性交障害、精子と頸管粘液の不適合、原因不明の不妊に対して施術され、提供精液を用いるＡＩＤは精巣内精子回収法（testicular sperm extraction; ＴＥＳＥ）など精巣への外科的処置を用いても精子を回収できない場合におこなわれる。(1)

ＡＩＤは代理懐胎や提供卵子の利用などとともに、夫婦以外の「第三者が関わる生殖補助技術」の一つとして捉えられる。生殖補助技術は、大きく人工授精と体外受精に分けられる（ただし、人工受精をここに含めることについては意見が分かれる）。体外受精は、卵管因子不妊への対処法として開発されたが、現在では男性不妊や女性側に抗精子抗体がある免疫性不妊、原因不明の不妊などに対してもおこなわれる。(2) 体外受精技術を応用すると、提供卵子、提供胚（あるいは精子、卵子双方）の利用が可能になる。また、人工授精技術や体外受精技術を用いれば、性交を介さずに第三者女性に出産を代行させること、すなわち代理懐胎も可能になる。(3) これら第三者が関わる生殖補助技術をめぐって、日本では一九九〇年代後半から法制化に向けた議論がおこなわれてきた。二〇〇〇年には、厚生省の厚生科学審議会先端医療技術評価部会生殖補助医療技術に関する専門委員会が「精子・卵子・胚の提供等による生殖補助医療のあり方についての報告書(4)」をまとめた。〇三年には厚生労働省の厚生科学審議会生殖補助医療部会から「精子・卵子・胚の提供等による生殖補助医療制度の整備に関する報告書(5)」、法務省法制審議会から「精子・卵子・胚の提供等による生殖補助医療により出生した子の親子関係に関する民法の特例に関する要綱中間試案(6)」が出された。〇八年には厚労相と法務相から審議を依頼された日本学術会議が「代理懐胎を中心とする生殖補助医療の課題――社会的合意に向けて(7)」を提出した。しかしながら、周知のように現在（二〇一四年十月）まで法制化に至っていないが、「はじめに」でも言及したように、一四年十月現在、国会議員の間で法制化に向けた議論がおこなわれている。(8)

第三者が関わる生殖補助技術をめぐる問題は、直近の動向をみても、代理懐胎によって出生した障害児の引き取り拒否(9)、タイで代理懐胎によって多数の子をもうけた日本人男性(10)など、しばしば新聞紙面をにぎわせる。これらの事例は、様々な学問分野から取り上げられうるが、とりわけ生命倫理学――それ自体学際的な分野だが――の課題として構成される。この点は、「はじめに」でも触れたように二〇一四年十月の第二十六回日本生命倫理学会の大会企画が「生殖医療基本法の意義と課題」だったことからもうかがえる。

ここで、そもそも「第三者が関わる」ことは何が問題になるのか、簡単に確認しておきたい。もちろん、代理懐胎に顕著に表れるような女性身体の利用をめぐる問題[11]もあるが、例えば誰を子の親とすべきか、あるいはどのようなカップル（もしくは個人）にならば適用可能か、というように、生殖の単位とみなされる「家族」をめぐる規範との齟齬が問題の核として構成される。日本でも二〇〇〇年代に入り、ＡＩＤによって出生した子ども（実際には成人している）が声を上げ始めた。彼らは、出自を知る権利、すなわち、精子提供者の情報を求め、また、成人後に自身がＡＩＤによって出生した事実を伝えられ混乱した経験、育ての親との関係をめぐる葛藤を語る[12]。こうした彼らの語りも、もとをたどれば家族に行き着く。

家族研究の文脈でも、森岡正博は「家族社会学研究」（日本家族社会学会）所収の論考[13]で、「親密な感情で結ばれた父と母の間に、血のつながった子どもが生まれ、同じ家の中で生活する」ことを要請する「「近代家族」規範」と配偶子提供や代理懐胎を対峙させる。また千田有紀は、配偶子提供や代理懐胎に言及したうえで、「生殖技術の進展は、「家族」とは何かという根本的な問題をわたしたちに突きつけている[14]」と指摘する。

ＡＩＤの歴史との関係でも、荻野美穂は「近代家族」を第二次大戦後に大衆規模で成立した「近代国民国家の産業化社会に適合的な家族の形態・規範」と捉え、ＡＩＤの導入時の状況に触れるなかで、「ＤＩ[15]による生殖は、性交ぬきの生殖という意味でも、半分しか夫婦の遺伝的な実子ではないという意味でも、既に近代家族規範からの逸脱が生じている[16]」と指摘する。これらの見解を踏まえれば、ＡＩＤは六十年以上、家族の概念を揺るがしながら――ＡＩＤの施術を夫婦と医師の間で秘匿し、精子提供者を匿名化することで「近代家族」を装ってきたのだとしても――実施され続けてきたことになる。しかし、ＡＩＤがどのようにして家族概念と対峙してきたのか、実はほとんど明らかにされていない。

ここで指摘しておきたいのは、日本では不妊への医療的介入の歴史を正面から扱った研究はほとんど存在しないことである。現状では、飯塚理八[17]や森崇秀[18]、苛原稔[19]など、医師による研究史の概説や、男性不妊への医療的介入の歴史について江戸期から現在までの過程を概観する白井千晶の論文[20]が存在するにとどまる。他方、英語圏ではマーガレット・マーシュとワンダ・ロンナーはアメリカの植民地時代から近年の不妊医療研究史を丹念に跡付け[21]、ナオミ・プフェッファーは一八〇〇年代後半から一九九〇年代初頭までのイギリスでの不妊への医療的介入とそれをめぐる政治の歴史を記述していて[22]、まとまった研究成果が存在する。また、二〇一三年七月にはエディンバラで不妊の歴史・科学・文化に関する国際会議（Infertility in History, Science and Culture Conference）が開催された[23]。

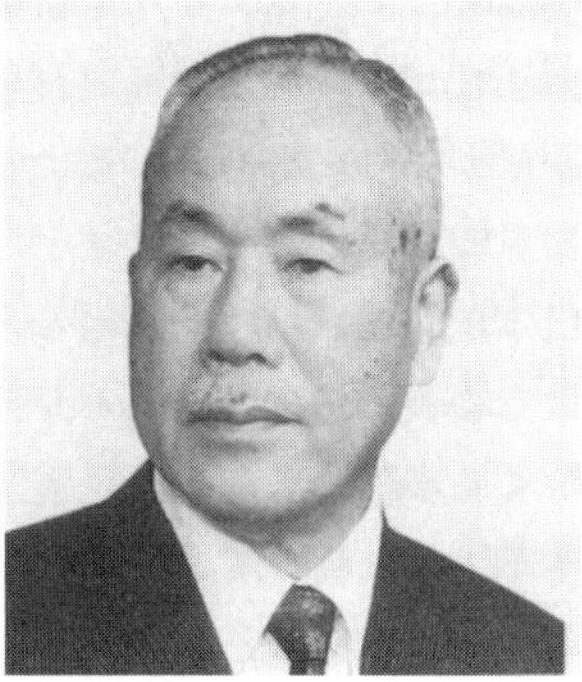

写真１　安藤画一
（出典：日本産科婦人科学会編『日本産科婦人科学会五十年史』診断と治療社、1998年、28ページ）

これらの研究や国際会議でも、欧米圏でのＡＩＤやその前提となる人工授精技術の実践、それをめぐる論争の歴史が検討されている。人工授精の歴史に特化したものとして、ブリジット・ギュルトラーの博士論文では、アメリカの人工授精の歴史が十八世紀から二十世紀後半にかけて広範に及ぶコンテキストから検討され、体外受精や避妊用ピルに特権的地位を与えている現在の研究動向に対し、人工授精が生殖の医療化や商業化に重要な役割を果たしたことが指摘されている。[24] また、シンシア・ダニエルズとジャネット・ゴードンの研究やリチャーズ・マーティンの研究では、優生学的見地からおこなわれる／語られる人工授精の歴史が跡付けられている。そこでは、欧米で人工授精が二十世紀初頭に人種改良手段として捉えられ、近年の精子バンクで市場化され、個々人のニーズに基づき理想的な子どもを得るための手段と位置付けられていく過程が示されている。[25] このように、英語圏では、不妊への医療的介入、さらには人工授精に関する歴史研究が蓄積されているが、日本ではほとんどない。[26]

それでも、日本でAIDは一九四八年に慶應義塾大学医学部教授の安藤画一[27]によって臨床応用され、翌年に同附属病院で最初の出産例が報告されたことはよく知られている。しかし、その経緯はこれまで断片的に言及されてきたにすぎず、[28] AIDの歴史的な評価をめぐって、戦後の家族との関係を検証するうえで再考を要し議論を深める余地がある。それらを整理し、端的に示すと以下のようになる。

第一に、AIDは戦中、外地で熱帯病に罹患して不妊となった帰還兵の男性を救済する目的で始められたと語られ、その後も男性不妊の救済措置として実施され続け、のちに子どもの出自を知る権利として問題になる精子提供者の匿名性と、AIDの施術自体を医師と夫婦の間で秘匿することは、夫の不妊を隠蔽する役割をも果たした。[29] ジェンダー研究の文脈では三成美保が男性不妊への対処法である顕微授精を例に挙げ、「夫の不妊症を「治療」するために、妻の身体が利用された[30]」とし、柘植あづみも同様に、男性に不妊原因があっても施術対象が女性になるという「ジェンダー・バイアス[31]」を指摘するように、男性不妊への対処はパートナー女性の身体に対する介入の上に成り立つと理解される。こうした指摘を言い換えれば、男性不妊への医療的介入に際しては、不妊男性を救済するためにパートナー女性の身体が犠牲にされる、ということになる。人工授精が施術されるのは女性であるため、この構図はＡＩＤにも当てはまる。第一の論点の検証は、こうした認識に再考を迫る、つまり女性にとっての男性不妊の意味について議論を深めることにつながる。

第二に、提供精液を使用するという理由でＡＩＤには医学者内外から反対意見が提起され、特殊な処置と位置付けられていた[32]。この点は当時、提供精液を使用すること以外に、ＡＩＤは家族を形成するための生殖の方法としてなんらかの特殊性を有していたかという問題に関わる。なぜなら既に新村拓や白井が指摘しているように、明治期の医学書に現在でいうＡＩＨ、当時の用法でいう「人工妊娠」に対して否定的な見解が記述されていたり、具体的な施術方法が説明されず、比喩を用いて紹介されるにとどめられていたことから[33]、戦後間もなくの時期にも人工授精技術自体に特別な意味が付されていた可能性が推察されるためである。ただし少数意見ながら、先に引用したように荻野は提供精液を使用することのほかに、「性交ぬきの生殖」という意味でＡＩＤが「近代家族規範」から乖離することを指摘する[34]。つまり、ここでは性交と生殖の不一致という側面もＡＩＤの特殊性と捉えられているのだが、この点について当時の言説が分析されているわけではなく、議論の余地が残されている。

第三に、安藤らと慶應義塾大学の法学者の間でＡＩＤの法律問題に関する議論がおこなわれ、その結果、民法第七百七十二条の規定によってＡＩＤで出生した子も夫婦の嫡出子として解釈されるという確信のもとにＡＩＤの施術が継続されていった[35]。この点は、安藤らが家族に関する法制度とＡＩＤとの関係を実際にどのように捉えていたか、そして、法制度の専門家である法学者たちが当時の文脈で家族とＡＩＤをどのように捉えていたか評価するために重要になる。そればかりか、過去におこなわれた是非論も含めたＡＩＤをめぐる議論の検証は、現在の同種の議論を批判的に捉え直すことにもつながる。

このような歴史理解の再考を要し議論を深める必要があるというのは、これらはあくまで断片的に言及されてきた歴史であり、現在の問題関心を遡及的に過去の出来事に投影してしまっている可能性を考慮してのことである。このことは、「人工授精は男性側にある不妊の原因を取り除くものとして、いずれの社会でも公にされることなく密かに実施され、生まれた子の父性に関しての法律改正もおこなわれることなく、夫婦の子どもとして取り扱われてきた。あらためて議論されるようになったのは、一九八〇年代以降になってからであり、体外受精との関わりにおいてであった[36]」という金城清子の指摘から端的に示唆される。以上を念頭に置き、本書は前記のＡＩＤの歴史理解を問い直し、ＡＩＤと戦後の家族の関係を検証することを目的に据え、産婦人科医の言説や、産婦人科医と議論をおこなった法学者の言説を精査する。その際、産婦人科医の言説のなかでＡＩＤが語られる文脈、すなわち、不妊医療研究の動向の把握にも力点を置く。

本書の構成は以下のとおりである[37]。ＡＩＤの導入の経緯を明らかにするには、まずその前史を明示する必要がある。先に言及したように、ＡＩＨは明治期の時点で、当時の用法を用いれば「人工妊娠」として医学書で触れられていたことは、既に指摘されている。第1章では、明治期から昭和初期（一九三〇年頃）までの不妊医療研究の動向を概観しながら、そのなかでの器具を用いた精液注入に関する認識を検証する。その際、主に当時の医学書（非医療専門家向け書籍を含めた広い意味での医学書）を参照する。

続いて第2章では、戦後のＡＩＤの導入と第1章で検討した戦前の人工妊娠を接続する段階である第二次世界大戦期の展開をみる。一九三〇年代終盤から四〇年代前半にかけて、戦時人口増強政策との関連で、学会などの産婦人科医集団では、不妊医療研究が重視されるようになり、安藤画一は重度の男性不妊への対処法としても、夫の精子を用いる「人工受精」に期待をかけるようになる。ここでは、産婦人科医集団の動向にも目を配るため、学会誌をはじめとする産婦人科医向け雑誌を主に参照する。

第3章では、戦後、安藤によってＡＩＤが導入される経緯を跡付け、ＡＩＤが不妊への医療的介入のなかでどのように位置付けられていたか明らかにする。ここで、ＡＩＤは戦争の影響で不妊になった男性の救済措置として始められたという通説的歴史理解の一点目と、特殊な医療処置だったという二点目を問う。この章では、当時の最新の不妊医療研究の成果を把握する目的で、前章に引き続き産婦人科医向け雑誌を主に参照する。ただしその際、不妊医療研究の最新の成果は商業誌にいち早く反映され、学会誌に論文として臨床研究が掲載される際は比較的長期間かつサンプル数も多い臨床成績が掲載される傾向があるため、商業誌の動向の把握に力点を置く。

ＡＩＤの導入は、産婦人科学領域にとどまらず、他領域にも影響を及ぼした。第4章では、ＡＩＤは嫡出推定が適用されるという確信のもとに始められたとする通説的歴史理解の三点目の妥当性を検証することも視野に入れ、安藤からＡＩＤの法律問題を研究するよう依頼された慶應義塾大学の法学者たちの議論を精査する。その際、慶應義塾大学法学部法学研究会の紀要や日本私法学会の学会誌といった法学者向け雑誌を参照する。

法学者たちは家族概念との不調和からＡＩＤを問題視していたのだが、安藤は積極的にＡＩＤを家族概念と調和させようと試みる。それが色濃く表れるのが、第5章で検討する、一九五〇年代半ばから本格化する家族計画運動とＡＩＤとの関係性である。この章では、非産婦人科専門家に向けた産婦人科医たちの不妊に関する言説を精査し、そこでのＡＩＤの位置付けもあわせて検証する。その際、主に家族計画を実現する手段として位置付けられた受胎調節の指導員向け書籍や、受胎調節実地指導員として家族計画運動の最前線を担った助産婦を読者に想定した雑誌、潜在的患者である一般女性向け雑誌を参照する。ここで通説的歴史理解の一点目のうち、ＡＩＤが不妊男性の救済措置として実施され続けたということの妥当性が問われる。

第6章ではＡＩＤが不妊医療研究に及ぼした影響を検証するため、ＡＩＤの臨床応用後の不妊医療研究と不妊医療研究体制の展開を追う。その際、産婦人科医向け雑誌や、一九五六年に設立された不妊医療研究専門学会（日本不妊学会）の学会誌を参照する。ここで再び、通説的歴史観の二点目が問われる。また、この過程でのちの体外受精時代の幕開けの準備作業が進んでいくことも同時に示す。

終章では第1章から第6章までの議論を総括し、本書の結論としてＡＩＤの導入に関する通説的歴史理解への反証を提示する。

ここまで記述してきたように、ＡＩＤをはじめとする第三者が関わる生殖補助技術と家族は切っても切り離せない関係にあり、本書はＡＩＤという医療技術の歴史を通してＡＩＤと戦後の家族――それは少なくとも我々の生殖や生活の基本単位とみなされる――の関係を検証しようと試みている。このことは、今後の家族をどのように捉えていくかというより大きな問題系に接続されるが、とりわけ本書は医療・技術そして家族との関係をどのようにして調整していくべきか社会に問うている。

注

(1) 朝倉寛之「ＡＩＨの方法」（日本生殖医学会編『生殖医療ガイドブック 二〇一〇』所収、金原出版、二〇一〇年、二一八ページ）、柴原浩章「不妊症」（岡井崇／綾部琢哉編『標準産科婦人科学 第四版』所収、医学書院、二〇一四年、八四―八五ページ。初版は一九九四年）

(2) 前掲「不妊症」八二―八三ページ

(3) 過去に朝鮮半島でみられた「シバジ」のように、性交を用いて第三者女性に出産を代行させ、出生した子を依頼者カップルが引き取ることを代理懐胎の一種とみるかどうかは微妙な問題である。

(4) 「厚生科学審議会先端医療技術評価部会 生殖補助医療技術に関する専門委員会 精子・卵子・胚の

提供等による生殖補助医療のあり方についての報告書」(http://www1.mhlw.go.jp/shingi/s0012/s1228-1_18.html)[アクセス二〇一四年十二月十日]参照

(5)「厚生科学審議会生殖補助医療部会 精子・卵子・胚の提供等による生殖補助医療制度の整備に関する報告書」(http://www.mhlw.go.jp/shingi/2003/04/s0428-5a.html#3-1-2-1)[アクセス二〇一四年十二月十日]参照

(6)「法務省法制審議会　精子・卵子・胚の提供等による生殖補助医療により出生した子の親子関係に関する民法の特例に関する要綱中間試案及び同補足説明」「民事月報」二〇〇三年八月号、法務省民事局、一三四―一五〇ページ

(7)「日本学術会議 代理懐胎を中心とする生殖補助医療の課題――社会的合意に向けて」(http://www.scj.go.jp/ja/info/kohyo/pdf/kohyo-20-t56-1.pdf)[アクセス二〇一四年十二月十日]参照

(8)二〇〇〇年代までの議論と現在(二〇一四年十月)の法制化に向けた議論の差異を極めて端的にいえば、代理懐胎の許容の可否である。〇〇年代の議論では代理懐胎を原則禁止する方向だったが、現在の議論は一定条件のもと容認する方向で進んでいる。

(9)「代理出産、ダウン症児引き取らず 豪州の夫婦、タイで依頼」「朝日新聞」二〇一四年八月七日付

(10)「代理出産で十五人、尽きぬ謎 タイ、実業家の日本人男性 保護の九児、同じ父」「朝日新聞」二〇一四年八月十三日付

(11)例えば、柳原良江「妊娠・出産の代行にともなう倫理的問題」(「生命倫理」第十八巻第一号、日本生命倫理学会、二〇〇八年、一七〇―一七七ページ)など。

(12)当事者の経験談を集めた冊子、書籍として、以下のものがある。非配偶者間人工授精で生まれた人の自助グループ「子どもが語るAID――生殖技術について、今考えてほしいこと」非配偶者間人工

授精で生まれた人の自助グループ、二〇〇七年、非配偶者間人工授精で生まれた人の自助グループ／長沖暁子編『ＡＩＤで生まれるということ――精子提供で生まれた子どもたちの声』よろず書房、二〇一四年

当事者への聞き取りを用いた研究には、以下のものがある。才村眞理編『生殖補助医療で生まれた子どもの出自を知る権利』福村出版、二〇〇八年、長沖暁子／清水清美／日下和代／柘植あづみ「ＡＩＤ当事者の語りからみる配偶子・胚提供が性・生殖・家族観に及ぼす影響」「文部科学省科学研究費補助金研究成果報告書（研究種目　基盤研究（Ｂ））」、二〇〇六年、宮嶋淳『ＤＩ者の権利擁護とソーシャルワーク』福村出版、二〇一一年、由井秀樹「非配偶者間人工授精によって出生した人のライフストーリー」「立命館人間科学研究」第二十四号、立命館大学人間科学研究所、二〇一一年、三五―四八ページ、など

（13）森岡正博「生殖技術と近代家族」「家族社会学研究」第十三巻第二号、日本家族社会学会、二〇〇二年、二一―二九ページ

（14）千田有紀『日本型近代家族――どこから来てどこへ行くのか』勁草書房、二〇一一年、五一―五四ページ

（15）Donor Insemination の略。ＡＩＤと同義。海外ではＡＩＤＳ（後天性免疫不全症候群）とまぎらわしいという理由でＤＩが用いられる頻度が高いという（前掲『生殖補助医療で生まれた子どもの出自を知る権利』一〇ページ）。

（16）荻野美穂「生殖技術と新しい家族の形」、菅沼信彦／盛永審一郎編『生殖医療』（「シリーズ生命倫理学」第六巻）所収、丸善出版、二〇一二年、二二一―二二三ページ

（17）飯塚理八「不妊治療の変遷」「周産期医学」二〇〇〇年十二月号、東京医学社、一五四五―一五四

九ページ

（18）森崇英『生殖の生命倫理学——科学と倫理の止揚を求めて』永井書店、二〇〇五年、一—一九ページ

（19）苛原稔「不妊治療の歴史と未来」「周産期医学」二〇一二年八月号、東京医学社、九五九—九六二ページ

（20）白井千晶「男性不妊の歴史と文化」、村岡潔／岩崎皓／西村理恵／白井千晶／田中俊之『不妊と男性』（青弓社ライブラリー）所収、青弓社、二〇〇四年、一五一—一九二ページ

（21）M. Marsh & W. Ronner, *The Empty Cradle: Infertility in America from Colonial Times to the Present.* Baltimore: Johns Hopkins University Press, 1999.

（22）N. Pfeffer, *The Stork and the Syringe: A Political History of Reproductive Medicine.* Cambridge: Polity Press, 1993.

（23）"Infertility in History, Science and Culture Conference"（http://sites.cardiff.ac.uk/ihsc/）［アクセス二〇一四年十二月十日］

（24）B. E. Gurtler, "Synthetic Conception: Artificial Insemination and the Transformation of Family and Reproduction in 19th and 20th Century America," Rutgers University, 2013（http://rucore.libraries.rutgers.edu/rutgers-lib/40583/）［アクセス二〇一四年十二月十日］

（25）C.R. Daniels & J. Golden, "Procreative Compounds: Popular Eugenics, Artificial Insemination and the Rise of the American Sperm Banking Industry," *Journal of Social History*, 38(1), 2004, pp.5-27, R. Martin, "Artificial Insemination and Eugenics: Celibate Motherhood, Eutelegenesis and Germinal Choice," *Studies in History and Philosophy of Science Part C: Studies in History and Philosophy of*

Biological Science, 39(2), 2008, pp.211-221.

(26)「科学史・科学哲学」や「生物学史研究」に掲載された花岡龍毅の一連の研究は、体外受精技術の基礎研究から臨床研究への移行過程や、医師や科学者の体外受精技術のリスク認識の変容過程を跡付けているが、人工授精の歴史は射程に入れられていない。花岡龍毅「不確実性の生成――体外受精技術の歴史」「科学史・科学哲学」第二十二号、東京大学科学史・科学哲学研究室、二〇〇九年、二五―四三ページ、花岡龍毅「体外受精の歴史における基礎研究から臨床研究への移行過程の特質」「生物学史研究」第八十二号、日本科学史学会生物学史分科会、二〇〇九年、一―二〇ページ、花岡龍毅「生殖補助技術の科学的検証のリスクをめぐる倫理的言説の変遷」「生物学史研究」第八十五号、日本科学史学会生物学史分科会、二〇一一年、二一―四〇ページ、花岡龍毅「生殖補助技術の科学的検証の歴史的変遷――リスクをめぐる科学者・医師の言説をめぐって」「生物学史研究」第八十九号、日本科学史学会生物学史分科会、二〇一三年、一―二一ページ

(27) 安藤画一の略歴は以下のとおりである。一八八五年生まれ。一九一一年京都帝国大学医科大学卒業。一三年京都帝国大学講師。一四年岡山医学専門学校（一九二二年から岡山医科大学）教授。三四年慶應義塾大学医学部教授。五六年慶應義塾大学名誉教授。六八年死去（慶應義塾大学医学部産婦人科学教室『慶應義塾大学医学部産婦人科学教室教室七十年史』慶應義塾大学医学部産婦人科学教室、一九八九年、一八二ページ）。

(28) ＡＩＤの導入経緯に言及した研究に以下のものがある。前掲「生殖技術と新しい家族の形」、金城清子「配偶子提供」（前掲『生殖医療』〔「シリーズ生命倫理学」第六巻〕所収、二四―四四ページ）、林真理『操作される生命――科学的言説の政治学』NTT出版、二〇〇二年、金城清子『生殖革命と人権――産むことに自由はあるのか』（中公新書）、中央公論社、一九九六年、川上武「性革命から生

殖革命へ」（同編『戦後日本病人史』所収、農山漁村文化協会、二〇〇二年、六四〇―六八四ページ）、宮嶋淳「わが国における人工生殖と子の福祉に関する歴史的考察――「人工授精子」誕生の時代（一九四九―一九七八年）に着目して」（前掲『生殖補助医療で生まれた子どもの出自を知る権利』所収、一二一―五一ページ）、田間泰子『「近代家族」とボディ・ポリティクス』世界思想社、二〇〇六年、柘植あづみ『生殖技術――不妊治療と再生医療は社会に何をもたらすか』みすず書房、二〇一二年、など。この経緯については、以下のルポルタージュや雑誌記事も参照されたい。藤田真一『お産革命』朝日新聞社、一九七九年、大田静雄『試験管の中の子どもたち――人工授精時代』三一書房、一九八三年、島本慈子「日本の生殖医療はどう始まったか 最終回 AIDから卵子提供へ」「ちくま」二〇一一年七月号、筑摩書房、五八―六三ページ、同「日本の生殖医療はどう始まったか 第一回 漂流する記憶」「ちくま」二〇一一年五月号、筑摩書房、二六―三一ページ、同「日本の生殖医療はどう始まったか 第二回 安藤画一とその時代」「ちくま」二〇一一年六月号、筑摩書房、二八―三三ページ

(29) 前掲「生殖技術と新しい家族の形」、前掲『生殖革命と人権』、前掲「配偶子提供」、前掲「性革命から生殖革命へ」、前掲『生殖技術』、前掲『「近代家族」とボディ・ポリティクス』など

(30) 三成美保「戦後ドイツの生殖法制――「不妊の医療化」と女性身体の周縁化」、服藤早苗／三成美保編『権力と身体』（「ジェンダー史叢書」第一巻）所収、明石書店、二〇一一年、一六八ページ

(31) 柘植あづみ「「不妊治療」をめぐるフェミニズムの言説再考」、江原由美子編『生殖技術とジェンダー』（フェミニズムの主張）所収、勁草書房、一九九六年、二三八ページ

(32) 前掲「生殖技術と新しい家族の形」、前掲『操作される生命』、前掲「わが国における人工生殖と子の福祉に関する歴史的考察」、前掲『生殖技術』など

(33) 新村拓『出産と生殖観の歴史』法政大学出版局、一九九六年、二一四―二一六ページ、前掲「男性

不妊の歴史と文化」一七四ページ
(34) 森岡がＡＩＨや夫婦間での体外受精、顕微授精を「「近代家族」規範の枠内で処理可能」であるだけでなく、「「近代家族」規範をかえって強化する働きをするともいえる」と評価するように（前掲「生殖技術と近代家族」二六ページ）、性交と生殖の不一致という生殖補助技術の側面そのものを「近代家族規範」との関係で問題にするか否かは判断が分かれる。もっとも、これは「近代家族」をどのような意味で使用するかという問題の範疇に属する。「近代家族」の定義／特徴をめぐる論争については、前掲『日本型近代家族』や施利平の『戦後日本の親族関係――核家族化と双系化の検証』（勁草書房、二〇一二年）などを参照されたい。
(35) 前掲『生殖革命と人権』、前掲「配偶子提供」、前掲『生殖技術』
(36) 前掲『生殖革命と人権』一七六ページ
(37) 第1章、第3章、第4章第1・2節、第6章第1節は、以下の既発表論文に大幅に加筆修正を加えたものである。由井秀樹「日本における初の人工授精成功例に関する歴史的考察――医師の言説を中心に」「コア・エシックス」第八号、立命館大学大学院先端総合学術研究科、二〇一二年、四二三―四三二ページ（第1章）、由井秀樹「日本における非配偶者間人工授精の導入と産婦人科学における男性不妊研究の展開――産婦人科医向け雑誌の分析から」「科学史研究」第二期第二百六十八号、日本科学史学会、二〇一三年、一七七―一八四ページ（第3章、第6章第1節）、由井秀樹「日本における非配偶者間人工授精導入時の法律問題研究――法的父子関係をめぐる議論を中心に」「生存学センター報告書」第二十二号、立命館大学生存学研究センター、二〇一四年、一九一―二〇七ページ（第4章第1・2節）

第1章　不妊医療研究と人工妊娠（人工受胎）

明治期には西洋医学が本格的に導入され、現在の東京大学医学部でも産婦人科学が教えられるようになり、日本産科婦人科学会の前身となった日本婦人科学会が一九〇二年に設立された。子宮がんをはじめとする婦人科疾患や各種の妊娠異常が産婦人科学研究の主なテーマだったが、産婦人科医たちは不妊の診療、研究もおこなっていて、人工妊娠（人工受胎）が導入された。

1　産婦人科医の学会組織の変遷

不妊医療研究に関する歴史を記述する前に、その先端を担った産婦人科医学者の集団、すなわち産婦人科医の学会の変遷を確認する。日本での産婦人科医の学会の嚆矢は、一八八八年に東京大学医学部別科元助教授、桜井郁二郎が設立した産科婦人科研究会であった。同会は、八九年から「産科婦人科研究会月報」を刊行した。九六年の第四十号からは「産科婦人科研究会々報」と名称が変

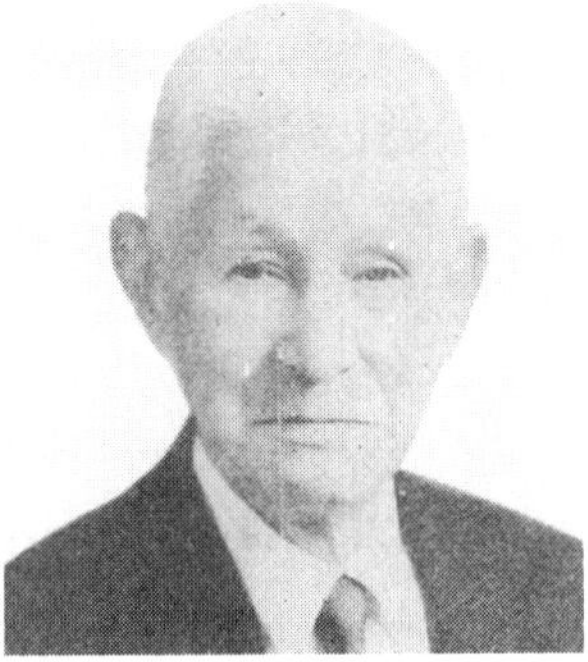

写真２　木下正中
（出典：前掲『日本産科婦人科学会五十年史』24ページ）

更され、一九〇四年の第六十三号まで発行された[1]。

一八五八年設立のお玉ヶ池種痘所を起源とする現在の東京大学医学部は、戦後期に至るまでに数度名称が変更されている。お玉ヶ池種痘所は、江戸の有力な蘭学者、伊東玄朴、戸塚静海、林洞海、箕作阮甫、三宅艮斎らによって設立された。種痘所は六〇年に江戸幕府が接収し、六一年に西洋医学所、六三年に医学所と改称された。医学所は明治維新に際し、六八年（明治元年）六月九日にいったん消滅するが、明治新政府は六月二十六日に再興にとりかかった。明治政府は、そのほかの医学機関をも接収して、新たな医学所を設立し、これが明治政府直轄の医学教育機関のはじまりとされる。同年七月二十日に明治政府は大病院を設立し、そこには医学所も含まれた。翌六九年二月には、大病院が医学校兼病院へ、十二月に大学東校と改称された。大学東校はさらに、七一年に東校、七二年に第一学区医学校、七四年に東京医学校となった。七七年には東京大学が設立され、東京医学校は東京大学医学部に、八六年に帝国大学医科大学に、京都帝国大学が設立された九七年には東京帝国大学医科大学に、一九一九年に東京帝国大学医学部、四七年に東京大学医学部に名称変更され、現在に至る[2]。

一八八一年に助教授に任命された桜井は東京大学医学部別科の教員であり、産婦人科学を教える初の日本人大学教員だったが、別科は八八年に消滅し、その年、桜井は開業した[3]。別科は、洋方医不足に対処するための医師の即席養成機関であり、予科二年、本科五年の通常コースに対し、三年の就学期間であった。[4] 本科では、八四年に清水郁太郎が初代産婦人科学教授に就任していた。[5]

　桜井が独自の動きをみせていた一方で、一八九三年四月九日、東京帝国大学医科大学産婦人科学教室第二代教授の浜田玄達、同助手の千葉稔次郎（のちに浜田の後任教授となる）、緒方病院の緒方正清[6]、京都同志社病院長佐伯理一郎らが会合を開き、浜田を仮議長として日本産科婦人科会を結成することが決定されたが、その後、会の設立に向けた動きはみられなかった。[7] 佐伯はその事情をのちに回顧し、桜井一門から同意が得られなかったこと、準備作業の実務を担うことになっていた千葉が多忙であると自ら語っていたことを挙げた。[8]

　この間、桜井門下の楠田謙蔵は、桜井とともに産科婦人科研究会設立にあたったが、一八九〇年に開業、九九年に病院を拡張し、産科婦人科学会を設立した。しかし、楠田の学会は賛同者が少なく、のちに日本婦人科学会が設立されたのを機に解散した。産科婦人科学会設立の同年、関西では緒方や京都府立医学校（のちの京都府立医科大学）教諭の高山尚平[9]が中心となり、関西産科婦人科学会が発足した。会の発起人には、緒方や高山、佐伯のほか、一九〇四年から東京帝国大学医科大学産婦人科学教室第四代教授となる大阪医学校（のちの大阪帝国大学医学部）教諭の木下正中[10]らが名を連ねた。[11] 佐伯の回想によると、関西での学会設立は、東京で日本産科婦人科会がいっこうに設立されない状況に緒方がしびれを切らしたことが背景にあった。[12]

　その後、一九〇二年に第一回日本連合医学会（のちの日本医学会）が開かれることになった。同会は文字どおり医学関連学会が連合したもので、四年（場合によっては三年）に一回のペースで開かれていた。これを機に、産婦人科学でも全国規模の学会を作る必要性が生じ、東京帝国大学を辞職し、浜田病院を開業した浜田[13]と一八九九年に東京帝国大学の助教授に任じられた木下が中心となり、日本婦人科学会が設立された（一九〇六年から「日本婦人科学会雑誌」刊行[14]）。関西産科婦人科学会は、日本婦人科学会と合併する形で解消された[15]。四月二日から五日に開かれた第一回日本連合医学会は総会のほかに十六の分科会（解剖学、生理学・医科学、病理学・病理解剖学、薬物学・薬学、内科学、外科学、眼科学、産科学・婦人科学、小児科学、消化器病学、神経病学・精神病学、耳鼻咽頭科学、皮膚病学・梅毒病学・泌尿器病学、衛生学・細菌学・伝染病学、法医学、軍陣医学）が設けられ、各専門学会の総会が日本連合医学会の分科会に位置付けられた[16]。産科学・婦人科学分科会は、浜田を会長として開かれた第一回日本婦人科学会集会でもあった。

日本婦人科学会は、東京帝国大学を中心に設立されたが、やがて関西の産婦人科医学者たちは独自の動きをみせるようになる。一九一五年四月に、緒方、京都帝国大学医科大学教授となった高山、兵庫県立病院婦人科医長村岡千仭を幹事とし、近畿婦人科会創立委員会が開かれ、七月に第一回学会が開催された（同年から「近畿婦人科会々報」刊行[17]）。佐伯の回顧によると、東京帝国大学を中心におこなわれていた日本婦人科学会の学会運営に緒方や高山が不満を持っていたことが同会発足の背景にあった[18]。しかし、関西の産婦人科医学者が日本婦人科学会から分離独立したわけではなく、緒方や高山らは引き続き日本婦人科学会にも籍を置いていたことには留意が必要である。さらに、日本婦人科学会会長は一三年四月の第六回集会まで浜田が、以降木下が務めていたが、近畿婦人科会創立から二年経過した一七年の第十五回集会以降一年の任期制となり、翌年の第十六回総会で高山が会長に就任した[19]。このように、近畿婦人科会設立が一つの契機となって関西側の産婦人科医学者の発言権が多少強まったとみることができるだろう。近畿婦人科会は一九年に大正婦人科学会（機関誌は翌年から「大正婦人科会々報」）、二二年に近畿婦人科学会（機関誌は翌年から「近畿婦人科学会雑誌」）、三六年に産科婦人科医学会（機関誌は同年から「産科婦人科紀要」）と名称を変更した[20]。日本婦人科学会と産科婦人科医学会は戦後の四九年に合併し、現在まで続く日本産科婦人科学会が発足した。

2　人工妊娠の導入

器具を用いた子宮への精液注入のはじまり

世界で最初に器具を用いて女性の生殖器内に精液を注入した人物は、スコットランドの著名な外科医ジョン・ハンターだといわれている[21]。ハンターの実験は、彼の死後、義弟のエバラード・ホームによって、一七九九年の「英国王立協会会報」に紹介された。ホームによると、ハンターは膣内に射精できない重度の尿道下裂男性を夫に持つ女性に対して、性交後直ちに精液をシリンジに集めて膣内に注入するよう助言し、この実験によって出産に至った[22]。アメリカの婦人科医ジェームズ・マリオン・シムスは、一八六三年から *Clinical Notes on Uterine Surgery* の執筆を始め、そのなかで器具を用いての精液注入による妊娠例が報告されている[23]。シムスはハンターと異なり、精液を子宮頸管内に注入していて、安藤画一のもとで助手を務め、人工授精実務を担った山口哲は「本当の意味の人工受精を行つた最初の人」[24]と評していた。

Ｍ・マーシュとＷ・ロンナーによると、シムスは子宮の形態や位置の異常を不妊原因とみなし、それに対して手術療法を用いて矯正していたが、器具を使っての精液注入は手術療法の代替手段としておこなわれた。つまりシムスは、器具を用いての精液注入を女性不妊への対処法としておこなっていたのだった。精液を得るため、シムスは夫婦の性交が終わるのを別室で待ち、その後、膣内に射精された精液を器具にいったん吸入し、子宮頸管部まで注入した。この実験には六人の患者が参加し、二年間で合計五十五回の施術がおこなわれたものの、妊娠がみられたのは一例であり、それも流産に終わっていた。シムスと同時代の医師エドワード・ブリス・フートもまた、器具を用いた精液注入に関しては有名だった。彼は子宮、子宮頸管の形態、位置異常だけでなく、精子が少ない、あるいは、原因不明の不妊の際にも器具を用いて精液を子宮に注入した。フートは、夫の精液だけを使用していたシムスから一歩踏み出していて、著書で、もし夫の精液中に精子が存在しなければ、「男性の種」はほかから「とってこなければならない」[25]と述べていたという。

明治期に日本医学の手本となったドイツでは、ポール・レビーによる器具を用いた精液注入をテーマにする国内初の博士論文が一八八八年に公刊された。しかし、九五年のイーノック・ハインリッヒ・キッシュによる四百四十ページにわたる女性不妊に関するハンドブックに八ページ分しか割かれておらず、キッシュ自身も医療処置としての妥当性をほとんど認めていなかったように、この頃のドイツ人産婦人科医の多くは、器具を用いた精液注入について記述することに消極的だったという。[26]

提供精液の使用は、一八八四年にアメリカのウィリアム・パンコーストによっておこなわれたものが最初の実践ともいわれ、クロロフォルム麻酔をかけた女性に「最も容姿がいい」医学生から提供された精液を注入したというパンコーストの試みを二十五年後にアディソン・デイビス・ハートが報告したとされる。[27]このように、器具を用いての精液注入は、一八〇〇年代中頃から徐々に広がっていったのだが、この技術はいつ頃日本にもたらされたのだろうか。

明治期の医学書にみる人工妊娠

明治期の産婦人科医学者によって書かれたテキストには、人工妊娠に関する記述がしばしばみられるが、それがいつ日本に入ってきたのかは定かでない。少なくとも最初の日本人産婦人科学大学教員である桜井郁二郎による一八八一年の『婦人科論』(全四巻[28])には器具を用いた精液注入に関する記述はみられない。そもそも、ここには不妊に関する項目もなく、子宮狭窄や子宮後屈、子宮前屈といった子宮の形態・位置異常を扱う項目で不妊が付属的に扱われているにすぎない。子宮狭窄に対しては、拡張器や海綿などの水分で膨張する物体を頸管内に挿入する方法、外科的手術を用いる方法[29]が、子宮位置異常に対しては「ペスサル」による矯正が対処法と位置付けられた。[30]

器具を用いた精液注入を日本に紹介した初期の医学書の一つに一八九一年刊行の『人工妊娠新術[31]』がある。これはドイツの医学書が原典であるものの、原典情報は明らかでない。当時の「朝日新聞」にこの書籍の広告が掲載されていて(一八九一年八月九日付、九一年八月十二日付、九一年九月十二日付、九五年四月二十四日付）、広告上で原著者はハウスマン[32]とされている。ここでは、シムスが提唱した方法として「造化の為し能はざる所を人力にて精液を子宮腔内に送致し妊娠せしむる法」である「人工妊娠」が紹介された。『人工妊娠新術』での人工妊娠の適応は、性交を通しての射精では精液が膣外へ流出する場合、子宮、頸管の形態・位置異常によって精子が子宮まで達しないとみなされる場合、異常膣内分泌物が精子に有害とみなされる場合である。つまり、ここで人工妊娠は女性不妊への対処法と位置付けられていた。したがって、人工妊娠の前提は夫の精液使用に置かれていたと指摘できるだろう。また、精液の採取方法として性交後に膣内から精液を吸い取る方法と、コンドームを装着して性交し、コンドーム内に射精された精液を採取する方法が紹介されているように、精液の採取には性交が前提とされていた[33]。つまり、『人工妊娠新術』はおおむねシムスの方法論を踏襲していたといえる。

一九〇八年には開業医の田村化三郎が『子の有る法無い法』で人工妊娠の実施を示唆していた。適応について田村は、頸管の狭窄によって精子が子宮まで達しないとみなされる場合としながら、その他不妊へも広く応用できると主張していた。田村は人工妊娠を「名案名法」と捉え積極的に評価していたが、「社会の事情から考へると実施は甚だ困難」であるとし、そのうえで人工妊娠を「僅かに一回試みた、果して功を奏したが、何のことは無い種と畠とありながら途中に種々の邪魔があつて植え付かぬのを器械の力を借りて種を撒いたら芽が出て花が咲いて実を結んだと云ふやうな訳で、医者としては此上も無い愉快である」と記した。このように田村は人工妊娠について社会的に問題だとみなされうるため、実施機会はわずかだったとし、実施状況について比喩を用いて紹介するにとどめていた。[34] なお、精液の採取方法については特に言及されていない。

緒方正清も、一九〇五年の『婦人科手術学』前の第十九章を「人工妊娠」にあてた。ここは実質的に不妊全般を扱う章であり、緒方は男性側の不妊原因を「睾丸炎、淋疾、梅毒」とした。また、女性側不妊原因を「外陰部知覚過敏或ハ膣痙」などの精液が体外に流出する場合、「子宮腟部肥大及ヒ変形並ニ子宮外口或ハ頸管ノ狭窄、又ハ屈撓シ易キ子宮等凡テ精虫ノ子宮内ニ進入スルヲ妨クヘキモノ」、「膣内分泌物ノ非常ニ過多ナルトキハ精虫ノ生活ヲ妨グルモノナリ」、「喇叭管卵巣並ニ其周辺囲部異常ヲ有スル際ニ於テモ亦縷々不妊症ヲ招来スヘシ（略）卵巣ニ於テ充分ニ成熟シ排出セラレタル卵ハ仮令喇叭管ノ腹口ニ入ルモ喇叭管ノ屈曲並ニ喇叭管加答児〔カタル、粘膜の炎症のこと：引用者注〕等ノ存スルトキハ之ヲ輸送スルノ機能欠如スルガ故ニ、卵ヲシテ子宮内ニ達セシムルコト能ハス」とまとめた。緒方は子宮口の狭窄には拡張器による拡張、頸管の狭窄には洗浄による拡張、子宮の位置異常には手術療法が有効であるとし、「膣内分泌物ノ非常ニ過多ナルトキ」への対処法には言及せず、「喇叭管卵巣並ニ其周辺囲部異常」には「吾人ノ技術ニ由リテ之ヲ治癒セシメ得ヘキコトハ極テ稀有ニ属ス」とする。そのうえで人工妊娠の適応は、子宮口や頸管の狭窄や変形などが認められる場合に、「種々ナル方法ヲ試用スルモ効ナキ場合ニ始メテ本法ヲ行フモノ」とされた。精液の採取法については、『人工妊娠新術』同様、性交後に膣内から吸い取る方法とコンドームから採取する方法が紹介されていた。[35]

緒方自身も人工妊娠の施術経験があるようで、一九〇七年の『婦人乃家庭衛生』に「子なき家庭は其円満を欠くばかりで無く、其家の系統を滅亡し又財産の処分に苦しむ等、其害の多いところから如何かして子を儲けたいと思ふ人情から種々な方法を設け、遂に人工妊娠法と云う者を行ふ事になつた」と記していた。しかし続いて、「人工的に精虫を射出して之を婦人の子宮内へ注入すると云う事は審美学上人道に背いた者で、医師の側から云つても容易に行はれぬ者である。又医師自ら之を行ふ決断も容易に出来ぬ者でもないが、唯子の無い夫婦は実に憐れむべき者であるから、之を救ふと云ふ大慈善心をもつて僅かに審美学上の不快を償ふの外は無いのである[36]」と記述していて、人工妊娠自体を否定的に捉えていたようである。楠田謙蔵もまた、一八九四年の『不妊症論』下で、人工妊娠について「人工妊娠術と云ふ一の受胎法あり、マリオンシムス以下これを施したるもの甚だ多し、されど己は思ふ所ありてこゝに載せず[37]」と記述するにとどまった。

このように、提供精液を使う形でなくとも、緒方や楠田は人工妊娠が倫理的に問題視されうることを認識していた。また、人工妊娠を高く評価していた田村でも、実施は比喩を用いて紹介されていた。したがって、この時代に人工妊娠は水面下でおこなわれていたと考えられるだろう。

田村は開業医であった一方で、ほかの産婦人科医の指導的地位にあった緒方、楠田は産婦人科医学者に属する。この点を考慮すると、この時代の産婦人科学のなかで人工妊娠はさほど評価されていなかったということになろう。

3　大正期以降の人工妊娠

生理学者の人工妊娠研究と開業医による実践

明治期には産婦人科学内での評価が芳しくなく、おこなわれていたとしても水面下での実施にとどまった人工妊娠は、大正期に入ると新たな展開をみせる。その一つが、家畜の品種改良手段としての器具を用いた精液注入の導入であった。

現在でいう人工授精が初めて哺乳類（犬）で成功したのは、一七八四年に発表されたイタリアのラザロ・スパランツァーニによる実験であり、本格的に家畜（馬）の品種改良手段として用いられる契機になったのは、ロシアのイリヤ・イワノフによる試みである。イワノフは一八九九年からこの研究を始め、馬を中心とする家畜や、犬、キツネ、ウサギ、家禽に器具を用いた精液注入を試みたという[38]。日本家畜人工授精師協会によると、九六年に新山荘輔がアメリカから持ち帰った技術を下総御料牧場の不妊の馬に試みたのが国内初の家畜に対する器具を用いた精液注入施術例だった[39]。しかし、新山の実験は成功せず、実用化に至らなかった（ただし『明治大正馬政功労十一氏事蹟』〔一九三七年〕には「〔新山が：引用者注〕牝馬五頭に精液注入を試みたるに悉く奏功し受胎仔馬を生産致候其内一頭は軍馬に合格[40]」という記述がある）。新山の試みから十六年ほど経過した一九一二年、京都帝国大学医科大学助教授、生理学者の石川日出鶴丸が欧州視察中にイワノフ研究室でこの技術を学んだ（同年に帰国後、教授となる）。石川は、この技術が当時日本で馬政局[41]を中心におこなわれていた馬政第一次計画[42]に貢献すると推察し、翌一三年、奥羽種馬場で馬へ試み、成功した[43]。上坂章次によると、石川はこの技術を国内の医学者や獣医学者に伝え、関心を喚起した[44]。当時京都帝国大学に籍を置いていた安藤画一は、「旧恩師」である石川によって、人工授精に興味を持ったことを記している[45]。

　一九一六年に刊行された石川の講演録では、器具を用いての精液注入は「人工受胎」とされ、馬への取り組みとともに、ハンターなど海外での人間の女性に対する試みも紹介されていた。しかし石川はこれを人間に応用するならば、「幾多ノ道徳問題・法律問題・宗教上ノ解釈・風俗習慣等ニ関シ重要ナル問題ヲ続出[46]」すると予想していた。石川よりもこの技術を人間の不妊への対処法として積極的に推奨していたのは、石川のもとで助手を務めた越智真逸である。越智は一二年、東京帝国大学医科大学を卒業後、東京帝国大学細菌学教室で研究を続け、一三年から京都帝国大学医科大学生理学教室で助手を務めた。一五年、京都府立医学専門学校（二一年に京都府立医科大学となる）教諭となり、二三年、教授になっている[47]。

　越智は、「人工妊娠術は、専ら婦人科医師の行ふべきものと考ふる人が多い、コレは大なる誤りである、人工妊娠術は、大部分、精虫の研究より

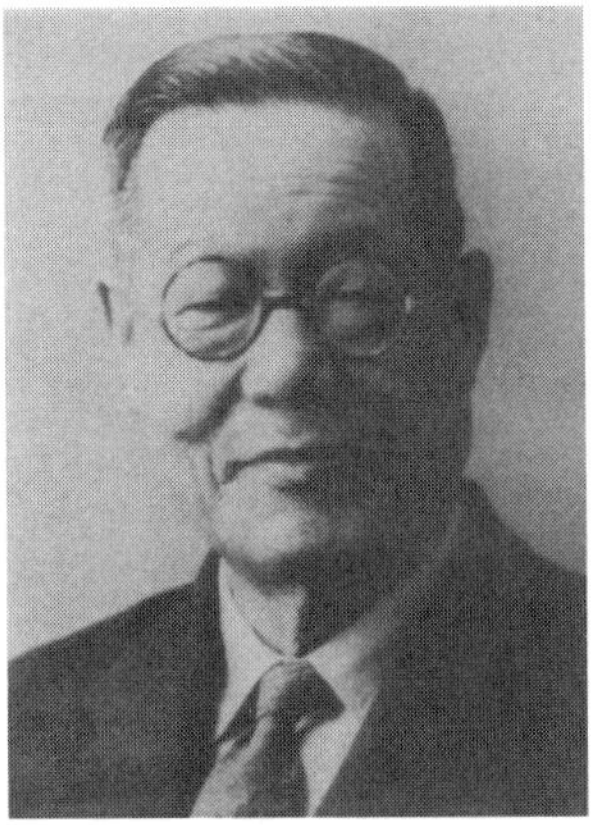

写真３　越智真逸
（出典：「日本生理学雑誌」1962年5月号、日本生理学）

成立て居る、精虫の研究さへ完成するならば、已に大半其目的を達した様のものである、又、進んで男女両性を自由に作り得る様になるやも知れない、故に当然本法は生理学者の領分に属すべきものである」[48]と主張し、明治期に人工妊娠の実施や公表に消極的だった産婦人科医とは異なり、生理学の立場から人工妊娠研究に取り組んだ。越智が京都帝国大学へ提出した博士論文の一部は『人類及家畜の人工妊娠術』として刊行された。もっとも、越智は人間の女性に対して臨床研究をおこなっていたわけではなく、動物、主に白鼠の精子への各種実験、犬への人工妊娠の施術、および文献調査を研究手法としていた。それでも、越智の研究は当時の人工妊娠に関する認識を検討するのに有用だろう。以下、『人類及家畜の人工妊娠術』を中心に、越智の研究をみていく。

越智は人工妊娠を、「不妊を悲しめる幾多可憐の婦人を救ひ、後継者を挙げ得ざるがために、失望落胆の深淵に沈める幾多の男子を救はんがための、救世主たらんことを期せるものなり」と積極的に評価していた。その背景には、「多数の婦人は、生命の危険を侵す如き、多くの婦人科的手術を受くるを好まず。『愛児を得んと欲する熱望』と『血を見る手術に対する恐れ』と両両相対峙して下らず。（略）然るに人工妊娠術は、絶対に生命の危険を招くの恐無く、血を見るの恐れもなし。素より必要に応じて、観血的手術を必要とすることあるも、其原因の何たるを問はず、先づ観血的手術を施す以前に人工妊娠術を行ひ得ること多き故、多くの石女に対しては人工妊娠術は、実に最安全なる『希望の錨 Hoffunngsanker』なりと断言し得」[49]ることがあった。つまり、越智は人工妊娠を手術療法に優先させていて、緒方正清と逆の認識を示していたのだった。

そして、明治期に人工妊娠を高く評価していた田村化三郎とは異なり、施術方法を詳細に記述していた。それを検証する前に、不妊の定義や原因に関する越智の整理を確認しておく。越智は結婚後三年を経過しても妊娠しない状態を不妊と位置付け、不妊を一度も出産経験がない「絶対的不妊」（現在でいう原発性不妊）と、出産経験はあるもののその後不妊となる「比較的不妊」（現在でいう続発性不妊）に分類する。そして、男性に不妊原因が存在する割合を二五％から三五％とし、さらに、男性から淋病がうつされることによって女性にも不妊が発症することを考慮に入れ「殆全部」の不妊原因が男性にあると主張した[50]。そのうえで越智は不妊原因を男女別に列挙する。男性側の原因に、「両側睾丸欠如」「一側睾丸欠如」「睾丸異常細小」「精虫欠乏症[51]」「生理的精虫欠乏症[52]」「精虫少数症」「精液欠乏症」「淋毒性疾患」「陰茎の発育異常」を、女性側の原因に「卵巣に原因の存する場合」「喇叭管に原因の存する場合」「子宮に原因の存する場合」「膣に原因の存する場合」「外陰部に原因の存する場合[53]」「快味欠乏」「房事過度[54]」「早晩婚又は甚だしき年齢の相違[55]」を挙げた[56]。精子の生理学的研究をおこなっていた越智にとって最も重要だったのが、「子宮に原因の存する場合」に含まれる「精虫を殺すこと多し」とされた子宮頸管分泌液の異常であった[57]。この点について越智は別稿に「諸種の原因中、最も重なるは、子宮頸管分泌物異常なり。精虫生理学の教ゆる如く精虫は一程度のアルカリ性反応を好み、かゝる液中にて最も活潑に運動を営むものにして、若し、一定度以上のアルカリ度、或は酸性反応に会せんか忽ち死滅するなり[58]」と記述していた。こうした不妊原因のうち、「人工妊娠術によりて目的を達し得る症状、即、適応症たるものもあれば、又、到底不可能なる症状、即、不適応症に属するものもあり。要するに一般医学的治療技術の進歩に連れて、不適応症は減少し、之に反し、適応症の範囲が増大するは勿論なり[59]」とし、越智は適応を明確に示していない。

人工妊娠の実施手順は以下のように説明された。まず、夫婦の健康診断をおこなう。男性側には淋病や梅毒の有無、精液の検査が要請される。女性側では性病の有無のほか、生殖器、膣や子宮からの分泌液の検査が要請された。しかし、「現代医学の進歩の程度にては不妊の原因を発見し難きこと少なからず」とされ、そのような場合には「兎に角一応試に人工妊娠術を施すこと」が主張された。検査の結果、人工妊娠の適応と判明すれば、まず精液を採取する。方法について越智は、①性行為ののちに膣内から吸い取る方法、②コンドームを用いた性交による採取、③マスターベーションによる採取を挙げ、①について「膣粘液は酸性を帯び、精虫に対して極めて有害なり。（略）交接後直に医師が現はるることは、医師としても出来難きことにして、夫婦も亦、到底羞恥に堪えぬことと信ず」、②について「消毒困難にして、之を十分に消毒せば、破損し易くなる欠点を免れず。且、交接時の快感を害すること頗る大なり」という理由で、③が推奨された。[60]なお、一九一六年に発表された別稿では「精液を採集するにはコンドームを用ひて交接せしむるを可とす、止むを得ざれば手淫せしむ」[61]とあり、見解の変容がうかがえる。

精液を採取したあとは、それを女性器へ注入する。その方法を越智は海外の研究報告から以下の四つにまとめる。第一は「膣法」であり、これには、精液に浸した綿花タンポンを挿入する方法、膣鏡（膣内を検診するための器具）から精液を流し込む方法、ハンターの採用した精液を膣の深部に注射器で注入する方法があるが、越智は「天然の交接状態と大差なく、斯かる程度の操作ならば必ずしも本法を行ふの必要を認めず」と評した。第二はゴム管で精液を子宮内に吹き入れる「吹入法」だが、これは「吹入に際して空気の混入を免れざるため、従つて子宮痙攣を惹起するの恐ありて、安全且つ確実なる方法と称し得ず」と評された。第三は、膣を摂氏三八度で温めた生理食塩水で洗浄し、その後性交をおこなわせて精液を注射器で吸い取り、さらに子宮内に徐々に点滴で注入する「点滴法」だが、これは「婦人の羞恥心を害すること大なるのみならず、消毒滅菌の行ひ難きこと、膣液の混入すること等の欠点あり」とされた。第四は、シムスが用いた子宮頸管内に注射器を用いて注入する「注入法」であり、越智はこれを「現今に於ける最進歩したものと認め得」と評した。施術終了後、「其まま、数時間乃至十数時間臥床」させ、術後四週間の安静が求められた。そして、「人類にありては、馬匹其他の哺乳動物の如く、単に一回の交接によりて受胎し得る事寧稀なり」ということで、「毎月一回づつ連続して五、六回は施行すべく、尚理想的に云へば、一箇年間即、十二回行はざるべからず[62]」とされた。

また、「他人の精虫を以て人工妊娠術を行ひ得るか」という点について越智は、「興味ある問題」と捉え、「本夫及妻女共に承諾せば、何等差支へなかるべしと信ず」としながら、「最後の確実なる点は権威ある法律家の解決に待たざるべからず[63]」と判断を留保した。

越智が人工妊娠の研究に取り組んでいた同時代、臨床現場でも積極的に人工妊娠の実施を公表する医師が現れた。大久保義一と朝岡稲太郎である。大久保は一九二四年に『人工妊娠と避妊の智識[64]』を、朝岡は二五年に『生殖生理と不妊の治療及び人工妊娠法[65]』を刊行し、人工妊娠の成功を報告していた。

ここで京都府立医科大学教授だった越智と開業医の大久保や朝岡との関係に触れておきたい。朝岡は『生殖生理と不妊の治療及び人工妊娠法』で、「越智博士の人工妊娠法に関する研究業績は、実に斯界の権威あるものである」[66]と、越智に言及していた。大久保は、『人工妊娠と避妊の智識』で直接越智に言及していないものの、適応や施術方法は明らかに越智の議論をほぼ形を変えず借用していた。ただし、大久保は越智と異なり性交後に膣内から精液を吸い取る方法を否定しておらず、性交を中断して容器に射精する精液採取方法を紹介していた[67]。

大久保の実験では一九一六年から二四年六月までに六十三人中十八人が、人工妊娠によって妊娠したことになっていた[68]。成功例十八人分のデータが記載されているので、それをみてみると、夫の年齢幅は二十七―五十五歳、妻の年齢幅は二十二―四十二歳であった。妻の年齢を五歳単位で割り振ると、二十―二十四歳が一人、二十五―二十九歳が四人、三十―三十四歳が四人、三十五―三十九歳が七人、四十―四十五歳が二人だった。このうち、三十九歳の一人に出産経験があることが示されている。十八組中十七組が子宮の位置異常や子宮の炎症、子宮口狭窄といった女性側の不妊原因が認められ、一組だけが女性側に全く不妊原因がみられなかった。女性側に不妊原因がみられたうちの三組の夫に精子形成機能障害を来す副睾丸炎が認められた。精液採取法は、性交後に膣内から吸い取る方法三組、性交を中断して容器に射精する方法十組、マスターベーションによる方法五組だった[69]。

朝岡の実験では八十六人中三十二人が人工妊娠によって妊娠したことになっていた[70]。朝岡は「子宮位置異常或は頸管狭窄等の時に於て医師は手軽く手術を勧誘するを常とするも、患者自身に取りては実に身命を賭するの大手術にて、医師の立場とは趣を異にするものである。故に子宝を望む憐れむ可き不妊症者は、先ず安全且つ可能性大き本法を試み、無効に帰せし場合始めて観血的大手術を決行するも決して遅からざるものである[71]」と捉え、越智同様、手術療法と人工妊娠の関係について緒方正清と逆の見解を示していた。この記述のように、朝岡はおおむね越智の議論を踏襲しているが、以下の部分で越智との差異がみられる。

朝岡は適応について「一、完全なる精子を保有し乍ら、生殖器の器質的或は機能的障害の為、完全に精液を膣内に射精し得ざるもの。二、会陰破裂、或は子宮下垂症等、精液膣内より流出し留まらざるもの。三、膣分泌物強酸性なる為、精虫の運動を妨げ、或は直に滅殺するもの。四、子宮外口過小にして、精虫の進入困難なるもの。五、子宮頸管狭隘又は異常分泌物に依り閉塞され、為に精虫の前進不可能のもの。六、単に子宮位置異常の為精虫の進入を妨ぐるもの[72]」と記述した。つまり、朝岡は射精障害以外、基本的に人工妊娠を女性不妊への対処法に位置付けていたのである。精液採取法は、大久保同様、性交後に膣内から精液を吸い取る方法、コンドームから採取する方法、マスターベーション、あるいは性交を中断して容器内に射精する方法が紹介されたが、特に価値判断は示されていなかった[73]。

大久保と朝岡は、一九二〇年代後半の雑誌「主婦之友」（主婦之友社）にたびたび人工妊娠をおこなっている自身のクリニックや書籍の広告を出していた（一九二五年七月号、三〇二、三六三ページなど）。さらに大久保は、クリニックとともに、自身が発明した「大久保妊娠法器」を宣伝している。これは、現在でいうセルフ・インセミネーション（医師を介さずにおこなう人工授精）の道具である。大久保妊娠法器の広告は、「読売新聞」一九二二年四月九日付にも出されていた。「主婦之友」一九二五年一月号には、「人工妊娠術で子宝を得た実験[74]」という記事が掲載された。そこでは、人工妊娠によって妊娠・出産したとされる二組の夫婦が紹介され、大久保と朝岡が「人工妊娠の専門家」として登場している。一九二七年六月号には、成田龍一も指摘するように、「人工妊娠によって子宝を得た経験――石女の悩みから救はれた実験者二人の喜びの告白[75]」という記事が掲載されていた[76]。ここで紹介されているのは、朝岡のもとで人工妊娠によって妊娠・出産したとされる女性二人の体験談だった。このように大久保や朝岡は人工妊娠の実践を、特に潜在的な患者である一般女性に向けて積極的に公表していた。

しかし、その大久保にしても、大久保妊娠法器の特徴として「夫婦間に於いて秘密に使用し得ること」を挙げていた[77]。つまり、大久保の理解でも人工妊娠による妊娠・出産は患者、あるいはその周囲にとってなんらかの問題を孕むものと認識されうるものだったといえる。「主婦之友」に掲載された人工妊娠の体験記でも、「私どもでは姑が昔者で、婦人科医にかゝるのさへ、何か罪でも犯すやうに思ふのでございますから、人工妊娠などゝいふことは、到底理解してくれさうにもございませんので、悪いとは存じながら極秘でいたしました[78]」という記述があり、明治期の産婦人科医の言説でみられた人工妊娠への抵抗が少なからず存続していたことが推察される。

産婦人科学と人工妊娠（人工受胎）

前記のように、大正期から昭和初期（一九二〇年代）にかけて、生理学者の越智、開業医の大久保や朝岡によって積極的に推奨された人工妊娠を、産婦人科医学者はどのように捉えていたのだろうか。ここでは、東京帝国大学医学部産婦人科学教室が中心となり、一九三二年から順次刊行された木下正中（一九一七年に東京帝国大学教授の職を辞し、開業）の名を冠した『木下産科婦人科叢書』（全三十巻）[79]の第八巻、木下と長谷川敏雄執筆の『不妊症ノ診断及ビ療法』[80]を中心に、大久保や朝岡の著書から間もなくして刊行された安藤画一（当時は岡山医科大学教授）の『婦人科学各論 第四版』[81]を適宜参照し、この点を検討してみたい。

木下・長谷川の『不妊症ノ診断及ビ療法』では、不妊夫婦の割合は一〇％程度とされた。そして、以下のように不妊が分類された。結婚後四年経過しても妊娠しない「原発性不妊症」と出産経験はあるもののその後妊娠しなくなった「続発性不妊症」。生殖腺や子宮の欠如などで絶対に妊娠できない「絶対的不妊症」と子宮後屈などなんらかの対処法が存在する「比較的不妊症」。「先天性不妊症」と「後天性不妊症」。「一次性不妊症」と「持続性不妊症」。閉経後や妊娠中、授乳中、性成熟期前の妊娠不能を意味する「生理的不妊症」とそれ以外の「病的不妊症」。不妊原因として、精子欠如症や精子過少症、卵子の形成異常や排卵障害などの「生殖細胞性原因」、着床障害を意味する「妊卵着床性原因」、性交不能を意味する「性交性原因」に大別された。原因の男女割合は、男性に直接的な原因が存する場合、女性に直接的な原因が存する場合、「間接原因」すなわち、夫から性病をうつされた妻が不妊になる場合、それぞれが三分の一とされた。[83]安藤の『婦人科学各論 第四版』[82]でも同様の整理がおこなわれていた。[84]

男性不妊への対処法は以下のものが記述された。性交時以外に無意識的に射精が起こる「病的漏精症」[85]に対して「房事、手淫、中絶性交等」[86]の制限や精神療法、生殖器への水療法（冷水摩擦など）や、マッサージ、電気療法、「刺激性食餌」[87]の制限、臭素剤や砒素などの薬剤療法がとられる。「外陰部若クハソノ隣接部位ノ畸形」による「器質的性交不能症」に対しては手術療法が、「其他ノ性交不能症」には病的漏精症と同様の対処法が適用される。「精液欠如症」のうち、先天性のものには「治療ノ方法ガナイ」とされた。後天性の「精液欠如症」のなかで「尿道ノ狭窄、腫瘍及ビ包茎ニ基クモノ」には手術療法が、「精神的相対性精液欠如症」は、水療法や電気療法、薬物療法が適用される。造精機能障害に起因する「精子欠如症」のうち、梅毒性睾丸炎に起因するものには「駆黴療法」、「陰嚢水腫、陰嚢ヘルニア等ノ機械的圧迫ニ因ルモノ」には手術療法が用いられ、「ソノ他各種ノ急性伝染疾患、脳膜炎、耳下腺炎、糖血症、糖尿病、肥胖症、結核等ノ如キ全身疾患ニ随伴スルモノ」には原因疾患の治療がおこなわれる。精路通過障害に基づく「精子欠如症」には、「ソノ主要ナルモノ、即チ淋菌性副睾丸炎ニ基クモノハ予後甚シク不良デ、治癒ノ見込ノ極テ薄イモノデアル。従ツテ炎症ノ未ダ新鮮ナ時期ニ於テナルベク蔓延ノ防止ニ努ムルコトガ必要デアリ」とされ、対処法として手術療法が紹介されるが、「一応ハ試ムベキモノデアロウ」という程度の認識だった。「精子過少症乃至精子無力症」は「精子欠如症」に準じるとされた。「精子壊死症」、すなわち精子の運動障害には、食塩水の温坐浴療法や薬物療法、精嚢や摂護腺（前立腺）マッサージ、便通の調節、アルコール飲料や性的興奮を伴う行動の抑制、運動制限が要請された。[88]

このように、男性不妊への対処法には手術を中心とする各種療法が位置付けられていた。ただし、例えば慶應義塾大学医学部皮膚科泌尿器科学教室[89]の北川正惇（一九二五年に同大学初代泌尿器科学教室教授となる）による『泌尿器科診断療法』（一九二三年）や、北海道帝国大学医学部皮膚泌尿器科学教室教授志賀亮による『泌尿器科学』（一九三一年）で「男子生殖器機能障碍」の項目が設けられ、木下と長谷川が言及するような男性不妊原因と療法が紹介されているように[90]、実際にこれらを主に担っていたのは女性の専門家である産婦人科医ではなく、泌尿器科医だったと考えられる。

『不妊症ノ診断及ビ療法』に戻ると、女性不妊への対処法について以下のように記述された。「外陰部及膣ノ異常」のうち、「外陰、処女膜、膣等ノ閉鎖症」「会陰裂傷其他」には手術療法が、「膣痙」には処女膜切除や膣腔拡張その他精神療法が、「児型膣」[91]には、性交後の体位の指導やマッサージ、「ペッサリウム」の使用、手術療法がおこなわれる。「子宮口乃至頸管ノ狭窄」には、「手術的拡張法」や各種拡張器を用いた「非手術的拡張法」がとられる。「子宮位置異常」には手術療法や「ペッサリウム」を用いた矯正法が適用される。「子宮ノ炎症疾患」には、薬物療法や「臓器療法」（ホルモン療法[92]）、手術療法がとられる。「子宮腫瘍」には手術療法やレントゲン照射療法がおこなわれる。炎症や癒着などの「輸卵管疾患」には、「輸卵管口形成術又輸卵管開口術」、閉塞部を切除して開通部を直接子宮につなぐ「輸卵管移植術」、「輸卵管拡張法」、卵巣を切除し、それを直接子宮内に縫合する「卵巣ノ子宮内移植術[93]」といった手術療法、または「食塩水注入法」などが適用される。排卵障害などの「卵巣疾患」には、臓器療法[94]や卵巣へのレントゲン照射療法、温泉療法、そして「健康婦人」から切除した卵巣をほかの女性に移植する「卵巣移植術」がおこなわれる。「性心理障礙ニ基ク不妊症」には臓器療法や薬剤療法、精神療法がおこなわれる。もっとも、この「卵巣移植術」に対しては、アメリカの医師ロバート・タットル・モリスらの業績が紹介されるにとどまり[95]、日本での実施をほのめかす記述はない。ただし、「理論上極テ合理的ナ考デアリ、実際ニ於テ先進諸家ノ成績ニ徴シ相当ノ効果ヲ収メテ居ルカラ、最後ノ手段トシテ試ムベキモノノ一ト云フコトガ出来ル[96]」と評価されていた。他方、一九二八年九月号の「主婦之友」には、「他人の卵巣の移植を受けて子供を得た」体験談が掲載されていた。それによると、体験談を寄せた女性は「慶應大学医科の産婦人科部長K博士[97]の御自宅」で診察を受けたところ、卵巣発育不全が判明し、「母体の保護のために避妊の手術をする女があるから、その卵巣を移植してみてはどうですか」という提案を受けた。そして慶應義塾大学医学部附属病院に入院して手術を受け、三週間で退院し、一年ほど経過して妊娠が発覚し、のちに「丈夫な男児」が出生した。体験者の女性は卵巣移植を「異常な方法」と捉えるが、他者の卵巣を移植することか、他者の卵巣由来の卵子によって妊娠したことが「異常」とみなされていたかは定かではない[98]。この体験談が事実に基づくとすれば、慶應義塾大学では提供精子よりも先に提供卵子による妊娠・出産がおこなわれたことになりそうである。もっとも、仮にこれが事実を反映しているのだとしても、妊娠が提供卵巣由来の卵子によるものなのか、もとからある卵巣由来のものなのか定かでない（おそらく後者だろう）。また、移植による拒絶反応はどうだったのか、という疑問も残る。

『不妊症ノ診断及ビ療法』に戻り、ここで、のちに体外受精の適応となる「輸卵管疾患」の原因に関する認識や検査法を確認しておきたい。「輸卵管疾患」は主なものとして「輸卵管ノ発育障礙」と「輸卵管炎」に、稀なものとして「輸卵管黴毒」「輸卵管アクチノミコーゼ[99]」「輸卵管腫瘍」に分けられた。「輸卵管炎」の原因は主に淋病、その他のものとして化膿菌（特に連鎖状球菌）、結核、大腸菌、放線菌、チフス菌などとされた[100]。診断には、ポンプを用いて空気を送り込み卵管の疎通性を確認する「輸卵管通気法」、造影剤を注入してレントゲン照射をおこなう「子宮輸卵管造影法」が採用されていて、いずれも治療法としての側面を有していた。[101] レントゲン照射による検査は、一九一四年にウィリアム・ホレンバック・キャリーが、その二カ月後にイジドー・クリントン・ルービンがそれぞれ発表した。しかし、この方法は感染症のリスクが高かったため、ルービンは一九年に空気を送り込む検査法を開発した。[102] また、『不妊症ノ診断及ビ療法』で検査法としては言及されていない「食塩水注入法」（通水法）は、卵管の疎通性を調べる方法でもある。これは二九年に京都帝国大学医学部助教授の八木日出雄によって近畿婦人科学会で発表され、翌年の学会誌に論文が掲載されている。[103] これらによって開腹を伴わずに、つまり比較的容易に卵管の疎通性を検査できるようになったのである。

器具を用いての精液注入も、「人工受胎」として「女性不妊症ノ療法」に位置付けられた。ただし男性側の不妊原因も適応に含まれていた。具体的には、勃起障害や射精障害、そして「精液中ニ精子ガ欠如セル場合」である。「精子欠如症」の場合には、「ソノ精液ガ本法ノ使用ニ耐ヘザルモノデアルコトハ云フマデモナイ」ため、睾丸穿刺をおこない、得られた液体に精子の存在が確認されれば「或程度マデ使用可能ナルモノデアル」とされた。女性側の適応は、「膣内ニ入ルモ直チニ流出スル場合」「子宮外口又ハ頸管ニ高度ノ狭窄ノ存スル場合」「子宮腔ニ達スル以前ニ膣分泌物ノ異常ノタメ精子ガ死滅スル場合」といった「精液ガ膣内ニ入ルノミニシテ子宮腔内ニ達セザル場合」に加え、「外陰又ハ膣ニ狭窄ガアル場合等」「性交ニ対シテ甚シキ嫌悪感アル場合」「膣痙ニシテ総テノ療法ガ無効ノ場合」といった「精液ガ全然膣内ニ入ラザル場合」、または「ソノ他原因不明ノ不妊症ノ場合」とされた。「精子欠如症」が入れられ、子宮位置異常が除外されている点を除き、これはおおむね朝岡が主張する適応と一致する。

精液採取方法は、コンドームから取り出す方法、性交の中断やマスターベーションによって容器内に射精する方法が紹介されたものの、性交後に膣内から吸い取る方法には言及されていなかった。それぞれの採取法の価値判断は示されていない。注入方法は、膣内への注入と子宮内への注入が紹介され、後者が推奨された。実施回数について、「一ヶ年内外ノ持長」が主張された。提供精液の使用についてては言及されていなかった。また、大久保や朝岡には触れられず、海外の研究者による実施成績が紹介され、そのうえで「〔研究者二十六人による実験総数百七十五例中五十七人＝三二・五％という：引用者注〕奏功率ハ敢テ高シト云フコトハ出来ヌガ、適応症厳守ノ下ニ相当ノ注意ヲ以テ行フ時ハ格別不快ナ副作用モ認メラレヌモノデアルカラ、他ノ総テノ療法ガ無効ニ終ツタ場合ニハ、配偶者相互ノ希望ニ基キ最後ノ手段トシテ一応ハ試ムベキモノデアラウ」(104)と記された。このように、木下と長谷川は人工受胎自体を越智や大久保、朝岡の見解と異なり、高く評価していなかった。

安藤も、「男子性交不能ある場合、女子に於て精糸の子宮腔内進入を障碍すべき変化ある場合、又は夫婦共健全にして不妊の原因不明なる場合等に最後の手段」として用いる「人工受胎法」に言及していた。木下・長谷川との違いは、コンドームを使用した性交だけを精液採取法と捉えていたことである。その理由は直接記されていないが、精液検査の解説部分で安藤は「手淫によりて得たる精液は時に摂護腺分泌物のみよりなり精糸を混ぜざるか又は少なきことあるが故に必ず正常の性交によりて得ざる可らず。而して性交後膣穹窿の部より採取する法は実施上不都合なるのみならず、酸性膣分泌液のため精糸の運動性を障碍するが故に『コンドーム』性交（Coitus condomatosus）によるを最適当とす」と記していた。「人工受胎」自体の評価については、「本法は不妊症療法として研究に価する者なれ共其実際的効果は尚不定にして応用すべき場合も亦極めて限局せらる」と、決して高く価値付けられていなかった。しかしそれでも、「研究に価する」ことは認められていた[105]。

まとめ

本章では、明治期から昭和初期（一九二〇年代）にかけての主に医学書の人工妊娠（受胎）言説を検討してきた。その結果は、以下のようにまとめられるだろう。

まず、人工妊娠自体に対する価値判断に着目する。明治期には『人工妊娠新術』という人工妊娠を冠する翻訳書が刊行されたものの、田村化三郎や緒方正清、楠田謙蔵は実施・公表に消極的な態度だった。これは石川日出鶴丸が家畜から人間への応用に際して懸念した「幾多ノ道徳問題・法律問題・宗教上ノ解釈・風俗習慣等ニ関シ重要ナル問題」に通じるものだろう。この点については、緒方のいうように「人工的に精虫を射出して之を婦人の子宮内へ注入すると云う事」自体が問題視されたことがあるだろう。大正期に入ると越智真逸のような人工妊娠を積極的に擁護する言説、朝岡稲太郎や大久保義一のような人工妊娠の実施を積極的に公表する言説が出現するようになった。

こうした言説の特徴は、越智や朝岡にみられるように、手術療法との比較における人工妊娠の非侵襲性を強調している点であった。成功率という観点から人工受胎の価値をそれほど認めていなかった木下正中と長谷川敏雄でさえも、「相当ノ注意」が要請されるものの、施術方法自体を問題視しておらず、「格別不快ナ副作用モ認メラレヌモノデアル」ことに触れていた。また、昭和初期(一九三〇年頃)の時点では安藤画一も人工受胎を高く評価してはいなかった。

次に、精液の採取方法に注目する。『人工妊娠新術』や田村・緒方は性交後に膣内から吸い取る方法やコンドームから取り出す方法、つまり、性交が前提とされる方法を紹介していた。他方、越智や大久保・朝岡は性交を前提とする方法に加え、マスターベーションによる採取、両者の中間に位置付く性交を中断して容器に射精する方法を紹介していた。木下・長谷川は、性交後に膣内から吸い取る方法には言及せず、コンドーム、マスターベーション、性交中断、さらに「精液欠如症」の際におこなわれる睾丸穿刺による採取を紹介していた。越智はマスターベーションによる採取を推奨していたが、ほかの医師は性交を伴う精液採取を否定していなかった。また、安藤はコンドームを用いた採取を推奨し、精液検査の段階ではあるが、明確にマスターベーションによる採取を否定していた。これは、安藤がマスターベーションによって得られた精液に精子が含有されないこともあるという認識を示していたことのほかに、いわゆる「手淫の害」が影響してのことだろう[106]。

続いて適応に着目する。明治期には子宮の位置異常をはじめとして、膣内に出された精子が卵子のもとまでたどりつけないとみなされた場合に適応するとされていた。つまり女性側の不妊への対処法と位置付けられていたのであった。他方、越智や大久保は適応を明確に示していなかったが、朝岡は精子が卵子のもとまでたどりつけないとみなされた場合に加え、膣内に出された精液が体外に溢れ落ちやすい場合と男性側の射精障害も適応に該当すると捉えていた。そして、木下・長谷川は適応について朝岡とほぼ同じ立場をとっていたが、子宮の位置異常を外し、男性側の「精子欠如症」を適応要件に加えていた。つまり、この時点で現在のＡＩＨ同様、人工受胎は男性側の授精能力に問題があるとみなされた場合の対処法としても捉えられたのである。ただし、現在であればＡＩＨの適応となる精液中の精子が少ない「精子過少症」がここに位置付けられていなかったことには留意すべきである。

本章で扱った時代では、木下産婦人科叢書の第八巻が『不妊症ノ診断及ビ療法』だったように、産婦人科学で不妊医療研究はそれなりに重視されていたが、産婦人科学の外部、とりわけ国家から研究を要請される類のものではなかった。しかし、日中戦争が勃発し、やがて人口増強政策が敷かれていくなかで、不妊医療研究をめぐる環境は大きく変化する。そしてこの過程で、戦後の不妊医療研究の基盤がつくられていく。

注

（1）日本産科婦人科学会編『日本産科婦人科学会史』診断と治療社、一九七一年、四ページ

（2）東京大学医学部百年史編集委員会編『東京大学医学部百年史』東京大学出版会、一九六七年、四―三三ページ

（3）前掲『日本産科婦人科学会史』九―一〇ページ
（4）小高健『日本近代医学史』考古堂出版、二〇一一年、五五―五八ページ
（5）教室百年史あゆみ編集委員会編『東大産科婦人科学教室百年史あゆみ』東大産科婦人科学教室同窓会、一九八四年、一八ページ
（6）緒方正清は、蘭学者緒方拙斎の養子である。緒方拙斎は蘭学者緒方洪庵の養子である。
（7）前掲『日本産科婦人科学会史』八ページ
（8）「第三十六回日本婦人科学会総会記事要旨」「日本婦人科学会雑誌」一九三八年五月号、日本婦人科学会、七一九ページ
（9）高山はのちに京都帝国大学医科大学産婦人科学教室第二代教授となり、安藤画一を指導した。
（10）木下正中の略歴は以下のとおりである。一八六九年生まれ、九〇年帝国大学医科大学入学、九四年十二月卒業、卒業後は医科大学のスクリバ教師のもとで副手、助手として外科を研修。九五年福島県三郡共立福島病院副院長兼外科医長。九七年一月依願退職、四月から翌年十月までドイツへ私費留学、九九年一月大阪府立高等医学校教諭、大阪府立高等医学校病院産科婦人科医長、六月辞任、七月東京帝国大学医科大学助教授、一九〇四年東京帝国大学医科大学教授、一七年退官、浜町産婦人科病院を経営、関東大震災によって同病院は消失し、二五年に木下産科婦人科病院を設立、五二年逝去（前掲『東大産科婦人科学教室百年史あゆみ』七三ページ）。
（11）前掲『日本産科婦人科学会史』一八―一九ページ
（12）前掲「第三十六回日本婦人科学会総会記事要旨」七一九ページ
（13）浜田は一八九八年四月に子宮がん患者の手術中、腐敗分泌物の飛沫が左目に入り、視力に障害を残した。これが教授辞職の理由とされている（前掲『東大産科婦人科学教室百年史あゆみ』三六ページ）。

（14）前掲『日本産科婦人科学会史』三二ページ

（15）同書二八ページ。関西婦人科学会解消後、緒方正清とその一門は緒方婦人科学会を設立した。この学会の機関誌「中央婦人科学雑誌」は一九〇二年に刊行され、「緒方婦人科学紀要」、「婦人科学紀要」へと名称を変更し、一九一五年まで発行された。この会の性質は、緒方の私的な学会だったという（同書二九―三〇ページ）。

（16）第二十五回日本医学会総会記録委員会編『日本医学会総会百年のあゆみ』第二十五回日本医学会総会、一九九九年、二八―四四ページ

（17）前掲『日本産科婦人科学会史』一〇七―一二一ページ

（18）前掲「第三十六回日本婦人科学会総会記事要旨」七一九―七二〇ページ

（19）前掲『日本産科婦人科学会史』付録篇、一八―一九ページ

（20）前掲『日本産科婦人科学会史』一三五―一三九、一四七―一五二、二二一―二三二ページ

（21）W.Ombelet & V.J.Robays, "History of Human Artificial Insemination," *F, V & V IN OBGYN*, 2010, p.2,（[Retrieved December 15, 2012, http://www.fvvo.be/assets/97/13-Ombelet_et_al.pdf]［アクセス二〇一四年十一月二十八日］）など。なお、ここでは、「非公式な」歴史だが、カスティーユ王ヘンリー四世の后に対し一四五五年頃、人類の女性に初めて器具を用いた精液注入がおこなわれたことに言及している（Ibid., pp.1-2）。また、後述する越智真逸の『人類及び家畜の人工妊娠術』（日新医学社、一九二二年）には「人類に就ての人工妊娠術は（略）中世期時代に於て、既に隠密の間に行はれ居たりと認むべき形跡有り。例之ば羅馬法王の侍医兼教授たりしオイスタヒオ（Baltolomeo Eustacho 一五七四年死）の如きは、密かに某医師の妻に人工妊娠術を試みて成功したりと伝へらる」（同書一〇ページ）という記述もある。

(22) E. Home, "The Dissection of an Hermaphrodite Dog. With Observations on Hermaphrodites in general," *The Philosophical transactions of The Royal Society of London*, from their commencement, in 1665, to the year 1800, abridged, with notes and biographic illustrations, 18, [1799] 1809, p.488.
(23) Ombelet & Robays, op.cit.
(24) 山口哲「人工受精」「臨床婦人科産科」一九四九年四月号、日本医学雑誌、一五一ページ
(25) Marsh & Ronner, op.cit., pp.66-69.
(26) C.Benninghaus, "Great Expectations: German Debates about Artificial Insemination in Human around 1912," *Studies in History and Philosophy of Science Part C: Studies in History and Philosophy of Biological and Biomedical Science*, 38(2), 2007, pp.379-380.
(27) Daniels & Golden, op.cit., p.8.
(28) 桜井郁二郎『婦人科論』(全四巻)、桜井郁二郎、一八八一年
(29) 前掲『婦人科論』第二巻、一―四ページ
(30) 前掲『婦人科論』第三巻、一―二〇ページ。「ペスサル」とはペッサリーのことだが、これには避妊具として用いるものと、子宮位置の矯正器具として用いるものがある。
(31) 独逸医師某『人工妊娠新術』大野勝馬(勝天仙史)訳、警醒書院、一八九一年(荻野美穂編・解説『性と生殖の人権問題資料集成――編集復刻版』第一巻所収、不二出版、二〇〇〇年、一五―二九ページ)
(32) ハウスマンの業績は、本章で言及する越智(注(21))や緒方(注(35))が触れている。
(33) 前掲『人工妊娠新術』一七―三一ページ
(34) 田村化三郎『子の有る法無い法』読売新聞社、一九〇八年、三五―三九ページ(前掲『性と生殖の

人権問題資料集成』第一巻所収、六二一―一〇五ページ）

（35）緒方正清『婦人科手術学』前編、丸善、一九〇五年、二九九―三〇八ページ。『婦人科手術学』は前編・後編をあわせて九十六章からなるが、不妊の話題が取り上げられているのは十九章だけだった。『婦人科手術学』後編も丸善から一九〇五年に出版されている。

（36）緒方正清『婦人乃家庭衛生』丸善、一九〇七年、一七九―一八一ページ

（37）楠田謙蔵『不妊症論』下、楠田謙蔵、一八九四年、三一七ページ

（38）R.H.Foot, "The History of Artificial Insemination: Selected Notes and Notable," *Journal of Animal Science*, 80, 2002, p.2. キリル・ロシアーノフによると、イワノフは人間の男性の精液をチンパンジーの雌に注入したり、オランウータンの雄の精液を人間の女性に注入して（後者は未遂に終わる）人間の交雑種を作ろうと試みてもいた。もちろん、この実験は失敗に終わっている（K.Rossiianov, "Beyond Species: Il'ya Ivanov and His Experiments on Cross-Breeding Human with Anthropoid Apes," *Science in Context*, 15(2), 2002, pp.277-316)。

（39）ここから、イワノフよりも前にアメリカで馬へ器具を用いて精液が注入されていたと考えられるが、品種改良手段として本格的に実用化されたのはイワノフの試みだろう。

（40）帝国馬匹協会編『明治大正馬政功労十一氏事蹟』帝国馬匹協会、一九三七年、三七八ページ

（41）先の新山も馬政局に関与した人物である。新山は一九〇六年から馬政局で馬政官という役職に就き、くしくも石川が馬へ現在でいう人工授精を成功させた一三年に馬政官の職を免ぜられている（前掲『明治大正馬政功労十一氏事蹟』三四〇ページ）。

（42）武市銀治郎によると、日清日露戦争を通して欧米諸国との軍馬の質の差が目下の課題とみなされたことを受け、一九〇五年に馬政第一次計画が策定され、計画を実行するため〇六年に軍馬の質の改良

を主な目的として馬政局が設立された（武市銀治郎『富国強馬――ウマからみた近代日本』〔講談社選書メチエ〕、講談社、一九九九年、五八―九四ページ）。

(43) 日本家畜人工授精師協会編『家畜人工授精変遷史』日本家畜人工授精師協会、一九八七年、八―一四ページ

(44) 上坂章次『増訂改版 畜産学概論』養賢堂、一九九七年、一一八ページ。初版は一九六五年。

(45) 安藤画一「所謂・人工授精に関する常識的概説」「慶應医学」第四十四巻第四号、慶應医学会、一九六七年、三九五ページ

(46) 石川日出鶴丸「馬ト人ノ人工受胎術ヲ論ジテ「人口論」ニ及ブ（まるさす生誕百五十年記念号）」「経済論叢」第二巻第五号、京都帝国大学法科大学、一九一六年、一二ページ

(47) 泉孝英編『日本近現代 医学人名辞典――一八六八―二〇一一』医学書院、二〇一二年、一五四ページ

(48) 越智真逸「人工妊娠術に就て」、京都府医学校校友会編「校友会雑誌」第七十三号、京都府医学校校友会事務所、一九一六年、三〇―三一ページ

(49) 前掲『人類及び家畜の人工妊娠術』一四一―一五〇ページ

(50) 現在の状況を確認すると、日本産科婦人科学会は「生殖年齢の男女が妊娠を希望し、ある一定期間、避妊することなく性生活を行っているにもかかわらず、妊娠の成立をみない場合を不妊という。その一定期間については一年から三年までの諸説があるが、二年というのが一般的である」と不妊を定義している（日本産科婦人科学会編『産科婦人科用語集・用語解説集 改訂第二版』金原出版、二〇〇八年、二七六ページ。初版は二〇〇三年）。不妊の頻度は全夫婦の約一〇%とされる。不妊は次のように分類できる。既往妊娠の有無によって、夫婦間で過去に一度も妊娠が成立していない原発性不妊、

夫婦間で一回以上の妊娠が成立したが、最終妊娠後、生殖可能な年齢にありながら妊娠しない続発性不妊に分けられる。また、原因が診断可能であるか否かによって、原因が明らかな器質性不妊、明らかでない機能性不妊に分けられる。不妊の男女別原因については、男性側に原因がある場合二四％、女性側に原因がある場合四一％、両性に原因がある場合二四％、不明一一％とされる（前掲「不妊症」六六ページ）。

（51）現在でいう無精子症のことである。

（52）精虫欠乏症とは異なり一過性のものと説明される。

（53）「女子が快感を覚へて興奮し（略）生殖器部の運動を起すことは、精虫の進入を助け、受胎に向って好影響を与ふること大なり」とされた。

（54）過度に性行為をおこなうこと。「房事過度に過ぐる者は局部常に充血し、卵子の着床を妨ぐるが故、不妊を来すこと少なからず」とされた。

（55）「早婚は卵巣・子宮・膣等十分に発育せざるに拘らず、交接するが故、刺激に因り炎症を起して、不妊の原因と為ること多し。晩婚は、生殖器の退化を来せるが故、不可なり」とされた。

（56）現在では不妊原因は次のように整理される。排卵（内分泌）因子：排卵に関する間脳―下垂体―卵巣系の異常、その他甲状腺、副腎など内分泌異常に基づく不妊。卵管・腹膜因子：卵管の機能的・器質的異常、および腹膜の異常に基づく不妊。子宮因子：着床の場としての子宮の形態的・機能的異常に基づく不妊。膣・頸管因子：頸管の形態異常、精子―頸管粘液不適合による精子の子宮への進入障害などに基づく不妊。子宮内膜症：子宮内膜症の存在が器質的・機能的に関係すると考えられる不妊。男性因子：造精機能障害、精路通過障害、副性器障害、性機能障害。免疫因子：抗精子抗体、抗透明帯抗体。その他：原因不明不妊、染色体異常によるものなど（前掲「不妊症」六七ページ）。

(57)前掲『人類及び家畜の人工妊娠術』一五二—一六一ページ
(58)越智真逸「再び人工妊娠術に就て」、京都府医学校校友会編「校友会雑誌」第七十五号、京都府医学校校友会事務所、一九二六年、二八—二九ページ
(59)前掲『人類及び家畜の人工妊娠術』一六一ページ
(60)同書一六一—一六五ページ
(61)前掲「再び人工妊娠術に就て」三〇ページ
(62)前掲『人類及び家畜の人工妊娠術』一六六—一七三ページ
(63)同書一七六ページ
(64)大久保義一『人工妊娠と避妊の智識』大久保研究所、一九二四年
(65)朝岡稲太郎『生殖生理と不妊の治療及び人工妊娠法』健康之友社、一九二五年
(66)同書一〇五ページ
(67)前掲『人工妊娠と避妊の智識』七四—八四ページ
(68)同書八四ページ
(69)同書八九—九〇ページ
(70)前掲『生殖生理と不妊の治療及び人工妊娠法』一三四ページ
(71)同書一〇七—一〇八ページ
(72)同書一〇五—一〇七ページ
(73)同書一一八—一一九ページ
(74)「人工妊娠術で子宝を得た実験」「主婦之友」一九二五年一月号、主婦之友社、七三—七七ページ
(75)「人工妊娠によつて子宝を得た経験——石女の悩みから救はれた実験者二人の喜びの告白」「主婦之

友」一九二七年六月号、主婦之友社、八三―八七ページ

(76) 成田龍一「性の跳梁――一九二〇年代のセクシュアリティ」、脇田晴子／S・B・ハンレー編『ジェンダーの日本史上――宗教と民俗 身体と性愛』所収、東京大学出版会、一九九四年、五四二ページ。成田が指摘するように、この時期の「主婦之友」には不妊に関する記事が頻出している（同書五四二ページ）。

(77) 前掲『人工妊娠と避妊の智識』附録、一二ページ

(78) 前掲「人工妊娠によつて子宝を得た経験」八七ページ

(79)『木下産科婦人科叢書』全三十巻の著者、タイトルは以下のとおりである。白木正博／井上秀夫『子宮癌ノ「ラヂウム療法」』第一巻、小笠原清『異常妊娠分娩百例並其処置』第二巻、大石貞夫『慢性子宮症論』第三巻、古屋清『婦人科ノ理学的療法』第四巻、緒方十右衛門『妊娠早期診断法』第五巻、原田隆『婦人泌尿器病学附膀胱鏡検査法』第六巻、白木正博／立石弥七郎『子宮癌殊ニ手術不可能性頸部癌ニ対スル放射線療法』第七巻、木下正中／長谷川敏雄『不妊症ノ診断及ビ療法』第八巻、荻野久作『婦人ノ受胎期』第九巻、小笠原清『産婦人科領域ニ於ケル薬物療法』第十巻、東恭則『子宮膣部糜爛』第十一巻、白木正博／清水直太朗『最新子宮癌放射線療法ノ理論ト実際』第十二巻、白木正博／西島義一『子宮外妊娠ノ診断及ビ療法』第十三巻、徳永覚二『婦人ノ外陰疾患』第十四巻、清水由隆『開業医ノ日常婦人科』第十五巻、白木正博／中野英雄『産褥熱殊ニ其病因予防及ビ治療ニ就テ』第十六巻、上野道故『子宮筋腫附子宮腺筋症』第十七巻、久慈直太郎『前置胎盤ノ診断ト治療』第十八巻、長谷川敏雄『産科領域ニ於ケル「レントゲン診断」』第十九巻、白木正博『薬物的無痛分娩法』第二十巻、秋葉隆／中野理『婦人科解剖学』第二十一巻、佐藤美実『社会婦人科学』第二十二巻、白木正博『女性外陰癌』第二十三巻、橋爪一男『人工妊娠中絶ノ適応』第二十四巻、白木正

博『胞状鬼胎』第二十五巻、松本操一『妊婦ノ疾病ト異常妊娠』第二十六巻、大野精七『女性性器結核』第二十七巻、白木正博／栩木実『短波療法ノ理論ト実際』第二十八巻、白木正博／齊藤孝俊『「エレクトロカルジオグラム」ノ産婦人科領域ニ於ケル応用』第二十九巻、柴田保『産婦人科ト神経系疾患』第三十巻。いずれも南山堂書店から刊行。

(80) 長谷川敏雄の略歴は以下のとおりである。一八九七年生まれ、一九一八年東京帝国大学医学部卒業、二四年兵役を終えて東京帝国大学医学部産婦人科学教室に入局、二六年同黴菌学教室に移り研究に従事、二九年東京市立大塚病院副院長兼産婦人科医長、四〇年東京帝国大学医学部助教授、四四年熊本医科大学教授、四七年東京帝国大学医学部教授、五七年三月定年退職、四月日本赤十字社中央病院副院長、六一年同院長、七三年同名誉院長、八九年逝去（前掲『東大産科婦人科学教室百年史あゆみ』二〇〇―二〇一ページ、日本産科婦人科学会編『日本産科婦人科学会五十年史』診断と治療社、一九九八年、三八ページ）。

(81) 木下正中／長谷川敏雄『不妊症ノ診断及ビ療法』（「木下産科婦人科叢書」第八巻）、南山堂書店、一九三四年

(82) 安藤画一『婦人科学各論 第四版』吐鳳堂書店、一九二七年。初版は一九二〇年。『婦人科学各論』は八編構成であり、第一編が「子宮の疾患」、第二編が「輸卵管の疾患」、第三編が「卵巣疾患」、第四編が「副卵巣腫瘍」、第五編が「骨盤結締織及骨盤腹膜の疾患」、第六編が「膣及処女膜の疾患」、第七編が「外陰部の疾患」、第八編が「不妊症及人工避妊法」であった。

(83) 前掲『不妊症ノ診断及ビ療法』二―一五ページ

(84) 前掲『婦人科学各論』五一一―五一四ページ

(85) いわゆる夢精もここに含まれる。

(86) ただし、「房事過度乃至手淫ノ害ニ対スル一般的概念ガ、多クハ誇張ニ過ギタルモノデアルコト」は認められていた。

(87) アルコール、コーヒー、タバコなど。

(88) 前掲『不妊症ノ診断及ビ療法』四六―五一ページ

(89) 泌尿器科はかつて皮膚科と結合していたが、徐々に両者の分離が進んでいった。学会レベルでは一九〇〇年設立の皮膚病学会（のちの日本皮膚科学会）が泌尿器科領域を包摂していたが、一二年に日本泌尿器病学会（のちの日本泌尿器科学会）が設立された。東京帝国大学では二六年に「皮膚科学、泌尿器科学一講座」から「皮膚科学一講座、泌尿器科学一講座」に改められた。「皮膚科的疾患である黴毒の初期感染病巣は陰茎という泌尿器生殖器である。同様に性病である淋病は泌尿器（尿道）をおかす」ということで、両者は性病を通じて結合されていたとみられている（友吉唯夫「日本における皮膚科・泌尿器科分離小史――泌尿器科学独立史」「医学史研究」第八十四号、医学史研究会、二〇〇三年、二三九―二四四ページ）。

(90) 北川正惇『泌尿科診断療法』近世医学社、一九二三年、五三六―五六七ページ、志賀亮『泌尿器科学』金原商店、一九三一年、四九五―五〇九ページ

(91) 「膣腔ガ浅ク且ツ狭隘デ、後膣穹窿ガ扁平ナルモノ」と説明される。この場合、精液が外部に流出しやすいとされた。

(92) ただし、ここではホルモンを単離した製剤ではなく、動物の卵巣などの臓器から生成した製剤を用いることが記述されていた。臓器から生成された製剤には不純物も含まれている。なお、性ホルモンは、一九二九年にアメリカのエドワード・アダルバード・ドイジーが、また彼とは全く別にドイツのアドルフ・フリードリヒ・ブーテナントが女性ホルモンであるエストロゲンの単離に成功した。ブー

テナントはまた、三一年に男性ホルモンであるアンドロステロンの分離に成功したという(佐藤和雄『産婦人科の過去から未来へ――先達の轍に学ぶ』メジカルビュー社、二〇一一年、三七ページ)。

(93)木下と長谷川も言及するように、これはアメリカのロバート・タットル・モリスが一八九五年に発表したものである。日本では慶應義塾大学の中山安などが実施を報告している(中山安「卵巣の子宮内移植に就て」「テラピー」第三巻第十号、テラピー発行所、一九二六年、六二五―六二六ページ)。木下と長谷川はこの療法について「両側輸卵管ノ完全ナル機能廃絶ノ際最後ノ手段」と評していた。

(94)排卵誘発とホルモンの関係に触れておくと、カウフマンが一九三三年にエストロゲンやプロゲストーゲンに排卵誘発効果があることを示した。また、代表的な排卵誘発剤であるゴナドトロピン製剤の開発は、二〇年代から始まっていて、二六年にスミスらが性腺刺激ホルモンを下垂体から発見し、二九年にフルーマンが尿中にゴナドトロピンが大量に排泄されていることを報告し、三一年にコールらが妊馬尿からゴナドトロピン製剤を生成したという(前掲「不妊治療の歴史と未来」九五九ページ)。

(95)当初モリスは切除した卵巣を患者自身の子宮に移植していたが、すぐに「提供卵巣」の使用も開始するようになった。モリスは卵巣切除を受けた女性の提供への同意について言及しなかったという(Marsh & Ronner, op.cit., pp.131-134)。

(96)前掲『不妊症ノ診断及ビ療法』一五〇―一八九ページ

(97)慶應義塾大学医学部産婦人科学教室初代教授の川添正道のことか。なお、この時点では安藤画一は慶應義塾大学に赴任していない。

(98)「不妊の人が赤坊を産んだ経験」「主婦之友」一九二八年九月号、主婦之友社、八八―九〇ページ

(99)嫌気性の放線菌アクチノミコスによって生じる疾患。

(100)前掲『不妊症ノ診断及ビ療法』八〇―八七ページ

（101）同書一三六—一五〇ページ

（102）W.C.Weir, "Rubin's Test and Hysterosalpingography," *Clinical Obstetrics & Gynecology*, 5(1), 1962, pp.260-274.

（103）八木日出雄「喇叭管通水法（Hydrotubation）——不妊症診断法トシテ応用スル喇叭管疏通検査法」「近畿婦人科学会雑誌」第十三巻第三号、近畿婦人科学会事務所、一九三〇年、六〇五—六一六ページ。もっとも、八木によると一九二二年にはニュルンベルガーが開腹時に卵管の疎通性を検査する目的で色素を加えた食塩水を注入する方法を発表していたが、八木の検査法は開腹を伴わないものだった（同論文六〇七ページ）。

（104）前掲『不妊症ノ診断及ビ療法』一八九—二〇一ページ

（105）前掲『婦人科学各論』五一四—五一六ページ

（106）「手淫の害」に関する認識の変遷については、赤川学が詳細に跡付けている（赤川学『セクシュアリティの歴史社会学』勁草書房、一九九九年）。

第2章　戦時人口政策と不妊医療

一九三七年に日中戦争が勃発し、その後、人口増強政策が敷かれるようになり、出産、子育てが女性の役割としてますます強調されていく。人口を増加させるためには、妊娠した女性が無事に出産し、生まれ出た乳幼児が無事に生き延びることも重要であり、四二年の「妊産婦手帳」制（現在の「母子健康手帳」）に代表されるように、この時代に現在の母子保健政策の基礎が形成される。その一方で子どもを産むことができない女性の存在が問題になる。このような時代に、産婦人科医たちは不妊とどう向き合っていたのだろうか。

1　篠田糺の宿題報告

一九二七年、内閣に人口食糧問題調査会が設置された。その背景には、米騒動、産児制限運動の発展、アメリカ合衆国移民法改正による日本人移民の締め出し、金融恐慌などによって、人口問題が国民的関心事になったことがあった。[1]二九年には政府諮問に対し、同会は「人口統制ニ関スル諸方策」という答申を出した。「結婚、出産、避妊ニ関スル医事上ノ相談ニ応ズル為メ適当ナル施設ヲ為スコト」が認められていて、この答申は過剰人口対策として打ち出されたかのようにもみえる。しかし、実際は多産多死、生産年齢人口の割合が他国と比べて低い「畸形形態ニ属ス」人口状態が問題視され、保健・衛生の向上、「女子体育ノ奨励、女子栄養ノ改善」、女性・年少者の「労働保護」、「優生学的見地ヨリスル諸施設ニ関スル調査研究」とともに、結婚・出産・避妊の医事相談によって、「数及質ノ上ニ於テ健全ナル人口状態ヲ実現」することが目指されていて、過剰人口そのものは問題視されていなかった。[2]『厚生省二十年史』でも、政府は同会によって「出生率の低減を人口政策として取り上げようとしたのではなく、むしろ、増加人口を扶養するに足る生産力の拡充方法を攻究する目的をもつていたようである」[3]と指摘されている。

一九三〇年に人口食糧問題調査会が解散し、翌三一年の満州事変を機に、日本はいわゆる十五年戦争へ突入する。この年から三七年までを広嶋清志は「財団法人人口問題研究会の設立と人口過剰論」[4]として時期区分していて、三三年になると、人口食糧問題調査会を事実上引き継ぐ形で、半官半民の組織である人口問題研究会が設立された。[5]高岡裕之によると、同研究会では、農村過剰人口問題を解決するために工業化の促進を主張する「商工業主義的人口政策論」や、満州移民によって人口増加を緩和する一方で国内農業人口の維持を主張する「農本主義的人口政策論」がみられたものの、この時点まで人口問題をめぐる議論は論壇レベルにとどまり、政策として反映されるまでには至らなかった。この状況は、三六年の二・二六事件を機に一変し、満州大量移民の国策化が、「満

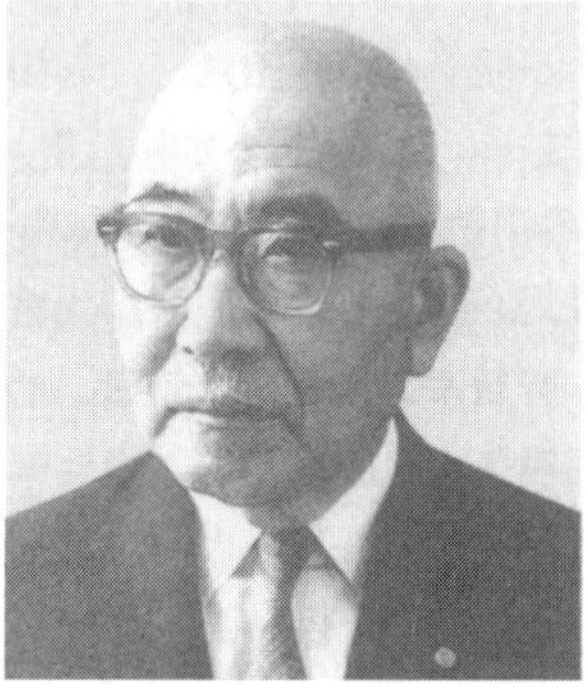

写真4　篠田糺
（出典：前掲『日本産科婦人科学会五十年史』49ページ）

州国」支配の強化を狙う関東軍の意図に沿いながらも、農村過剰人口対策の文脈でおこなわれるようになった一方で、内務省では人口＝職業問題対策として工業化を目標に据える産業政策が目指された(6)。三七年十一月四・五日には、人口問題研究会主催で第一回人口問題全国協議会が開催された(7)。ここでは、「現下我ガ国ニ於ケル労働力ノ需給調整並ニ之ガ維持涵養上特ニ留意スベキ点ニ関シテ貴会ノ意見ヲ諮フ」という政府諮問に対し、「職業紹介機関国営」「職業補導並職業教育刷新拡充」「職業ニ関スル調査整備」「労働力ノ保護ニ関スル立法並ニ施設拡充」政策とこれらを統合する「中央行政機関新設置(8)」を要請する答申が出された。これは、召集に基づく労働力の減少や軍需産業需要の拡大に基づく「労働市場ノ急激ナル変動」への対策、つまり労働力の分配問題が議論された結果だった(9)。

こうした状況のなか一九三六年、第三十四回日本婦人科学会総会で当時東京帝国大学医学部講師、同附属病院分院産婦人科医長だった篠田糺(10)が宿題報告「不妊症ノ原因及ビ療法ニ就テ(11)」を担当し、それをもとにした論文が学会誌に掲載された（報告の内容については後述）。宿題報告は、学会からテーマと報告者が指定されるもので、日本婦人科学会以外の医学系学会でもおこなわれていた。日本婦人科学会では、一四年の第十二回集会から始まり、戦後の日本産科婦人科学会にも引き継がれている。「宿題報告は総会の重要な行事であって、その意義は、専門研究者の養成と大きなテーマでの研究の体系化を学会として支援することである」と考えられていたが、やがて「宿題を担当することが学会への登竜門となり、それが大学の医局の研究体制その他の面にヒズミをもたらした」と問題が認識されるようになり、七二年の総会を最後に廃止されている。[12]

篠田の報告は、第三十四回総会後間もなくの「日本医事新報」や「日本医事新聞」といった医学系新聞に講演録が詳細に掲載されていて、反響の大きさを窺い知ることができる。[13][14] しかし第三十四回総会の宿題報告のテーマと担当者は前年の総会で決定していて、宿題のテーマ設定の背景には、[15]時期だけに着目すると人口政策と直接的な関連はないようにみえる。したがって、第1章で言及した『木下産科婦人科叢書』の第八巻が『不妊症ノ診断及ビ療法』であり、東京帝国大学医学部附属病院分院産婦人科の新患の一四％（妊婦を除けば二一％）が不妊を主訴としていることから、「実地臨床上ノ問題トシテ重要ナル意義ヲ有スル」[16]と篠田が述べたように、不妊が産婦人科学研究の重要課題の一つとみなされていたことがあったといえるだろう。

人口政策の方向性が転換するのは一九三八年から三九年にかけてのことである。三七年十二月に蘆溝橋事件が起こり、三八年十月二十九・三十日に第二回人口問題全国協議会が開かれた。[17]ここで「我ガ国人口政策上事変下ニ於テ特ニ留意スベキ点ニ関シ其ノ会ノ意見ヲ諮フ」という政府諮問に対し、戦争による「人口ノ損耗」を懸念し、「国民ノ資質維持向上」「国民生活充実」「人口増殖力ノ維持向上」「人的資源ノ配置」「職業教育刷新拡充」「失業対策」「農村人口調整」「農工業並進」「大陸経営」「移民対策」「人口政策調査研究機関ノ設置」から成る「人口政策ノ総合的体系」の樹立を急務とする答申と建議「人口問題ニ関スル国立常設調査機関設置ノ件」が出された。[18]これを受けて翌年に厚生省は人口問題を所掌事務に含む生活課を社会局に新設し[19]、人口問題に関する調査機関として人口問題研究所の設立を決定し、人口増強政策が導入されていった[20]。広嶋も三八年から四〇年を「人口増強論の登場」[21]と時期区分している。赤川学によると、「産めよ殖やせよ国のため」という言葉は三九年九月に厚生省が「結婚十訓」のひとつとして発表した標語（スローガン）であり、この標語はたんに政府が公表しただけでなく、新聞記事やビタミン剤の新聞広告のなかでも多用され、一種の流行語となった[22]。

こうした状況のなか、一九三九年二月十八日付の「日本医事新報」で「不妊の原因及び治療」が人口問題と関連した「特別課題」として取り上げられ、そこで元東京帝国大学教授・日本婦人科学会元会長・同名誉会員の木下正中が「篠田博士もこの問題について屢述べて居られるから参考せらるが宜しい」と、帝国女子医学薬学専門学校教授の赤須文男も「殊に我国に於ては篠田博士等の詳細な検索」と述べ、篠田の業績を評価していた[23]。加えて第二回人口問題全国協議会で、篠田が不妊に関して報告をした[24]。このように、当時篠田は不妊医療研究の第一人者として捉えられていた。それだけでなく、宿題報告そのものは人口政策と直接関係していなくとも、人口政策の策定に強く影響を及ぼす場に、篠田の不妊医療研究が関与していたのである。

2 日本婦人科学会地方部会調査

一九三八年四月二・三・四日、第十回日本医学会の第二十六分科会として第三十六回日本婦人科学会総会が開催された。同年の一月には厚生省が設置されていて、第十回日本医学会総会では、同省設置に大きな影響を与えた陸軍医中将小泉親彦が設置[25]されていて「国民栄養問題に就て」と題して講演し、五日間にわたって「戦傷外科並に航空及び毒瓦斯問題」「肺結核及び肋膜炎問題」「糧食問題」「体力問題」「防疫問題」「近視問題」「満州及び北支の地方病問題」からなる「戦時体制下医学講演会」が実施されたように、戦時色が強く打ち出されていた[26]。

他方、日本婦人科学会総会では名誉会員の木下正中が以下の建議をおこなった。

国民体位向上ノ声ハ厚生省ノ新設ヲ招来シ、国ヲ挙ゲテ思ヲソレニ致スコト甚ダ切ナリ。一般民衆ニ対スル体育普及、栄養改善ノ如キハソノ目的ヲ達スベキ普遍ノ方策トシテ最モ緊要ナルハ言ヲ俟タズト雖モ、ソノ根幹ヲナス女性乃至母性ヘノソレガ、ヨリ肝要ナルベキハ智者ヲ要セズシテ明ラカナルトコロニシテ、既ニ吾人産科婦人科医ノ年来留意シ来タレルトコロナルモ、現下ノ状勢ハソヲ益々痛感セシムルヲ以テ更ニ思ヒヲ新ニシ力ヲ協セテソノ目的ノ達成ニ努メザルベカラズ。

（略）殊ニ長期戦ニ当タリテハ壮年男性ノ出征或ハ国内生活状態ノ変化等ニ伴フ出生ノ減少、生児ノ薄弱等ヲ来ス恐アルコトモ考慮セザルベカラズ。コレヲ思ヒカレヲ思フトキソノ範囲ノ広汎ニシテ成果ノ完璧ヲ期スルコトノ容易ナラザルヲ感ゼシム。爰ニ於テカ当局ノ指導宜シキヲ得ンコトヲ望ムノミナラズ、吾人モ亦敢テコレニ学術ニ基ク寄興ヲ吝ムコトナク、浴ク全国民ニ体位向上ノ本義ヲ理解セシメソノ実行ニ邁進セシメ、以テ有終ノ義ヲ収メンコトヲ切望シテ止マザルナリ(27)。

木下は「国民体位向上ノ声」を厚生省の設立と結び付けていた。そして国民体位を向上させるためにも、「女性乃至母性」の役割が重要であり、産婦人科医もその目的の達成に努める必要があると述べていた。とはいえこの時点は政策レベルで人口増強に向けて舵が切られ始めていた段階であり、木下は人口問題に言及しておらず、具体的な行動を提案しているわけでもなかった。

しかし、翌年三月二十八日から三十日に熊本医科大学で開催された第三十七回総会に先立って三月二十七日に熊本市公会堂でおこなわれた評議会で、前年の木下の建議を受け、谷口弥三郎(28)が人口問題と明確に関連付けながら以下の発言をし、女性の出産状況に関する調査機関を設立するよう提案した。

我々婦人科医トシテモ支那事変ノ今後ノ興亜政策トシテ聖戦目的ヲ達スル様ニ協力スル必要ガアルト思フ。学会ガ政策的気運ニヤルノガ不適ナラバソノ附属機関ヲ作ツテハ如何。又ハ学会カラ独立シタ婦人科医ヲ網羅シタ機関ヲ作ツテハ如何。(略)人口政策ニ対シテハ結婚年齢、不妊、流早産ナドモ地方的国家的ニ調査スル必要ガアル。健康保険ニ於テハ不妊ハ治療制限シテ居ルガ、九州ノ二市ニ就テノ調査ニヨレバ昨年九月カラ出産率ガ低下ヲ示シテ居ルカヽル時ニ不妊ノ治療制限ヲスル如キハヨロシクナイ(29)。

谷口のこの発言を受け、翌々日東京帝国大学教授の白木正博[30]が研究体制構想の概要を説明し、地方部会の設立が可決された[31]。これを受け同年四月二十六日、木下、白木、安藤画一らが約四時間にわたって協議をし、会長の安藤名義で「地方部会結成ニ関スル会長ノ懇望」が出された。ここには「事変下ニ於ケル全国出産率ノ低下ハ止ムヲ得ヌコトデハアルガ、ソレヲ防止スル方策ヲ考慮スルコトハ緊急ノ大事デアル。然ルニソノ事実ヲ根本カラ研究スル資料ガ今日マデマダ完全デナイコトハ誠ニ遺憾デアル。ソコデ日本婦人科学会ハ全国多数ノ同志諸君ノ賛同ヲ得テ、コノ困難ナ事業ヲデキルダケ速カニ且ツ正確ニ調査シ研究シタイト考ヘテ、本年ノ総会ヲ機トシテソノ具体案ヲ協議シテ会員諸君ノ諒解ヲ得タ」とあり、「出産率ノ低下」を防止するための基礎調査をおこなうことが学会員に通達された。用いる調査票には、氏名、夫と本人の職業、現在の年齢、学歴、結婚年齢、主な疾病と発症年齢、夫の存否、（再婚であれば）離別年齢、再婚年齢、（離死別ならば）離死別に至った年齢、月経（初潮年齢、閉経年齢、何日型、量、持続日数、月経障害）、分娩回数、妊娠月数、分娩年齢、正常産／難産／人工介助児／出生児数／性／生死産、産褥経過、児の栄養方法、授乳期間、児の健否、児の年齢を記入することになった[32]。翌年と翌々年には、木下による中間報告がおこなわれた[33]。一九四一年の中間報告では、地方部会調査

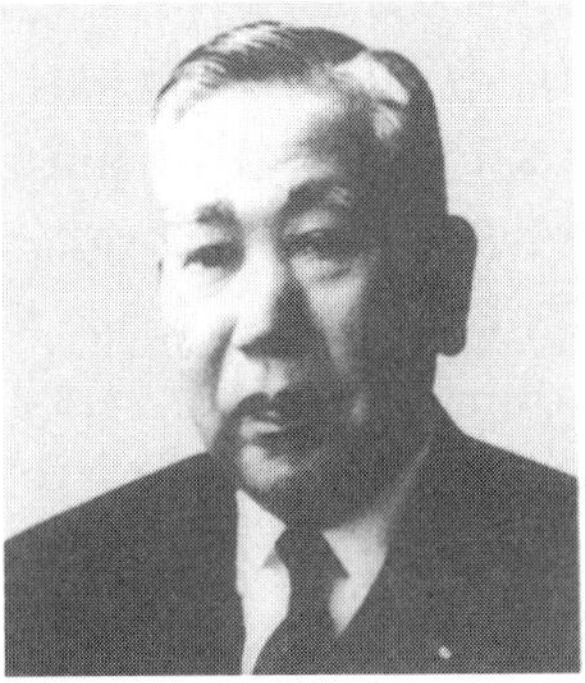

写真５　谷口弥三郎
（出典：前掲『日本産科婦人科学会五十年史』33ページ）

が日本学術振興会の援助を受けていることに言及されていて[34]、産婦人科医の学会の外からもその意義が認められていたことがみてとれる。

ここで人口政策の動向に視点を移すと、一九四一年に「人口増加の方策」「死亡減少の方策」「資質増強の方策」が列挙された人口政策確立要綱が閣議決定された[35]。同年には優生手術（不妊化処置）について定めた国民優生法が施行された。ただし当時の人口増加政策や家族主義のもとで、断種要件が厳しく設定され、強制断種規定が凍結されたことに加え、断種対象としての精神病患者、精神障害者を国が把握しきれていなかったため、同法の断種法としての側面は不徹底だったと評価される[36]。他方で、同法は事実上の「中絶規制法」として機能し、人口増強政策を支える役割を果たしていた[37]。このように、四〇年代に入ると人口増強政策がさらに強化されていくのである。

日本婦人科学会の動向に戻ると、一九四二年に第十一回日本医学会総会の第二十六分科会として、第四十回日本婦人科学会総会が開かれた。日本婦人科学会では特別講演として、厚生官僚の古屋芳雄による「臨戦体下ノ人口問題[38]」がおこなわれるとともに、木下による「ワガ地方部会過去三年間ノ共同調査所感」が報告され、地方部会調査が総括された。

三年間の地方部会調査で回収された調査票の数については言及されていないが、結婚年齢の分布を示した表には、四万四千五百十六人分のデータが反映されていた。結婚期間と妊娠回数についてのデータから、一組の夫婦につき平均五回以上の分娩を達成させるために（木下は直接言及していないが、これは人口政策確立要綱の数値目標である[39]）、二十一歳までの結婚、二十年以上の婚姻期間の継続が必要であることが算出された。しかし調査で示された結婚年齢は、十七歳から二十六歳までの範囲が一歳単位で設定されたうえで、二十二歳から二十六歳で結婚した女性の割合が三年間で四八・二、四六・七、四九・三％と推移していた。つまり、約半数が二十一歳を超える年齢で結婚していたのであり、結婚年齢を低下させる必要性が主張された。そしてそのための方策として女子普通教育年限の縮小が提案された。

また、「乳児ノ発育ト母ノ栄養トニ重大ナ関係ノアル問題」である授乳期間について、「満一年以後マデ授乳ヲツヅケル必要ハ極メテ稀レナコトデアル」にもかかわらず、三分の二以上の女性が一年半以上授乳をおこなっていることが明らかになり（授乳期間三年以上の割合は約一一％）、木下を驚かせた。この傾向について木下は「小児ノ方面カラ見レバ、モハヤ食物カラトリ得ラレルヨウニナツテ、必要ノ少クナツタ養分ヲ母乳カラ受ケテ、タダ母ニ対スル愛著心ノ満足ヲ貪ツテオリ、母親ノ方面カラ考エレバ、ソノ貯蔵シテオクベキ栄養分ヲ奪イトラレテ全身衰弱ヲ来タシ、同時ニ子宮萎縮ナドモ起コスコトモアツテ、ソノ結果トシテ不妊ナドニナルコトモアリ、母性保護ノ点カラ捨テオカレヌ大問題デアル」と懸念を示していた。そして、結婚後二、三年以上妊娠しない女性が不妊と判断され、三万三千四百五十九人中四千三百十九人（一二・九％）に不妊が認められた。木下はまた、一二・六％とほぼ同様の結果が出た谷口弥三郎が熊本県下でおこなった大規模な調査にも言及し、「谷口博士ハ国費ヲ以ツテコノ妊娠能力ノ恢復ヲ実行ニ移スベキデアルト強調シテオラレルコトハマコトニ道理ノアルコトデアル」と主張した(40)。

それでは、木下が言及した谷口の調査はどのようなものだったのだろうか。一九四二年の「日本医師会雑誌」に掲載された調査報告によると、「支那事変が起りました当時」から谷口主導のもと熊本県医師会が調査を開始し、三八年八月に出生率が前年度比約八%、九月に二四・八%低下したという結果が出た。[41]これが翌年の日本婦人科学会総会での発言につながった。地方部会設立後も、「婦人科の権威の方に依つて得られた調査その物は、総て大学に来ます患者とか、或は大きな病院に参りました病人の方々に就て調査したのでありますから、或は完全と云はれぬかも知れぬと思い」、谷口率いる熊本県医師会は「本県産婆会の非常な涙ぐましき協力」を得て、医科大学、県庁、市町村、警察からの援助を受け、三九年には県下在住の四十歳以上の「全婦人」十三万六千七百七人、翌年には四十歳以下の既婚女性八万六千九百四十五人、総数二十二万三千六百五十二人分のデータを収集した。[42]谷口は結婚後三年経過しても妊娠しない女性を不妊と捉えていて、サンプル数が膨大であるため、この報告の時点で集計作業は完了していなかったが、途中結果を受けて「一二・六%の不妊を放つておくと云ふ事は、実に残念なことであるから、之は結婚を奨励するより、斯う云ふ人にお産をさせる様にする事が近道であろうと思ひ一昨年の春、熊本県医師会の名に於て不妊婦人国家管理と云ふ事を建議したのであります」と述べていた。[43]

一九四二年の総会以降も地方部会自体は存続しているが、全国規模の女性の妊娠・出産動向に関する調査はこの時点で終了している。[44]そしてこの年、「人口政策ノ貫徹ノタメニ撓マズニ奮闘スル」にあたり、学会が「研究調査ヲ主トスル一方」で、「実行ヲ主ト」[45]すると木下が評する日本母性保護会が誕生したのであった。

3　母性保護と不妊医療

一九四一年七月十八日に第三次近衛内閣が発足し、「建兵健民」政策を掲げた陸軍医中将小泉親彦が厚生大臣に就任した（同年十月十八日に成立した東条内閣でも留任）。小泉によると「健民」とは「身体が丈夫で頭脳も明晰であり肚もあり皇国日本にしつかりと足を踏みしめた質実剛健な国民」であり、「内に在つては今日国家の絶対要請たる生産戦に勝ち抜き、外にい出ては建兵となつて、徹底的に敵をたゝきのめすことが出来る」[46]ものである。四二年には、五月一日から八日を「強調期間」として、「皇国民族の量的質的の飛躍的増加向上」を図るため、皇国民族精神の昂揚、出生増加と結婚の奨励、母子保護の徹底、体力の錬成、国民生活の合理化、結核と性病の予防・撲滅を目指す「健民運動」が厚生省主導でおこなわれた。[47]健民運動の話題はたびたび新聞報道にも取り上げられ、具体的な活動として「会社、銀行、工場、公共団体に結婚の相談、斡旋施設を設けさせたり結婚費用の軽減、簡易化を呼びかけて〝生めよ殖やせよ〟に拍車をかけ、また妊婦や乳幼児には奉仕診療班を出動させて母性、乳幼児の保護に努めるほかとくに大政翼賛会では不足がちな限られた食物を合理的に調理しようと食政策の改善を図る」とあり、運動は戦時下を通して恒久的におこなわれるとされた。[48][49]同年七月十三日には、厚生省令第三十五号が発令され、妊婦届け出制が発足した。[50][51]妊婦届け出制の仕組みについて言及しておくと、妊娠を感知した女性は医師か助産婦の診察を受け、市区町村に届け出て「妊産婦手帳」を交付される。「妊産婦手帳」には診察記録の要点などが記載され、保健指導に役立てられることに加え、「手帳」を見せれば妊婦は物資の優先配給を受けることができた[52]。

産婦人科医向け商業雑誌「産科と婦人科[53]」一九四一年二月号の編集後記によると、妊婦届け出制発足に先立ち、四一年の日本婦人科学会東京地方部会「正月の会」で、木下病院の木下正一（木下正中の長男）から動議が出され、幹事会が開催された。その結果、当分の間、東京地方部会のなかに「母性保護事業に関する委員会の様なものを作つて、此方面に活動を始める」ことになった[54]。四月十九日には木下病院で「母性保護会」（のちの東京母性保護会）の幹事会が、五月二日に浜田病院[55]で会合が開かれた。会合には厚生省の事務次官も参加していて、「妊婦食糧の問題、妊婦登録検診の問題等」に関して意見が交換された。この頃、同会幹事である東京帝国大学医学部産婦人科学教室の瀬木三雄が厚生省人口局の嘱託として活動することになり、厚生省との橋渡し役が期待された[56]。木下や瀬木、日本赤十字社本部産院長久慈直太郎[57]などの産婦人科医学者が参加した母性保護をめぐる座談会（四月十六日）のなかで事務官の伊藤一が「皆様方との謂はゞ連絡といふ意味で、瀬木さんに時々役所に来て貰ふことになりました。（略）皆様も政府に対して斯うして欲しい、或は斯うやつたら良いぢやないかといふ御意見がありましたら、瀬木さんの所へ持つて来て頂けば、瀬木さんから全部役所に入つて来ますから、さういふのは一つ御遠慮なく御願ひしたいと思ひます。其の代り私の方も斯ういふ様な資料はないか、或は良いお考へはないかといふことに就きまして、瀬木さんを通じて皆様に御願ひすることになると思ひます[58]」と発言し、厚生省側も瀬木の役割に期待していた。

　ここで、産婦人科医たちが「保護」しようとした「母性」とはどのようなものだったか確認しておく。沢山美果子によると、母性概念はエレン・ケイが用いた“moderskap”というスウェーデン語の翻訳語として大正期に登場したと推測される。母性は、「子どもを産み、哺乳し得るという女性の身体的特徴から出てくる、子を愛する心、子のためにつくす心だととらえられ（略）女性の身体的特徴と結びついているものだから、女に生まれれば、そこには必ず『母性』がひそんでいるし（略）『母性』は、妊娠、出産によって発現し、育児の負担が加わるほど強まるととらえられたから、育児はあくまで『生みの母』が行うべきだという主張」につながっていった。そればかりか、母性は「母となった女性の全存在をおおうもの」としても現れ、母性概念が定着していく過程で「女がなによりもまず母として」捉えられていった[59]。

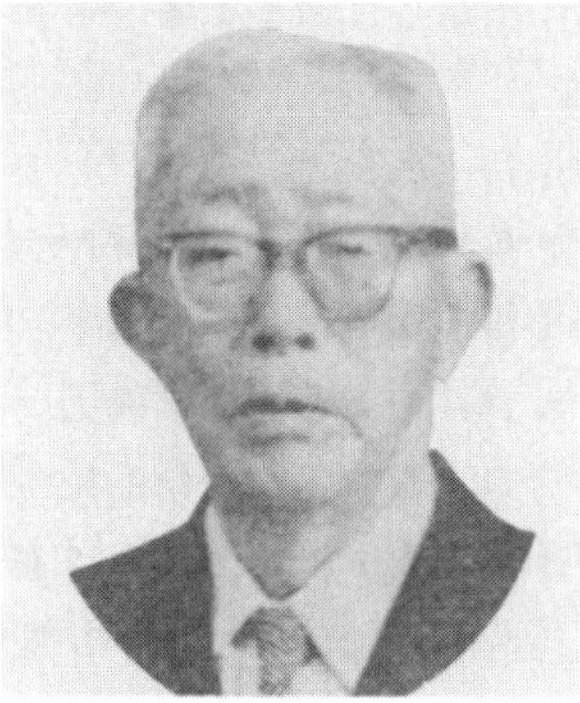

写真６　久慈直太郎
（出典：前掲『日本産科婦人科学会五十年史』11ページ）

　十九世紀の欧州では、女権主義の運動が産業界からの要請と合致し、多数の女性が家庭外の労働市場へ吸引されていった。その結果、子どもは日中母親がいない家庭で過ごし、夜になっても心身ともに疲労しきった母親からの養育を期待することができず、非行の増大が認識されるようになった。こうした状況を問題視したケイは、子どもを産み育てる使命を持った女性は、子どもが一定年齢になるまでは家庭での子育てに専念すべきであると考え、そのためには母親が経済的な心配なく育児に従事できるよう、国家による経済保障、すなわち母性保護の必要性を訴えた(60)。

日本では、一九一八年から一九年にかけ、単純に整理するならば、就労による女性の自立を主張する女権主義に立つ与謝野晶子、国家による母親への経済保障によって女性の地位の向上を目指す母性主義に立つ平塚らいてうや山田わか――育児中の母親に対する無条件の経済保障を主張した平塚に対し、山田は夫の扶養が不可能な場合に限定した経済保障を主張していて、両者には違いがあった――、双方の視点を組み込んだ主張を展開した山川菊栄による母性保護論争(61)が起こる。その後、昭和恐慌下の母子心中や東北農村の凶作による窮乏から生じた娘の身売りなどが動機となり、特に母子家庭の救済をもとめて婦人団体が声を上げた。三四年には母性保護連盟が結成され、母性保護法制の制定を求める運動を展開した。その運動は、急迫した母子家庭救済のための母子扶助法や家庭崩壊の危機からの保護をめざした家庭調停法の制定、母子ホームの急設、民法改正による母の権利の強化拡大を柱としていた。そして三七年には、母子扶助法の要求が母子保護法として結実した。このとき展開された運動では、母性保護論争での平塚や山田、山川の主張が思想的基盤になっていた。同法には貧窮母子家庭に対する救済措置が定められていて、とりわけ山田の思想を具体化したものでもあった(62)。

それでは、特に戦況が厳しさを増していった一九四〇年代前半に母性はどのように捉えられていたのだろうか。四一年に閣議決定された人口政策確立要綱では、「出生増加ノ方策」の一つに「高等女学校及女子青年学校等ニ於イテハ母性ノ国家的使命ヲ認識セシメ保育及保健ノ知識、技術ニ関スル教育ヲ強化徹底シテ健全ナル母性ノ育成ニ努ムルコトヲ旨トスルコト」[63]が位置付けられた。厚生省人口局編の『健民運動』には、「男子が国防の第一線に或は産業戦線に雄々しい活動を行ふ事は言ふ迄も無いが、其の陰に黙々として家を守り、優秀健全な国民を数多く産み、之を立派な帝国臣民として育成する事は母性の第一の任務である。強い国には強い母が有り、強い子供が生れる、心身共に健全なる母にして初めて優秀健全な子供が期待し得られるのである。（略）故に母性の保健、保護の徹底は取りも直さず次の時代の国民の健康を考へる所以でも有る。而も妊娠、分娩及育児と言ふ事は何としても母性の一番大きな試練でも有り責務でもある。而もこの時期こそ母性自身の為にも子供の為にも一番重要な時期である。されば母性の此の時期を不安無く切り抜けさせる為には母性に対する保健並に保護の徹底を図らなければならない」とあり、「強い子供」を多く産み育てることが母性の「任務」と捉えられ、そのために母性に対する「保健並に保護の徹底」が要請されていた[64]。また、四四年刊行の大政翼賛会の『保健教本』には以下の記述がある。

　母性とは、よき子孫を育てようとする女性の生れつきの性質と性能とをいふ。（略）女子のこの生れながらの性質と性能とは、自然にまかせておいても、おのづと伸びてきてすつかり身についたものとなり、つひには母となり子を育て、ここに母性の天職が立派に成しとげられるのであるが、しかし、このやうな自然力のかげには、また母性の発育や完成を妨げるやうな、いろいろの生活条件や病気などがあるといふことも、軽々しく見のがしがたい。こんな障りのために、せつかく生れつき持つてゐる母性がすつきりと育て上げられないで、女でありながら母となり得ない人や、またたとひ母となつてもよき母となり得ない人も、できてくるのである。今日のやうな大きな戦争の時代には、食糧の事情や、労働の事情など、平時とは違つたさまざまのことが原因となつて、発育期の女子に対しては母性の芽生えがのびることの妨げとなつたり、また、既に発育をおへて母としての活動を始めなければならない女性や、すでに母性として活動してゐる婦人などに対しては、その大切な働きを妨げるやうなことなどが、平時より多くなるおそれがあるのである。

つまり、「今日のやうな大戦争の時代には、一方に母性の大切なことが特に〔人口増強という観点から：引用者注〕強く認められてくるのに、他方においては、この大切な母性がすくすく伸びて立派な母としての働きをなしとげることが、この大戦争の影響によつていろいろと妨げられることが少くない」ために、「母性の保護の徹底」が要請されたのであった。[65] 生理休暇など、勤労女性への配慮という文脈でも母性保護が語られるが、[66] 特にこの時期に政策レベルで要請された母性保護は、実質的に現在でいう母子保健のうちで「母」を対象とするものを意味していて、産婦人科医の動員につながっていったのであった。そして石本シヅエ（のちの加藤シヅエ）が『産児調節の心得』で、母性保護という言葉こそ使わないものの、「『貧乏人の子択山』とはむかしも今もかわらぬ悩みです。これを打捨て置く事は、親にとつての苦しみであり、子にとつても悲惨な目にあふことになります。（略）赤ん坊の葬式、母親の心身のやつれ、一家の経済の不足勝などやはり同じ原因から来て居ることが一番おおいのです」[67] と述べるように、母性保護に避妊、さらには中絶が包摂される余地はあった。[68] しかし、周知のように戦時人口増強政策のもとでは避妊や中絶が否定されていた。[69]

母性保護会の実際の活動をみてみると、同会が七月十日に東京市内の妊婦五千人に対して無料診断をおこなったことが「産科と婦人科」一九四一年八月号の編集後記で報告された。[70] 検診に先立つ六月十五日の「朝日新聞」で、この無料検診は厚生省、警視庁、東京府、東京市、東京府医師会などの後援でおこなわれること、「ちかく、各家庭に回覧板がまわつて無料診察をするお医者さんのお名が書かれますから、それを見て無料診察の札がかゝつてゐるお医者さんのところで診てもらへばよい[71]」ということが報道された。検診の結果は十二月八日付の「朝日新聞」にも取り上げられていて、それによると受診した妊婦四千二百余人（「産科と婦人科」一九四一年八月号編集後記記載の数値とは異なっている）の三割強にあたる千二百六十余人は「恐ろしい流、死、早産の原因となる各種の〝妊娠異常〟」であって、母性保護会は「母性および産児の健全化を図る意味で一段と国家の妊婦登録制度の全面的確立を痛感したので直に厚生省当局にこれが速やかな実施を要望する一方農村当局にも妊婦に対する配給米の考慮、栄養資材の優先的配給を建言した[72]」。このように同会は着々と母性保護に関する活動を続けていくが、「尚一層強力なものとし其迫力を強大化する必要があある、それには全国の産婦人科医を打て一丸とする必要があるのではあるまいか[73]」と認識されるようになっていった。瀬木も、「東京都に於ては昨年一月東京母性保護会を結成、妊婦届出制の実現、妊婦奉仕診察其他に活動し来つたが、愈々待望の届出制実施確定と共に広く之を全日本的のものたらしめる事が必要と[74]」なったと記している。

こうした動きを受けて一九四二年二月二十三日、厚生省大会議室で日本母性保護会発会式がおこなわれた。同会は久慈直太郎を理事長として発足し、事務所は厚生省人口局母子衛生課に置かれた。会則には、「第四条 本会ハ本邦母性ノ健康ヲ増進シ健全ナル次代国民ノ増強ヲ図リ以テ我ガ民族力ヲ強化スル事ヲ目的トス」「第五条 本会ハ前条ノ目的ヲ達成スル為左ノ如キ事業ヲ行フ 一、母性健康指導並ニ其ノ促進 一、戦時母性保護ノ強化促進 一、母性知識ノ普及宣伝 一、妊婦奉仕診察 一、其ノ他本会ノ目的達成ニ必要ナル事業」(75)とある。同会発足ののち、岡山、神戸、京都、大阪、福岡、愛知、静岡と立て続けに母性保護会が結成され(76)、四二年十二月号の「産科と婦人科」編集後記には、「各地に母性保護会の発会したもの三十余」(77)と記載されていた。

前述のように、この年の五月一日から八日を強調期間として健民運動がおこなわれた。一九四二年五月一日付の「読売新聞」によると、厚生省人口局は健民運動ポスター二万枚、「健康常会の開き方などのパンフレット」一万部を作成した。強調期間一日目は結核予防撲滅の日、二日目は皇国民族精神昂揚の日、三日目は母性保護の日、四日目は出生児増加と結婚奨励の日、五日目は優良多子家庭ならびに児童愛護の日、六日目は体力養成の日、七日目は国民生活合理化の日、八日目は健民運動常会の日(78)、とされた。三日目は厚生省、大阪府市の共催により大阪中央公会堂で「健民運動大講演会」を開いて小泉親彦が公演するほか、全国的に妊産婦の健康診断をおこなう、四日目は東京・日比谷公会堂で厚生省後援の「健民運動結婚報国大会」が催されることになった(79)。日本母性保護会も協力団体の一つとなり(80)、健民運動の一環として例えば、神戸母性保護会や岡山母性保護会では「婦人の無料相談及診察」「婦人健康相談」「妊婦無料相談」や講演会がおこなわれた(81)。

強調期間終了後も日本母性保護会の活動は続けられた。一九四二年八月号の「産科と婦人科」編集後記には、大阪母性保護会が大阪府市、町会、隣組と連携して隣組世帯の不妊女性を診察し、処置を施す運動を始めたことが記載されていて、久慈は「此事業の滞りない発達を祈って止まぬ[82]」と評していた。また、岡山母性保護会は大日本婦人会岡山支部と共同し、県後援の下に岡山市内の不妊家庭を調査し、市内在住会員が一斉に無料検診をおこなった。調査の結果、結婚後三年子どもができない原発不妊の女性が千五百人、妊娠経験はあるがその後妊娠しなくなった続発不妊の女性が千人存在することが判明した。九月二日に岡山医科大学で講演会が開催され、招集された原発不妊女性七百五十人には、岡山医科大学、赤十字病院、市民病院、岡山市内の開業婦人科専門医で使用可能な無料受診券が配布された[83]。

健民運動は、翌一九四三年にも五月一日から十日を強調期間として継続していて、五月一日付の「読売新聞」では、十日に「妊産婦手帳」を持つ妊婦に母性保護会会員である産婦人科医が無料診察をおこなうことに加え、全期間中平日午後三時、土・日午後二時から「妊婦保健指導講演会」として東京市の「各区公会堂、国民学校で一区平均一箇所で産婦人科医が出席して不妊に対する指導に重点をおいて無料健康相談を行ふ[84]」ことが報道された。強調期間に先立ち、久慈は同年四月号の「産科と婦人科」編集後記に「日本母性保護会理事会に於ては今年五月の健民週間に全国一斉に不妊症婦人の無料診査を行ひ全国に子女のない婦人を少なからしむることに努力すべきことを申合せた。その具体案は近日中に厚生省当局とも打合せの上各地母性保護会へ通知する事となると思ふ[85]」と記していた。また、四月十三日付で日本医師会に宛て「健民運動の一翼として妊婦無料診察及不妊症無料診察実施の件」が久慈名義で出され、支援を求められた日本医師会長稲田龍吉は四月二十七日付の返信でこれを了承し、道府県医師会長に協力を要請した[86]。久慈は強調期間を「五月に於ける健民運動には各地それぞれ活動なさつた様であるから、相当の効果を挙げ得たことと思ふ。東京に於ても東京母性保護会が東京市と協力して妊婦の無料診察に不妊婦人の奉仕診察を行つた外、大日本婦人会と協力して市内数ヶ所其他大日本婦人会府支部の協力によつて府下に於て数ヶ所母性保護の立場から講演会及座談会を行つた[87]」と振り返っていた。このように、母性保護会は不妊への医療的介入もその活動内容に加えていたのであった。つまり母性保護の文脈では、結婚していながらも母になれない女性に対しては、医師の手で不妊を克服することでその母性の保護が試みられていたのであった。

健民運動強調期間から四カ月後の一九四三年九月三日、文部大臣岡部長景、厚生大臣小泉親彦を交え、華族会館で「総合的母子愛育団体設立に関する協議」が開かれた[88]。これを受けて日本母性保護会、日本小児保健報国会[89]、恩賜財団愛育会が合併し、同年十二月二十三日、大東亜会館で恩賜財団大日本母子愛育会の発会式がおこなわれた[90]。愛育会発行の「愛育」に掲載された記事によると、合併の背景には「支那事変に相次ぐに大東亜戦の勃発を見、茲に新しく人口国策と言ふ大きな課題が登場するに及んで、愛育会の使命は一層重大となり、その新しき性格的な発展が要望されるに至つた。茲に於て之が主管たる厚生、文部の両省当局の斡旋により、日本母性保護会並日本小児保護報国会と合同の機運を画し、その機熟し[91]」たことがあった。また、『厚生省二十年史』には「たまたま〔一九四一年の：引用者注〕人口局設置の直後、皇后陛下は乳幼児の死亡および死産のおびただしいのを憂慮され、内帑金を下賜されたい旨の内意をもらされたので、さつそく母子保護事業を主とする恩賜財団を創設する案を立て、宮内省と折衝を重ねたが、同省財政の都合によって御下賜金を戴くことができなくなり、そこで今度は、かつて、皇太子殿下誕生のとき、御下賜金を基として設立され、当時文部省の主管下に在る愛育会の移管を求め、これを強化拡充する方針にでて、幸いして同省の諒解を得たので、同会と目的を同じくする日本母性保護会および日本小児保健報国会を統合して恩賜財団大日本母子愛育会と改称したところ、昭和十八年十二月二十三日図らずも金十万円の御下賜があった(92)」という記述がある。これに伴って、日本母性保護会は恩賜財団大日本母子愛育会の母性保健部会、小児保健報国会は小児保健部会へと改組された(93)。つまり、日本母性保護会と日本小児保健報国会は恩賜財団大日本母子愛育会に併合されたのであった。

4　愛育会と産婦人科医

それでは人口増強政策が敷かれていた時代、産婦人科医たちは愛育会との関係で、どのような活動をしていたのだろうか。

まず、同会の成り立ちを確認しておく。同会は一九三三年の皇太子の誕生を機に創立した。翌年二月二十三日に宮中で催された皇太子の誕生祝宴に際し、昭和天皇から内閣総理大臣齋藤実に対して「本邦児童及母性ニ対スル教化並ニ養護ニ関スル諸施設ノ資」を下賜する通達があり、宮内・内務・文部・拓務の四大臣が協議した結果、恩賜財団愛育会が結成されることになり、四月二十九日に発会式がおこなわれた。設立当初、同会は出産・育児に関する調査研究、母親・保育者・社会事業家・教育家などを対象とした啓蒙的機関誌「愛育」をはじめとする各種刊行物の発行、農山漁村の地域を絞って乳児死亡率引き下げや乳幼児保育・母性保護・村内全般の保健文化水準の向上を期す愛育村事業などをおこなっていた。(94)

また、同会誕生後直ちに愛育調査会が設けられ、「児童及び母性の養護、教育に関する総合的研究機関を設け、医学、心理学、教育および社会の各方面から研究を行う必要があることが討議された」。これを受け、愛育研究所が設立され、一九三六年十一月二十九日に開所式がおこなわれた。(95)

一九三八年十二月十三日には、恩賜財団愛育会付属医院が業務を開始した。当初は小児科一般診療や小児健康相談、乳児保育の受託がおこなわれていただけだったが、四〇年九月に東京帝国大学出身の森山豊(96)が産婦人科医長として着任し、十二月二十七日に産科が開設された。四一年には病院を中心に地域保健事業が始められ、小児健康相談や乳幼児一斉健康診査で要注意とされた家庭への訪問、予防接種、衛生回覧板の発行、講演・紙芝居・映画を用いた衛生指導と栄養指導のほか、月二回、妊婦の健康診査や無料不妊原因調査を含む母性相談がおこなわれた。(97)森山の回顧によると日本母性保護会の事務所は厚生省内に置かれたが、実際は愛育会の会議室で毎月数回会合がおこなわれていて(98)、大日本母子愛育会設立前から愛育会と母性保護会の関係は深かったようである。

そして、一九四三年には産婦人科医学者が組織した「研究隣組」によって十九カ所の愛育村で出産状況調査がおこなわれた。(99)研究隣組は、戦時科学動員の一環として位置付けられる。日本科学史学会編纂の「日本科学技術史大系」によると、三八年四月一日の国家総動員法制定公布を受け、四月十五日に科学審議会が設置された。三九年五月から九月のノモンハン事件でソ連の機械化部隊に敗北を喫したことや、九月一日に勃発したヨーロッパの戦争でドイツの機械化部隊の電撃作戦が目覚ましい成果を収めたことで科学の戦力化が強調されるようになり、科学・技術動員が拡大されていった。このようななか、関係団体相互の連絡調整を図って国策の遂行に協力することを目的に、四〇年八月八日、科学・技術分野の学協会百三十四を糾合した全日本科学技術団体連合会（全科技連）が発足した。四一年には「科学技術新体制確立要綱」が閣議決定され、研究統制に反対する科学者の声に配慮し「研究余力をもつ学者に対して協力を要請し、協力者には研究費を優先的に充当」するという形で科学研究を動員体制に組み込んでいくことがもくろまれた。(100)

青木洋によると研究隣組の構想は、一九四〇年から四一年にかけての新体制運動の高揚のなかから生まれたもので、企画院・技術院の技術系官僚によって研究動員の一手段として立案され、外郭団体である全科技連を通じて推進された。研究隣組の「隣組」という言葉は、当時内務省が進めていた国民総動員組織としての隣組に由来していて、そうした動員組織を、研究者を対象に創設しようというのが、研究隣組の構想であった。これが実現に向けて動きだすのは、科学技術動員の中枢機関である技術院が四二年一月末に内閣に設置され、企画院の科学技術行政が技術院に移管されてからのことであり、同年夏に技術院の「実施予定重要案件」として研究隣組が取り上げられ、全科技連で策定が開始された。研究隣組は四三年三月から終戦までの約二年半にわたって活動が続けられ、九つの研究部門に分類され、各組に千番台から九千番台の番号が付けられた。数学物理が千番台、動植物が二千番台、土木建築が三千番台、採鉱冶金が四千番台、農林水産が五千番台、化学が六千番台、機械が七千番台、電気が八千番台、医学が九千番台であり、そのうちの九千一隣組が、「出生増強に関する研究隣組」であった(101)。

九千一隣組は、顧問に山田一夫(京都府立医科大学)、木下正中、安藤画一、久慈直太郎、組長に長谷川繁雄、幹事に森山豊を据え、木下正一、樋口一成(東京慈恵会医科大学)、中島精(102)(慶應義塾大学)、瀬木三雄、橋爪英男(日本赤十字社)、佐藤美実(東京帝国大学)、古沢嘉夫(母子愛育会愛育研究所)、大島正雄(京都帝国大学)、九嶋勝司(東北帝国大学)、小川玄一(北海道帝国大学)、飯田無二(大阪帝国大学)、山元清一(名古屋帝国大学)、木原行男(九州帝国大学)、中郷常蔵(金沢医科大学)、梅沢実(新潟医科大学)、倉田大(千葉医科大学)、岩永義雄(熊本医科大学)、内藤勝利(長崎医科大学)、為我井孜(日本医科大学)、志多半三郎(京都府立医科大学)、三浦久也(岡山医科大学)が組員として名を連ね(103)、全国の産婦人科医学者が共同して結成された。

九千一隣組の研究は、『母子愛育会五十年史』で「当時は、人口動態に関する調査や発表は厳禁されていたので、発表できなかった」とされているが、概要が紹介されている。それによると、研究の特徴は村の全戸数を調査したこと、調査票に基づいての記入方式ではなく、村の保健婦が直接戸別訪問して調査したこと、などである。調査地は、北海道札幌郡篠路村、宮城県刈田郡大鷹沢村、新潟県中蒲原郡金津村、石川県鹿島郡金丸村、群馬県邑楽郡永楽村、栃木県下都賀郡三鴨村、埼玉県入間郡金子村、福島県信夫郡鳥川村、神奈川県足柄上郡福沢村、長野県上水内郡三水村、静岡県磐田郡富岡村、岐阜県賀茂郡坂祝村、京都府与謝郡養老村、大阪府中河内郡西郡村、三重県度会郡御薗村、岡山県邑久郡邑久村、福岡県早良郡入部村、長崎県東彼杵郡下波佐見村、熊本県八代郡有佐村だった。十九村の女性の人数は一万千八百九十五人で、総出産回数は五万四千百一回、一人平均四・五五回であった[104]。このように九千一隣組の研究では女性の出産回数が調査されていたわけだが、そこでは分娩回数ゼロ、すなわち、不妊女性の存在も浮かび上がってきたと推察される。

以上のように、人口増強政策が敷かれていくなか、日本婦人科学会が基礎調査[105]を、各地の母性保護会が実践を、愛育会が農山漁村での調査と実践を担い、母性保護の名の下に、不妊の既婚女性を積極的に医療的介入の対象としていった。それでは、この時代に男性不妊は産婦人科医学者にどのように捉えられていたのだろうか。

5　人口増強政策時代の男性不妊へのまなざし

まずは篠田糺の宿題報告を検証してみたい。篠田の報告では、結婚後二年以上妊娠しない女性が不妊とされた。そのうえで女性不妊に対する男性不妊の比率は、絶対的な不妊原因が存在する場合に八・五％、これに不妊になりうる原因が存在する場合を加えると二二％とされた。しかし結局結論部分では「不妊ノ直接原因タル精子欠如症ハ極メテ少ナク八・五％内外ニ過ギズ」とされた。女性不妊の主原因は、淋病や結核に起因する「子宮附属器炎」とみなされ、これに罹患すれば「卵管腔狭窄、卵管内膜癒着、卵管壁肥厚、剪採部ノ狭窄・癒着・閉塞、卵管水腫、卵管膿腫ヲ来シ。更ニ骨盤腹膜炎、骨盤結締織炎症等ヲ招致スル結果、卵管・卵巣周囲腹膜ノ癒着、卵管腹腔端ノ被膜包囲・癒着・埋没・卵巣外膜ノ肥厚・癒着」が生じ、「卵巣・卵管ノ本来ノ機能タル排卵及ビ精子・卵ノ輸送機能著ルシク障碍サレ、或ハ全ク廃絶スルニ至ル」。「卵巣機能不全」は「単独ニテ不妊ノ原因タル事稀ニシテ、多クハ他ノ重大不妊原因ヲ合併シ」とあり、実質的には「卵管不妊症」が最重要視されていた。炎症によって生じる女性不妊のうち、「卵管不妊症」には手術療法が、「所謂卵巣機能不全（月経異常）」にはホルモン分泌を促すための間脳や卵巣へのレントゲン照射、ホルモン療法が想定されていたものの、男性不妊の療法には言及されていなかった。[106]

このように、篠田は女性不妊を重視していて、第二回人口問題全国協議会でも、不妊原因が「夫のみにあるもの六％、妻のみにあるもの七六％、両者にあるもの一五％、不明が三％」[107]とし、その傾向がみられた。これは、男性に直接的な原因が存する場合が三分の一とされた一九三四年の木下・長谷川による『不妊症ノ診断及ビ療法』での認識と乖離している。[108]さらに、篠田と木下・長谷川に性病を不妊の主原因と捉えていたことは共通するが、篠田は「男子ノ間接原因ハ〔夫から性病をうつされた妻が不妊になる場合は：引用者注〕問ハズ」[109]として、不妊原因の存在の男女比を論じていて、男性側の責任がみえにくくなっている。

ほかの研究に言及しておくと、一九三九年六月号の「日本婦人科学会雑誌」には、東京帝国大学医学部附属医院分院の近藤通世による男性不妊を扱う論文が掲載された。しかしここでは、診断基準が検討されているだけで、対処法に触れられていない。[110]商業誌[111]でも、四三年の「臨床産科婦人科」に二号にわたり慶應義塾大学の大橋伝六郎による精子形態と不妊との関係に関する論文が掲載されているが、対処法には言及されていない。[112]四〇年代前半の「産科と婦人科」では、倉敷中央病院の堀秀雄や内保一郎による男性不妊に関する論文が掲載され、男性不妊への対処法について堀は「治療不能の宣告を下すか、或は未だ実験の域を脱しないホルモン療法の如きを試みるに過ぎない」状況に苦言を呈していた。そして堀と内保は、男性不妊研究がほとんどおこなわれていないことを批判していた[113]。三五年からすべての産婦人科医向け雑誌が休刊／廃刊した四四年までの十年間の二つの学会誌、商業誌に掲載された論文や記事のなかで男性不妊をテーマとするのは本節で言及したものだけであり、このことは、堀や内保の主張を裏付けているだろう[114]。この点について、慶應義塾大学助教授の松本寛は戦後間もなく、「〔従来は：引用者注〕女子不妊原因の探求にのみ之努め男子に対してはただ精液をコンドム性交でとりこれを糸でしばり綿にくるんでマッチ箱に入れ帯の間に挾んで（略）持つて来させ（略）〔顕微鏡下の：引用者注〕一視野に見える数及び其運動性を見る丈であつた[115]」と指摘していた。

一九四三年二月六日号の「日本医事新報」では、「特別課題」として「不妊症の国家医学的究明――原因・治療・人口問題[116]」が掲載された。ここでも、やはり話題の中心は女性不妊であり、産婦人科医の聖路加国際病院の糸井一良は「男性不妊症の治療に対しては精神的過労、一般体質、習慣性嗜好物の有無、甲状腺及びその他の内分泌腺の機能障碍を検査して、之等の原因を調整し、生殖器発育不全に対するホルモン療法、腹腔内睾丸の手術、副睾丸吻合手術、摂護腺手術等有りと云はれる」とするも、「之れ等は総て専門外に属するので省略する[117]」と記していた。東京逓信病院産婦人科の臼井綱夫も「不妊症には男子側にも三分の一の責任があり、この方面の治療法は未発達の現状にあり、将来の研究に俟たねばならぬ[118]」と述べていた。そのようななか坂口弘治郎（坂口病院）

が、先天的な男性不妊として射精管の先天性閉塞、前立腺や精嚢の萎縮による精液欠如などが、後天的に男性不妊を引き起こす主要因として淋病による副睾丸炎などがあるという、男性不妊の原因論を詳細に紹介していた。(119)

産婦人科医が「専門外」という男性不妊を詳細に論じた坂口の専門は、泌尿器科学だった。第1章で一九二〇、三〇年代の泌尿器科学テキストに「男子生殖器機能障碍」の項目が設けられていたことを指摘したが、四二年の「日本泌尿器科学会雑誌」(日本泌尿器科学会)にも東京帝国大学の中野巌による、主に副睾丸と輸精管の吻合手術を論じる男性不妊研究の論文が二号にわたって掲載されていた。(120) しかし、「日本泌尿器科学会雑誌」「皮膚科及泌尿器科雑誌(一九四二年から「皮膚科泌尿器科雑誌」)」(日本皮膚科学会)、「臨床の皮膚泌尿と其境域」(臨床の皮膚泌尿と其境域〔一九四四年の第十巻第一号から日本医学雑誌〕)といった泌尿器科医向け雑誌を参照する限り、「臨床の皮膚泌尿と其境域」編集後記上で慶應義塾大学教授の北川正惇が時折人口政策と関連付けながら不妊原因としての性病、(121) 特に淋病対策の重要性を指摘する程度で、(122) 人口政策が話題に上ることはほとんどなく、泌尿器科医たちが男性不妊対策に積極的に動いていたわけでもなかった。四二年刊行の高橋明(東京帝国大学教授)、市川篤二(同助教授、一九四五年から教授)の『泌尿器科学教科書』(123)で「男性生殖器機能障碍」が「附 泌尿生殖器系ニ於ケル神経症」という最後の章の一節に配置されていること(124)からも、当時の泌尿器科学で不妊がさほど重視されていなかったことがうかがえる。

このように、男性不妊の重要性が相対的に低下しつつあるなか、木下と長谷川による『不妊症ノ診断及ビ療法』で、男性不妊への対処法としても位置付けられていた器具を用いての精液注入はどのように捉えられていたのだろうか。

6　器具を用いた精液注入の位置付け

まずは篠田の宿題報告をみてみると、「人工受精モ亦、不妊ノ原因ナルヲ以テ。応用範囲甚ダ狭ク僅カニ一例ノ実験ヲ有スルノミ[125]」と述べるにとどまっていた。さらに篠田は別の解説に、「人工妊娠法と云ふのは御承知の通り、唯精液を子宮腔内へ注入してやるだけであつて特別の方法があるわけではありません。（略）人工受精を実施する必要ある者は極限られた夫婦になります。例へば普通の性交が出来ない人畸形の人等に限つて人工受精を試みると云ふ事になります。若し精子欠乏、卵管閉鎖等があれば人工受精法を試みるのは無意味です。私自身では唯一人にだけ人工受精をやつて見たのがあります。之は主人の方の無精子症で精液の中に精子が無いのですが、奥さんの方は色々調査しても完全です。何回精液を検査しても精子が出ないから、無理な注文ですが、止むを得ず副睾丸を穿刺しましたけれど、精子は出ません。切開して精子を得ましたが（略）勿論期待出来ませず駄目だと思つて居りましたがやはり不成功に終りました[126]」と記していた。適応について篠田はほかの論文に「一、性交不能。この場合には効果はめざましい。二、〔子宮の：引用者注〕位置異常又は頸管変化が精液の進入を困難ならしめる場合。三、頸管及び子宮口に於ける変化が同時に機械的な障碍となつてゐる発育不全子宮。四、卵管が疎通し、且他に何等原因なき婦人に於て。然しこの場合には（略）効果は期待される程良好でない。五、最後に自分は卵管通過困難の場合にも精液を直接に通過困難な卵管を圧力を加へて通過させる目的で本法を試みた。（略）勿論試みた例は少数であるが、今日迄未だ一例も成功してゐない[127]」と記述していた。「卵管通過困難」のために卵管内に精液を注入する方法は篠田に独特のものであり、これは自身が重視した炎症による閉塞への対処に腐心した結果だろう。篠田が実際に「人工受精」を試みた回数は不明だが、概して高く評価してはいなかったといえるだろう。

先に触れた「日本医事新報」一九三九年二月十八日号の「特別課題」では、日本大学助教授の橋爪一男が、「道徳的或は審美的見地から之に反対する者も少なくない」と断ったうえで、「申す迄もなく各種不妊症治療法の最後に行ふ可きものである」人工妊娠の手技を解説していた。橋爪によると、適応は、膣内射精が困難な場合、精液そのものや精液中の精子が少ない場合、子宮頸管狭窄の場合であった。ここで木下／長谷川による『不妊症ノ診断及ビ療法』の記述には存在しなかった、現在のＡＩＨの適応となる精液中の精子が少ない場合が含まれていることは注目に値するだろう。精液採取法は、「多数の細菌を含有するので」膣内から吸い取る方法は否定され、コンドームから取り出す方法が推奨された。「万止むを得ざる時は手淫に依り」採取することも許容された[128]。

一九四三年二月六日号の「日本医事新報」の「特別課題」でも、器具を用いた精液注入に言及されていた。聖路加国際病院の糸井一良は、「性交不能夫婦の場合に於いて必然的に問題となるものであるが、実際に於いては適応症に遭遇する機会が極めて少い。のみならず、排卵期の確定を見ない限り、成功率も少いのである。Hunter[129]（1799）が人類に試みてから相当数の（略）報告があるが、中には果して人工受胎法の適応症なりしや否やを疑はしめるものもある[130]」と記述した。日本赤十字社産院の平沢益吉も「人工受精」について「この方法は夫に勃起障碍又は射精障碍があるか、婦人側に於て外陰、膣の障碍があつて性交不能である場合、又は性器は健康の様であるに拘らず精液が急速に漏出したり、性感障碍ある場合に他の種々なる方法を講じても皆無効であつて殆ど絶望的である場合に於てのみ行ふのである……併しながら以上の如き積極的療法の確実なる効果は今尚疑問である[131]」と記した。

このように、篠田をはじめとする前記の見解で、器具を用いた精液注入は成功率や適応、あるいは橋爪が言及する「道徳的或は審美的見地」からの問題によって、高く評価されておらず、ほかの療法が奏功しなかった場合の二次的な方法と捉えられていた。こうした状況のなかで、この方法の積極的な可能性を見いだそうとする産婦人科医学者が登場する。それが安藤画一だった。

安藤は一九四二年の「日本医師会雑誌」に「不妊治療法（妊娠誘発法）ノ現況――特に人工受精法ニ就キテ[132]」という論文を発表した。これは、「人口政策確立要綱ニ示サレタ主旨ヲ実現セシムル」ため「産婦人科専門外ノ医師諸君ヲ目標トシテ不妊治療即チ妊娠誘発法ノ現況ヲ全ク概括的ニ紹介スルモノ」として書かれた文章であった。

ここで安藤は「治療法ノ種類」を以下のように整理した。「性細胞ノ異常」のうち、「輸精管閉塞ニヨル精子輸送障碍即チ器械的精子欠如症」には、精管吻合手術や、睾丸穿刺液を用いた「人工受精」、「卵子ノ排出障碍」にはホルモン療法や間脳へのレントゲン照射療法がとられる。「膣、頸管ノ異常」には手術療法がおこなわれる。「卵管流通障碍」には手術療法がおこなわれるが、検査法である卵管通気法や卵管造影法に「治療効果」があることに言及している。「性交ニ関スル障碍又ハ誤謬」のうち、「性交可能ノ者」には性交方法や時期の教示、「過度数ノ者」には「隔離禁断法」、「性交不能者、射精異常者又ハ性感異常者」には精神療法や強壮療法、「人工受精」がとられる。「子宮内膜及ビ子宮ノ位置異常」にはホルモン療法や手術療法がおこなわれる。「頸管分泌物及ビ膣内容ノ異常」にはホルモン療法や消炎療法が用いられる。このように、精液中に精子が欠如する場合や性交障害が「人工受精」の適応に位置付けられていた。「概括的」な紹介であることに留意が必要だが、ここでは、子宮頸管の狭窄や、橋爪が言及した現在のＡＩＨの適応となる精液中の精子が少ない場合が含まれていない。

安藤によれば「「自然的方法（性交）ニ於テ受精率ヲ良好ナラシムル諸条件」ヲ模倣セネバナラヌ」ということで、かつて性交後に膣内から吸い取る方法やコンドームから取り出す方法が精液採取法に採用されていた。事実、第１章で言及したように一九二七年の『婦人科学各論』の時点で、安藤は精液検査の際にはコンドームで採取することを推奨していた。[133] しかし、この時点の安藤の見解では「自瀆ニヨル者デ差支ナイ施術前ノ性交ト云フ実際上不都合ナ条件ガ不必要トナリ、且ツ一部ノ者ヨリ非難サレタ「コンドム」附着ノ粉末ニヨル精子危害ヲ避ケ得ルノデアル」とされた。精液中に精子が存在しない場合に睾丸穿刺液を使用することは前述のとおりである。

臨床上の価値について安藤は「人工受精ニヨッテ妊娠ヲ成立セシメ得ルコトハ事実デアルガ、其成功率ハ甚ダ少ナイ」ことを認めていた。しかし続けて、「適応ノ選択及ビ実施方法等ニ関スル知見ノ進歩ト共ニ成績モ亦タ良好トナルコトニハ疑ガナイ」として「人工受精」に期待を寄せていた。

「人工受精」の適応の一つとされた「精液欠如症」への対処法である、副睾丸と輸精管の吻合手術の「成功率ガ極メテ微々タルモノデアル」ことも安藤の期待の背景にあるだろう。しかし、安藤においても「人工受精ハ不自然ノ方法デアルカラ適応ノ決定ヲ厳重ニセネバナラヌ。（略）他ノ方法ヲ画シテミテモ妊娠セズ、而カモ夫婦ガ愛児ヲ熱望スル場合ニ最後ノ手段トシテ試ミルベキデアル」と、実施に慎重さが要請された。[134]

安藤が編集者の一人である「産科と婦人科」一九四三年八月号には「社告『人口政策と産婦人科医』（総括題目）に関する御寄稿を御願す」という記事が掲載され、そこでは「妊孕促進に関する事項」「胎児の保全に関する事項」「産児の保全―分娩時胎児死の防遏―に関する事項」「褥婦、新産（生）児及び乳幼児の保全に関する事項」「母性指導、母性教育に関する事項」に関する寄稿が求められ、「妊孕促進に関する事項」には「妊孕促進を目標とする結婚指導　結婚年齢と妊孕率との関係　実際上重要となる不妊対策」に加え、「有効なる人工受精法」が含まれていた。[135] しかし結局、四四年十一月の休刊を迎えても、同誌に「有効なる人工受精法」の手技を解説する論文は掲載されなかった。このことは、「日本婦人科学会雑誌」（一九四四年八月休刊）や「産科婦人科紀要」（産科婦人科医学会の学会誌、同年三月休刊）、「臨床産科婦人科」（同年六月廃刊）でも同様だった。

まとめ

本章で、戦中、国策と関連付けられて不妊医療研究や不妊への医療的介入が推奨されていたことを示した。これは、のちの時代の不妊医療研究を基礎付けるものとなったと評価できるだろう。

この時代の不妊への医療的介入に関する専門家言説の傾向でまず指摘できるのは、日本婦人科学会や谷口弥三郎、母性保護会、愛育会の調査・検診では女性が対象とされていたように、人口増強にあたり問題となってくることは認識されていたにもかかわらず、男性不妊が女性不妊の陰に隠れていたことである。男性不妊が人口政策との関連で多く語られなかった背景には、のちの不妊医療研究に大きな影響を及ぼした篠田の報告にみられるように、産婦人科学では女性不妊が重視されていたこと、産婦人科領域での男性不妊検査は基本的に精液検査にとどまっていたこと、そして男性不妊が専門領域に包摂される泌尿器科医が人口増強政策の流れに積極的に身を投じていなかったこと、などが挙げられるだろう。これらに加えて、研究の遅れによって有効とされる介入法が確立していなかったことも指摘できるかもしれない。

しかし、有効な介入法という点については、女性不妊でも確立していなかったことを認める産婦人科医学者も存在した。例えば篠田は「要スルニ不妊症ノ診断及ビ治療ガ如何ニ困難ニシテ且ツ慎重ヲ要スルカヲ知ルベシ(136)」という一文で宿題報告の論文を結んでいた。また、前述した「日本医事新報」一九四三年二月六日号の「特別課題」記事で東京帝国大学助教授の佐々木計が「不妊治療はその型ばかりでなく、誠に微妙なる生理的機能回復までも期待しなければならぬ以上、一度起つた変化の回復は至難」であることを認め、「予防が最も効果的であることは間違ひないことである[137]」と主張していた。

そして、久慈直太郎が日本母性保護会発足前の段階、一九四一年時点で「篠田博士が不妊症の宿題を発表したときの結果からみましても、不妊の最大原因といふのは卵管、卵巣の炎症が主です。其の炎症の大部分が性病です。ですから、谷口博士は不妊症を国家の力で治療する様にしなければ、人口増殖の国策に画龍点睛を欠くと言ふんですが、僕等も其の説には共鳴するけれども、どうも炎症を起した者を、婦人科の医者でも、今日どんな名医でも妊娠出来るやうにするといふことは、大抵の場合言へぬ。さうすると之を予防する方に行かねばならぬ。ですから、結婚の時の条件に性病の健康診断を必要とする様にせねばならぬ[138]」と発言していた。しかしその後、本章のここまでの議論で示したように、久慈率いる日本母性保護会は不妊への対処に力を入れていった。したがって、有効とされる対処方法の不在が人口政策の文脈で男性不妊が語られなかったことの理由にはならないだろう。むしろ、より広い文脈で、例えば四〇年に国民体力法が公布され、同年には十七歳から十九歳までの男性約二百万人、翌年には約三百七十万人に対して体力検査が実施され、異常が発見された場合には必要な保健上の指導、有病者には療養に関する処置命令、筋骨薄弱者には「健民修練所」に参加させる措置がとられた[139]ように、男性身体には小泉親彦の言葉でいう「健兵健民」の役割が期待されていた。これによって母性役割が強調された女性身体との対比で、特に非専門家領域で男性身体と生殖との関連が不可視化され、専門家領域でも女性不妊を重視せざるをえなかったと推察される。

本章の最後に、器具を用いての精液注入をめぐる言説を整理しておく。まず、適応については、篠田が子宮の位置異常を、橋爪が精液中の精子が少ない場合を含めていたこと以外は、木下・長谷川による『不妊症ノ診断及ビ療法』とおおむね相違ないとみていいだろう。精液採取法については、膣内から吸い取る方法が否定されたものの、コンドームによる採取を推奨した橋爪とマスターベーションによる採取を推奨した安藤に相違がみられるように、見解は一致していなかった。有効性という観点では、性交障害の場合を除き、篠田のように否定的な見解が主流だった。他方で安藤は、現時点での有効性が高くないことは認めながらも、「人工受精」の将来的な可能性に期待していた。安藤が期待を寄せる「人工受精」には重度の男性不妊に対しておこなわれる睾丸穿刺液を用いた「人工受精」も含まれていた。男性不妊、そして器具を用いた精液注入をめぐるこのような動向は、戦後大きく転換することになる。

注

(1) 広嶋清志「現代日本人口政策史小論――人口資質概念をめぐって(一九一六―一九三〇年)」「人口問題研究」第百五十四号、国立社会保障・人口問題研究所、一九八〇年、五〇ページ

(2) 人口食糧問題調査会編『人口食糧問題調査会人口部答申説明』人口食糧問題調査会、一九三〇年、

一五八―一五九ページ（松原洋子編・解説『性と生殖の人権問題資料集成――編集復刻版』第十七巻所収、不二出版、二〇〇〇年、二三〇―二七三ページ）

（3）厚生省二十年史編集委員会編『厚生省二十年史』厚生問題研究会、一九六四年、二一一ページ

（4）前掲「現代日本人口政策史小論」四六ページ

（5）前掲『厚生省二十年史』二一二―二一三ページ

（6）高岡裕之『総力戦体制と「福祉国家」――戦時期日本の「社会改革」構想』（戦争の経験を問う）、岩波書店、二〇一一年、一〇五―一一七ページ

（7）人口問題研究会編『第一回人口問題全国協議会報告書』（「人口問題資料」第三十五編）人口問題研究会、一九三八年、四―六ページ

（8）既に保健社会省（一九三八年に厚生省として設立）設立に向けた議論は進んでいたが、保健社会省が担うか否かにかかわらず、この業務を担当する独立政府機関の設置を要望したのであった（前掲『第一回人口問題全国協議会報告書』四二ページ）。

（9）同書三七―四七ページ

（10）篠田糺の略歴は以下のとおりである。一八九二年生まれ、一九一七年一月東京帝国大学医科大学卒業、十二月同助手、二三年東京帝国大学大学院卒業、二五年県立広島病院産婦人科医長、二六年東京帝国大学医学部講師、同附属病院分院産婦人科医長、三七年同助教授、三九年東北帝国大学医学部教授、五六年同名誉教授、岩手医科大学学長、八七年逝去（前掲『日本産科婦人科学会五十年史』四九ページ）。

（11）篠田糺「不妊症ノ原因及ビ療法ニ就テ」「日本婦人科学会雑誌」一九三六年五月号、日本婦人科学会、九六二―一〇一〇ページ

(12) 前掲『日本産科婦人科学会史』五三九ページ、「付録篇」六〇―六六ページ
(13) 篠田糺「不妊症の原因及び療法に就て」「日本医事新報」一九三六年四月十八日号、日本医事新報社、一三二五―一三三八ページ、篠田糺「不妊症の原因及び療法に就て(一)」「日本医事新聞」一九三六年五月十五日号、日本医事新聞社、七―八ページ、篠田糺「不妊症の原因及び療法に就て(二)」「日本医事新聞」一九三六年六月十五日号、日本医事新聞社、八―九ページ、篠田糺「不妊症の原因及び療法に就て(三)」、「日本医事新聞」一九三六年七月十五日号、日本医事新聞社、八―一一ページ
(14) 篠田の報告は、戦後におこなわれた不妊に関する座談会などでもたびたび言及されている。
(15) 「第三十三回日本婦人科学会総会記事」「日本婦人科学雑誌」一九三五年七月号、日本婦人科学会、一一九九ページ
(16) 前掲「不妊症ノ原因及ビ療法ニ就テ」九六二ページ
(17) 人口問題研究会編『第二回人口問題全国協議会報告書』(「人口問題資料」第三十五編)、人口問題研究会、一九三九年、五―七ページ
(18) 同書二九―六七ページ。第一回人口問題全国協議会でも、「人口問題ニ関スル国立常設調査機関設置ノ件」が建議されているが(前掲『第一回人口問題全国協議会報告書』五八―六一ページ)、そのような機関が設置されていない状況が続いていたため、翌年の第二回人口問題全国協議会で改めて建議が提出された。
(19) 厚生省五十年史編集委員会編『厚生省五十年史』記述篇、中央法規出版、一九八八年、四〇六ページ
(20) 前掲『厚生省二十年史』二一三―二一四ページ

(21) 前掲「現代日本人口政策史小論」四六ページ
(22) 赤川学「新聞に現れた「生めよ殖やせよ」――「信濃毎日新聞」と「東京朝日新聞」における戦時人口政策」「人文科学論集 人間情報学科編」第三十八号、信州大学、二〇〇四年、一三四ページ
(23) 木下正中／篠田糺／橋爪一男／赤須文男「特別課題 不妊の原因及び治療」「日本医事新報」一九四二年二月十八日号、日本医事新報社、一九三九年、七三八、七四二ページ
(24) 篠田糺「本邦婦人の妊孕率に関する研究――特に婦人の不妊症に就て」、前掲『第二回人口問題全国協議会報告書』所収、八七五―八八一ページ
(25) 藤野豊は、国民の体力低下を危惧した陸軍の要請があり、陸軍省と内務省の主導権争いが繰り広げられるなか厚生省が設立され、厚生省担当の新聞記者の指摘や初代厚生大臣木戸幸一の国会答弁から、同省は国民体力の向上を第一の課題としていたことを指摘する。他方、高岡裕之は設立に陸軍の影響があったことを認めながらも、当時の近衛内閣が「社会政策の重要性」を強調していたことを指摘し、「近衛内閣によって設立された厚生省は、『国民体位の向上』をその目的に掲げながらも、制度・人事の両面で陸軍の要望を満たすものではなかった」と評価する。『厚生省二十年史』でも、厚生省設置の「直接の動機は戦力増強という時局の要請」だったが、同省設置の「根本目的」は「国民保健の向上、国民福祉の増進」とされている（藤野豊『厚生省の誕生――医療はファシズムをいかに推進したか』かもがわ出版、二〇〇三年、四九―七〇ページ、前掲『総力戦体制と「福祉国家」』六四―七〇ページ、前掲『厚生省二十年史』一〇九ページ）。
(26) 第十回日本医学会編「第十回日本医学会会誌」第十回日本医学会、一九三八年、一五―二九、一四七―二九九ページ
(27) 前掲「第三十六回日本婦人科学会総会記事要旨」七二五―七二六ページ

(28)谷口弥三郎の略歴は以下のとおりである。一八八三年生まれ、一九〇二年熊本医学校卒業、〇九年熊本医学校助教授、一四年私立熊本医学校教授、二二年谷口病院開設、三一年熊本市医師会会長、三二年熊本県医師会会長、四七年参議院議員当選、日本母性保護医協会会長、五〇年日本医師会会長、五三年久留米大学学長、六三年逝去(前掲『日本産科婦人科学会五十年史』三三ページ)。

(29)「第三十七回日本婦人科学会総会記事」「日本婦人科学会雑誌」一九三九年五月号、日本婦人科学会、五九六ページ

(30)白木正博の略歴は以下のとおりである。一八八五年生まれ、一九一一年東京帝国大学医科大学卒業後、当時の東京帝国大学医科大学教授木下正中のもとで副手を務め、一五年に東京帝国大学助手、一七年に同講師、二一年に同助教授、二六年に九州帝国大学教授、三六年に東京帝国大学教授、四六年定年退官、六〇年逝去(前掲『東大産科婦人科学教室百年史あゆみ』一四六ページ)。

(31)前掲「第三十七回日本婦人科学会総会記事」五九九―六〇〇ページ。一九三九年から翌年にかけて各地に続々と地方部会が結成されたが、〇八年の時点で地方部会設置規定ができ、熊本(一一年)や東京(一五年)に地方部会と名がつく組織は存在していた(前掲『日本産科婦人科学会史』二六三ページ)。

(32)「地方部会欄」「日本婦人科学会雑誌」一九三九年六月号、日本婦人科学会、六八三―六八五ページ

(33)木下正中「昭和十四年度日本婦人科学会地方部会調査成績ノ総活」「日本婦人科学会雑誌」一九四〇年五月号、日本婦人科学会、四三三―四四六ページ、木下正中「昭和十五年度日本婦人科学会地方部会調査成績ノ総活」「日本婦人科学会雑誌」一九四一年五月号、日本婦人科学会、四五七―四七四ページ

(34)前掲「昭和十五年度日本婦人科学会地方部会調査成績ノ総活」四七四ページ

（35）「人口政策確立要綱」企画院、一九四一年（松原洋子編・解説『性と生殖の人権問題資料集成――編集復刻版』第二十巻所収、不二出版、二〇〇一年、一一四―一一六ページ）

（36）松原洋子「戦時下の断種法論争――精神科医の国民優生法批判」「現代思想」一九九八年二月号、青土社、二九七―二九八ページ、松原洋子「戦後の優生保護法という名の断種法」（米本昌平／松原洋子／市野川容孝／橳島次郎『優生学と人間社会――生命科学の世紀はどこへ向かうのか』〔講談社現代新書〕所収、講談社、二〇〇〇年、一七九ページ）、藤野豊『日本ファシズムと優生思想』かもがわ出版、一九九八年、三六六―三六九ページ、T・ノーグレン『中絶と避妊の政治学――戦後日本のリプロダクション政策』岩本美砂子監訳、青木書店、二〇〇八年、五四―五五ページ（T.Norgren, *Abortion before birth control : the politics of reproduction in postwar Japan*, Princeton: Princeton University Press, 2001）

（37）荻野美穂『「家族計画」への道――近代日本の生殖をめぐる政治』岩波書店、二〇〇八年、一一九ページ、前掲「戦時下の断種法論争」一八〇―一八二ページ、前掲『中絶と避妊の政治学』五四―五五ページ

（38）古屋芳雄「臨戦体下ノ人口問題」「日本婦人科学会雑誌」一九四二年五月号、日本婦人科学会、五六五―五六八ページ

（39）前掲「人口政策確立要綱」

（40）木下正中「ワガ地方部会過去三年間ノ共同調査所感」、前掲「日本婦人科学会雑誌」一九四二年五月号、五七七―五八九ページ

（41）全国的な出生率は、一九三五年に三一・六（千人あたり）、三六年に三〇・〇、三七年に三〇・九、三八年に二七・二、三九年に二六・六、四〇年に二九・四、四一年に三一・八、四二年に三〇・九、

四三年に三〇・九を示していた（総務省統計局監修／日本統計協会編『新版 日本長期統計総覧』第一巻、日本統計協会、二〇〇六年、一五八ページ）。このように、全国的な傾向としても、一九三八年と三九年に出生率の低下が起こっていたようである。人口問題研究所もこの二年間の出生率の低下を問題視していた（人口問題研究所「昭和十三年及昭和十四年各年男子出生数ノ減ト其ノ対策トシテノ死亡率改善ニ就テ」人口問題研究所、一九四〇年〔松原洋子編・解説『性と生殖の人権問題資料集成――編集復刻版』第十九巻所収、不二出版、二〇〇一年、三二五―三二六ページ〕）。出生率低下の原因は、「支那事変」によって「有配偶者たる兵員が大量に応召したこと」、「昭和十四年の出生率減退は昭和十三年の結婚率減退」と考えられた（人口問題研究所「支那事変による出生及死亡の変化」人口問題研究所、一九四〇年〔前掲『性と生殖の人権問題資料集成』第十九巻所収、三一三―三二四ページ〕）。このような出生率の低下も、人口増強政策が敷かれていくことの背景にあったと考えられるだろう。

（42）谷口によると一九三五年度の国勢調査では熊本県の既婚女性人数は二十五万九千三百二十二人だったため、正確には「全婦人」ではなく、九割一分の熊本県在住既婚女性のデータであった。

（43）谷口弥三郎「人的資源基本調査上より見たる熊本県の実情と人口問題」「日本医師会雑誌」第十八巻第五号、日本医師会、一九四二年、二―九ページ

（44）会長の白木正博は閉会の辞で「我々ガ過去三カ年ニ我ヲ捨テヽ国策遂行ニ協力シテ来マシタコトニ殊ニ今回海軍特別攻撃隊ニ我々ノ微意〔総会参加者からの寄付および学会経常費からの献金：引用者注〕ヲ表シマシタコト等ハ我々ノ感謝感激ヲ具現シタモノデアリマシテ」と述べ、国策への協力を強調した。しかし、総会終了後に開かれた国民優生法に関する臨時会議で、政府諮問に対して中絶や不妊化処置の運用について「医療的行為ヲ拘束スルカノ如キ当局ノ取締モアリ運用上遺憾ノ点少ナカラ

ズ候」とする答申を決議し、直ちに厚生省予防局長に提出したように（「総会記事」、前掲「日本婦人科学会雑誌」一九四二年五月号、六〇九—六一一ページ）、産婦人科医たちは殊に自分たちの利害に関係することについては喜んで国策に協力していたわけではないことがみてとれる。なお、白木自身は一九四一年十二月八日に真珠湾攻撃を知らせるラジオ放送を耳にした際、「何だ、三井と三菱を一緒にしたようなものに乞食が戦争を仕掛けるんだから、大変なことだ」と発言したという（前掲『東大産科婦人科学教室百年史あゆみ』一八六ページ）。

(45) 前掲「ワガ地方部会過去三年間ノ共同調査所感」五八九ページ

(46) 小泉親彦「健民と国民健康保険組合」「国民健康保険」第四巻第十二号、国民健康保険協会、一九四二年、五ページ

(47) 厚生省人口局編『健民運動』人口問題研究会、一九四二年、九—一四ページ（松原洋子編・解説『性と生殖の人権問題資料集成——編集復刻版』第二十三巻所収、不二出版、二〇〇二年、一三七—一四五ページ）

(48) 「健民運動 新生活の道六つ——来月一日から実践へ」「読売新聞」一九四二年四月十日付

(49) 健民運動は、被差別部落や台湾、朝鮮でもおこなわれていて、被差別部落ではトラコーマ対策、朝鮮半島や台湾ではトラコーマにとどまらず、マラリアなど各種伝染病対策が重視されたという（前掲『日本ファシズムと優生思想』三四三—三六五ページ）。

(50) 「日本母性保護会記事 其の五」「産科と婦人科」一九四二年八月号、産科と婦人科、五五〇—五五二ページ

(51) この経緯については、西内正彦の『日本の母子保健と森山豊——すべての母と子に保健と医療の恩恵を』（日本家族計画協会、一九八八年）に詳しい。

(52) 瀬木三雄「妊婦届出制と日本母性保護会の発足」「日本医事新報」一九四二年三月二十八日号、日本医事新報社、七八七ページ

(53)「産科と婦人科」は、安藤画一、日本赤十字社本部産院長久慈直太郎、東京帝国大学助教授安井修平を編集者として一九三三年に創刊された(産科と婦人科〔一九四三年八月号から診断と治療社〕)。日本母性保護会発足後は同会の機関誌を兼ねる。

(54) 久慈直太郎「編輯後記」「産科と婦人科」一九四一年二月号、産科と婦人科、一四〇ページ

(55) 浜田病院は元東京帝国大学教授、日本婦人科学会初代会長の浜田玄達が開設した病院である。

(56) 久慈直太郎「編輯後記」「産科と婦人科」一九四一年五月号、産科と婦人科、三五八ページ

(57) 久慈直太郎の略歴は以下のとおりである。一八八一年生まれ、一九〇六年東京帝国大学医科大学卒業、一六年京城医学専門学校教授、二三年金沢医科大学教授、二七年日本赤十字社本部産院長、四九年東京女子医科大学理事長、学長、六五年日本赤十字社本部産院名誉院長、六八年逝去(前掲『日本産科婦人科学会五十年史』一一ページ)。

(58) 木下正中/久慈直太郎/吉岡弥生/暉峻義等/大森憲太/古屋芳雄/大森憲太/屋代周二/伊藤一/瀬木三雄/栩木実/竹内菊枝/梅沢彦太郎/藤本薫喜「母性保護の諸問題を語る座談会」「日本医事新報」一九四一年六月十八日号、日本医事新報社、二四一四ページ

(59) 沢山美果子「近代日本における『母性』の強調とその意味」、人間文化研究会編『女性と文化――社会・母性・歴史』所収、白馬出版、一九七九年、一六七―一七一ページ

(60) 今井小の実『社会福祉思想としての母性保護論争――〝差異〟をめぐる運動史』ドメス出版、二〇〇五年、一四五―一四七ページ

(61) 母性保護論争については、香内信子編集・解説『資料 母性保護論争』(〔論争シリーズ〕)、ドメス出

版、一九八四年）に一次資料が所収されていて、香内による解説も掲載されている。ほかにも、以下の文献がこの経緯を扱っている。前掲『社会福祉思想としての母性保護論争』、西川祐子「一つの系譜――平塚らいてう、高群逸枝、石牟礼道子」（脇田晴子編『母性を問う――歴史的変遷』下所収、人文書院、一九八五年、一五八―一九一ページ）、加納実紀代「『母性』の誕生と天皇制」（原ひろ子／舘かおる編『母性から次世代育成力へ――産み育てる社会のために』所収、新曜社、一九九一年、八九―九四ページ）など

（62）一番ケ瀬康子編・解説『保健・福祉』（『日本婦人問題資料集成』第六巻）、ドメス出版、一九七八年）には、運動に関する一次資料が所収されているほか、一番ケ瀬による解説が掲載されている。ほかにも、以下の文献がこの経緯を扱っている。前掲『社会福祉思想としての母性保護論争』、永原和子「女性統合と母性――国家が期待する母親像」（前掲『母性を問う』下所収、一九二―二一八ページ）など

（63）前掲「人口政策確立要綱」

（64）前掲『健民運動』二〇ページ

（65）大政翼賛会文化厚生部編『母性の保護 改訂版』（保健教本）、国民図書刊行会、一九四四年、一―四ページ（松原洋子編・解説『性と生殖の人権問題資料集成――編集復刻版』第二十五巻所収、不二出版、二〇〇二年、一―二七ページ）。『保健教本』改定委員会には、森山豊、木下正一、小畑惟清といった産婦人科医も名を連ねていた。

（66）桜井絹江の『母性保護運動史』（ドメス出版、一九八七年）では、この観点に立って戦前から一九八〇年代中盤までの女性運動の歴史が跡付けられている。

（67）石本シヅエ『産児調節の心得』日本産児調節婦人同盟、一九三六年、二ページ（荻野美穂編・解説

『性と生殖の人権問題資料集成――編集復刻版』第七巻所収、不二出版、二〇〇一年、二九〇―二九二ページ）
(68) 戦前の産児調節運動の展開については、前掲『「家族計画」への道』や、石崎昇子の論文（「近代日本の産児調節と国家政策」「総合女性史研究」第十五巻、総合女性誌学会、一九九八年、一五―三二ページ）などを参照されたい。また、研究書ではないが、太田典礼の『日本産児調節百年史』（出版科学総合研究所、一九七六年）は、運動当事者のまとめた記録であり、現在でも頻繁に参照されている。
(69) 例えば人口政策確立要綱では「避妊、堕胎等の人為的産児制限を禁止防遏」することが要請されていた（前掲「人口政策確立要綱」）。
(70) 久慈直太郎「編輯後記」「産科と婦人科」一九四一年八月号、産科と婦人科、六一六ページ
(71) 「赤ちゃんのために無料検診を受けませう」「朝日新聞」一九四一年六月十五日付夕刊
(72) 「半数は病気や障害 都市妊婦の診察結果」「朝日新聞」一九四一年十二月八日付
(73) 久慈直太郎「編輯後記」「産科と婦人科」一九四一年十二月号、産科と婦人科、八一二ページ
(74) 前掲「妊婦届出制と日本母性保護会の発足」七八七ページ
(75) 「日本母性保護会記事 其の一」「産科と婦人科」一九四二年四月号、産科と婦人科、二七五―二七九ページ
(76) 「日本母性保護会記事 其の二」「産科と婦人科」、一九四二年五月号、産科と婦人科、三四四―三四五ページ
(77) 久慈直太郎「編輯後記」「産科と婦人科」一九四二年十二月号、産科と婦人科、八三二ページ
(78) 配布されたパンフレットに基づき健康常会が開かれ、午後七時四十分から小泉親彦の演説がラジオ

放送される予定であることが報道された。
(79)「民族精神を昂揚 あすから健民運動」「読売新聞」一九四二年五月一日付夕刊
(80)久慈直太郎「編輯後記」、前掲「産科と婦人科」一九四二年五月号、産科と婦人科、三四六ページ
(81)「日本母性保護会記事 其の三」「産科と婦人科」一九四二年六月号、産科と婦人科、四一一―四一二ページ
(82)久慈直太郎「編輯後記」「産科と婦人科」一九四二年八月号、産科と婦人科、五五四ページ
(83)「日本母性保護会欄」「産科と婦人科」一九四二年十月号、産科と婦人科、六九三ページ
(84)「隣組の集団検診や誉れの健母表彰 一億揃つてあすから〝いざ健民〟」「読売新聞」一九四三年五月一日付夕刊
(85)久慈直太郎「編輯後記」「産科と婦人科」一九四三年四月号、産科と婦人科、二四一ページ
(86)「日本母性保護会記事 其の十」「産科と婦人科」一九四三年五月号、産科と婦人科、二九〇ページ
(87)久慈直太郎「編輯後記」、同誌二九四ページ
(88)「日本母性保護会記事 其の十三」「産科と婦人科」一九四三年九月号、診断と治療社、四九三―四九四ページ
(89)日本小児保健報告国会は、一九四一年に全国の小児科医によって組織された(前掲『厚生省二十年史』二四〇ページ)。
(90)「大日本母子愛育会 健民国策の根幹・けふ発足」「読売新聞」一九四三年十二月二十三日付
(91)「恩賜財団大日本母子愛育会の新発足」「愛育」第十巻第一号、大日本母子愛育会、一九四四年、二―五ページ
(92)前掲『厚生省二十年史』二一九ページ

(93) 母子愛育会五十年史編纂委員会編『母子愛育会五十年史』母子愛育会、一九八八年、一一五ページ
(94) 同書二二三―二二六ページ
(95) 同書一二七―一三〇ページ
(96) 森山豊の略歴は以下のとおりである。一九〇四年生まれ、三一年東京帝国大学医学部卒業、三八年甲南病院産婦人科医長、四〇年母子愛育研究所母性保健部長、四九年横浜医科大学教授、五七年東京大学医学部教授(看護学第三講座担当)、五八年東京大学医学部附属病院分院長、六五年三月定年退職、四月東芝病院院長、八八年逝去(前掲『日本産科婦人科学会五十年史』八五ページ)。
(97) 前掲『母子愛育会五十年史』二四一―二四五ページ
(98) 森山豊「わが国の母子保健の沿革について」「日本医師会雑誌」第九十五巻第十一号、日本医師会、一九八六年、一八九六ページ
(99) 前掲『母子愛育会五十年史』一三九ページ
(100) 日本科学史学会編『通史 四』(「日本科学技術史大系」第四巻)、第一法規、一九六六年、三一五―三五七ページ
(101) 青木洋「第二次大戦中の研究隣組活動――研究隣組主旨及組員名簿による実証分析」「科学技術史」第七号、日本科学技術史学会、二〇〇四年、二一―九ページ。研究隣組の動向については、青木洋/平本厚の論文(「科学技術動員と研究隣組――第二次大戦下日本の共同研究」「社会経済史学」第六十八号、社会経済史学会、二〇〇三年、五〇一―五二二ページ)も参照されたい。
(102) 中島精はこの時点では助教授だったが、一九五一年に教授に就任している。中島の略歴は以下のとおりである。〇一年生まれ、二五年三月慶應義塾大学医学部卒業、四月同助手、三三年同講師、三四年神奈川県警友病院婦人科医長、三一年慶應義塾大学医学部助教授、四八年私立練馬病院院長、五一

年慶應義塾大学医学部教授、六二年に定年をまたず急逝（慶應義塾大学医学部産婦人科学教室『慶應義塾大学医学部産婦人科学教室教室七十年史』慶應義塾大学医学部産婦人科学教室、一九八九年、三八〇ページ）。安藤が定年退官する五六年までは、慶應義塾大学医学部産婦人科学教室は安藤・中島による二教授体制が敷かれていた。

(103) 青木洋「研究隣組員名簿」「科学技術史」第七号、日本科学技術史学会、二〇〇四年、一三二ページ

(104) 前掲『母子愛育会五十年史』一三九―一四三ページ

(105) 近畿の産科婦人科医学会では人口政策を意識した動きは特にみられなかった。

(106) 前掲「不妊症ノ原因及ビ療法ニ就テ」九六二―一〇一〇ページ

(107) 前掲「本邦婦人の妊孕率に関する研究」八七九ページ

(108) 前掲『不妊症ノ診断及ビ療法』一五ページ

(109) 前掲「不妊症ノ原因及ビ療法ニ就テ」九八八ページ

(110) 近藤通世「不妊原因トシテノ精液ニ関スル研究」、前掲「日本婦人科学会雑誌」一九三九年六月号、一―一七ページ

(111) この時代の商業誌は「産科と婦人科」と「臨床産科婦人科」の二誌であった。「臨床産科婦人科」は一九二六年、慶應義塾大学医学部産婦人科学教室初代教授川添正道によって創刊された。川添の退官後は後任の安藤画一が編集を引き継いだ。

(112) 大橋伝六郎「精子形態と不妊との関係（一）」「臨床産科婦人科」一九四三年八月号、慶應義塾大学医学部産婦人科学教室、三四九―三九〇ページ、大橋伝六郎「精子形態と不妊との関係（完）」「臨床産科婦人科」一九四三年九月号、慶應義塾大学医学部産婦人科学教室、四二一―四五六ページ

(113) 堀秀雄「男性不妊に対する判定の困難とAndrologieの確立を要望す」、前掲「産科と婦人科」一九四一年八月号、五八三—五八八ページ、内保一郎「不妊の原因としての精液の研究」「産科と婦人科」一九四四年九月号、診断と治療社、二九一—二九五ページ

(114) 学会報告要旨や文献抄録は除く。

(115) 松本寛「男子不妊の診断補遺」「臨床婦人科産科」一九四八年六月号、日本医学雑誌、一二二ページ

(116) 安井修平／佐々木計／坂口弘治郎／糸井一良／平沢益吉／佐藤美実／臼井綱夫「特別課題 不妊症の国家医学的究明——原因・治療・人口問題」「日本医事新報」一九四三年二月六日号、日本医事新報社、二六四—二七九ページ

(117) 同論文二七二ページ

(118) 同論文二七九ページ

(119) 同論文二六七—二六九ページ

(120) 中野巌「男子不妊症ノ研究（第一報）——臨床的経験」「日本泌尿器科学会雑誌」第三十三巻第三号、日本泌尿器科学会、一九四二年、一七九—二一一ページ、中野巌「男子不妊症ノ研究（第二報）——治療編——副睾丸頭部ト輸精管トノ吻合術、所謂Epididymovasostomieヘノ寄与」「日本泌尿器科学会雑誌」第三十三巻第六号、日本泌尿器科学会、一九四二年、四二七—四五七ページ

(121) 性病は不妊との関係以外でも、罹患した本人だけではなく、新生児梅毒にみられるように「子孫に与へる国民資質への悪影響」も問題視されていて、結核と並ぶ「民族を滅ぼす恐るべき国民病」と評されていた（前掲『健民運動』二九ページ）。

(122) 北川正惇「編輯後記」「臨床の皮膚泌尿と其の境域」第六巻第五号、臨床の皮膚泌尿、一九四一年、

三三七―三三八ページ、北川正惇「編輯後記」「臨床の皮膚泌尿と其の境域」第七巻第三号、臨床の皮膚泌尿、一九四二年、二〇一ページ、北川正惇「編輯後記」「臨床の皮膚泌尿と其の境域」第八巻第二号、臨床の皮膚泌尿、一九四三年、一四八―一四九ページ、北川正惇「編輯後記」「臨床の皮膚泌尿と其の境域」第八巻第六号、臨床の皮膚泌尿、一九四三年、五六九―五七〇ページ

(123)「附 泌尿生殖器系ニ於ケル神経症」のほかの節は「膀胱ノ機能障碍」「性的神経衰弱」であった。

(124) 高橋明／市川篤二『泌尿器科学教科書』南江堂、一九四二年。『泌尿器科学教科書』の構成は以下のとおりである。第一編「総論」(序「泌尿器科学ノ発達」、第一章「症状通論及ビ病歴調査」、第二章「理学的検査法」、第三章「排泄物及ビ分泌物ノ検査」)、第二編「各論」(序「泌尿生殖器ノ発生」、第一章「腎臓及ビ輸尿管」、第二章「膀胱」、第三章「尿道」、第四章「陰茎及ビ陰嚢」、第五章「睾丸、副睾丸、精糸及ビ其ノ被膜」、第六章「精嚢」、第七章「攝護腺(前立腺)、附「泌尿生殖器系ニ於ケル神経症」」)

(125) 前掲「不妊症ノ原因及ビ療法ニ就テ」九八八ページ

(126) 篠田糺『臨床医学講座』第八十七輯、金原商店、一九三七年、六八―七〇ページ

(127) 篠田糺「不妊症療法と其効果」「産科と婦人科」一九三六年一月号、産科と婦人科、一一ページ

(128) 前掲「特別課題 不妊の原因及び治療」七四二ページ

(129) 義弟のホームによって発表されたのが一七九九年である。

(130) 前掲「特別課題 不妊症の国家医学的究明」二七二ページ

(131) 同論文二七四ページ

(132) 安藤画一「不妊治療法(妊娠誘発法)ノ現況――特ニ人工受精法ニ就キテ」「日本医師会雑誌」第十七巻第十二号、日本医師会、一九四二年

(133) 前掲『婦人科学各論 第四版』五一四ページ
(134) 前掲「不妊治療法(妊娠誘発法)ノ現況」一〇―一五ページ
(135) 「社告『人口政策と産婦人科医』(総括題目)に関する御寄稿を御願す」「産科と婦人科」一九四三年八月号、診断と治療社、四三四ページ
(136) 前掲「不妊症ノ原因及ビ療法ニ就テ」九九四ページ
(137) 前掲「特別課題 不妊症の国家医学的究明」二六六ページ
(138) 前掲「母性保護の諸問題を語る座談会」二四一三ページ
(139) 日本科学史学会編『医学 二』(「日本科学技術史大系」第二十五巻)、第一法規出版、一九六七年、二四一―二五二ページ

第3章　非配偶者間人工授精の導入

戦争が終わり、荒廃した国土への引き揚げ者の帰還などによって、戦中とはうって変わって人口過剰問題が認識されるようになる。しかし人口過剰論が世をにぎわせるなかでも、相変わらず一定数の夫婦は不妊であり、「子宝」を求めて医師のもとを訪れていた。慶應義塾大学医学部産婦人科学教室も戦後、避妊研究に取り組みながら、不妊医療研究にも力を入れるようになり、この流れで非配偶者間人工授精が導入されていく。

1　学会・産婦人科医向け雑誌の動向と安藤画一

本章では当時の最新の不妊医療研究をめぐる状況を検証するため、主に産婦人科医向け雑誌を分析する。戦後間もなくから学会の再編が起こり、新たな商業誌が刊行されている。そこで、戦前からの流れも含め、学会や商業誌の動向を確認しておく。

まずは学会の動向である。[1] 一九〇二年に日本婦人科学会が設立され、〇六年には学会誌「日本婦人科学会雑誌」が創刊された。他方、一五年、近畿婦人科会が創立され、「近畿婦人科会々報」が創刊された。同会とその機関誌は一九年に大正婦人科学会（翌年から「大正婦人科学会々報」）、二二年に近畿婦人科学会（翌年から「近畿婦人科学会雑誌」）、三六年に産科婦人科医学会（同年から「産科婦人科紀要」）に名称変更した。両学会とも、戦局の悪化に伴って四四年から活動を休止する。

戦後の混乱期を経た一九四七年、日本婦人科学会と産科婦人科医学会は活動を再開した。そして四九年四月二十五日に開かれた第四十四回日本婦人科学会総会（＝第一回日本産科婦人科学会総会）で、会長篠田糺（一九三九年から東北帝国大学〔一九四七年から東北大学〕医学部教授）が「敗戦後の衰徴を再興して健全な発展を遂げるため」両学会が「発展解消」[2]して統合することを宣言し、日本産科婦人科学会（機関誌は「日本産科婦人科学会雑誌」）が誕生した。[3][4] 旧産科婦人科医学会の中心を担った近畿の産婦人科医たちはその後、日本産科婦人科学会連合地方部会でもある近畿産科婦人科医会を創設し、四九年十一月に機関誌「産婦人科の進歩」を刊行した。[5]

ここで、安藤画一と学会の関係について触れておく。安藤は日本婦人科学会では、第二十二回総会（一九二四年）で「婦人ノ膀胱鏡検査法」という宿題報告をおこない、一九三九年四月から四〇年四月まで会長を務めた。産科婦人科医学会については、三八年から戦後の「発展解消」に至るまで理事を務めていた。新学会の初代会長は日本婦人科学会から引き続き篠田が務めた。安藤は理事の一人に名を列ね、五二年に名誉会員となった。[6]

続いて、商業誌の動向である。一九二六年、慶應義塾大学医学部産婦人科学教室初代教授川添正道が「臨床産科婦人科」（慶應義塾大学医学部産婦人科学教室）を創刊した。同誌の目的は「産婦人科領域ニ於テ臨床医家ノ為メニ理想的伴侶タラントスル」[7]こととされた。三四年の川添の退官後は、後任の安藤に編集が引き継がれた。

一九三三年には、安藤、日本赤十字社本部産院長久慈直太郎、東京帝国大学助教授安井修平を編集者とする「産科と婦人科」が創刊された。学会誌が「実験的研究業績によつて占めらるゝ」のに対し、同誌は「純臨床的専門雑誌」と位置付けられ[8]、第一巻第三、四号に設けられた投書欄では、大学に所属していない産婦人科医からの、臨床向け、つまり実践に直結する情報が掲載される雑誌の刊行を喜ぶ声が多数掲載された[9]。したがって、「純臨床雑誌」とは産婦人科医のなかでも、主に大学に所属する産婦人科医学者ではなく、開業医や病院勤務の産婦人科医を中心的な読者と想定していたといえるだろう[10]。両誌とも戦局の悪化によって四四年に休刊する。戦後、学会再開に先立つ四六年、引き続き久慈と安藤が編集を担い、「産科と婦人科」が復刊した。復刊後も、「本誌の目的とするところは今日に於ても戦前に変はることはない[11]」とされた。

一九四六年には安藤が編集者となり、「臨床婦人科産科[12]」（日本医学雑誌〔一九五〇年十一月号から医学書院〕）が創刊された。安藤によると、同誌は「産科と婦人科」と「同じ目的」を持つ[13]。投稿については、「寄稿の原著は「婦人科及び産科の臨床」の範囲内で新味と指導性とを有すること。この条件と照合して、取捨を編輯者に一任すること[14]」とある。

一九四九年には、十七人の編集同人[15]による「産婦人科の世界」（医学の世界社）が刊行された。このなかで、中心的役割を担ったのは、編集兼発行者である愛育研究所の森山豊（同年、横浜医科大学教授に就任）であった。松本清一によると、戦中に結成された森山を幹事とする全科技連研究隣組を「解散するのは惜しい」ということになり、同誌の発行につながった。[16]産婦人科医学者を中心とする研究隣組は、愛育村の出産力調査をおこなった九千一隣組のほか、「女子勤労者保健」をテーマに据えた九千十隣組、「妊産婦と乳幼児」を扱った九千二十二隣組が存在する。九千二十二隣組構成員の所属は全員が大阪帝国大学だった。[17]それに対し、九千一隣組と九千十隣組の構成員[18]には重複が多くみられるが、九千一隣組の幹事は森山豊が、九千十隣組の幹事は慶應義塾大学助教授の中島精が務めていた。したがって、松本がいう研究隣組は九千一隣組を指しているとみて間違いないだろう。森山も「産婦人科の世界」の刊行に関して同様の回顧をしていて、この研究隣組は「きさらぎ会」と名付けられ、同会メンバーの多くが戦後、教授になったため、ほかの診療科に比べ「学閥的な空気」がなくなったという。[19]

「産婦人科の世界」の編集方針は、「研究論文は勿論、産婦人科に関係あることは成可ひろく取り扱っていく方針[20]」、「内容は充実して、しかも感じは柔かく、親しみのあるものとしたい。ともかく専門雑誌はかたくなり、無味乾燥に陥りがちであるが、この弊はできるだけさけたい[21]」とあり、学会誌と臨床向けの性格が強い商業誌との中間を目指していたことがうかがえる。

一九五二年には、久慈、安藤、小畑惟清（浜田病院長）が編集顧問となり「産婦人科の実際」（日本医書出版〔一九五三年九月号から金原出版〕）が創刊された。編集方針について、「本誌は実地医家を対象とする純粋の臨床雑誌でありますので、直接臨床と関係の薄い原著・研究論文の類は遺憾ながら掲載することが出来ません[22]」とあり、臨床向けの性格が色濃く出ている。ただし、そうした雑誌であっても、学会発表をもとにした記事が掲載されることもあり、研究発表の場としても機能していた。

本章が分析対象とする戦後の商業誌は前記四誌[23]であり、「産婦人科の世界」以外のすべてで安藤が編集に関与していた。また、東京帝国大学（一九四七年から東京大学）との関係でも、安藤と同年に出生し、同年に大学を卒業した白木正博が一九四六年十月に定年退官して長野県の郷里に退き、産婦人科学の第一線を離れた。[24]そして白木の後任教授に下の世代の長谷川敏雄が就任し、長谷川は「産科と婦人科」一九四七年五月号、「臨床婦人科産科」一九四八年八月号から両誌の編集に加わった。長谷川は「臨床婦人科産科」の編集業務を担うにあたり、「勿論同主幹〔安藤：引用者注〕の驥尾に附して御手伝いをするに過ぎない[25]」と記していて、安藤との上下関係を意識していた。さらに、安藤は戦前の二つの旧学会から引き続き、戦後の新学会でも有力な地位にあった。したがって、この時期、彼は産婦人科集団内で大きな影響力を有していたといえる。

2　避妊研究と不妊医療研究

戦後間もなく、引き揚げ者や復員兵の帰国に加え、彼らの結婚や家庭復帰によって出生率が急上昇し、深刻な人口過剰問題に直面したこともあり、GHQ（連合国軍総司令部）が日本政府に対し出産抑制策を導入するようはたらきかけ、戦前からの産児調節運動家たちも次々と活動を再開した。[26]

一九四六年の「産科と婦人科」でも、人口問題という見地から避妊や中絶がたびたび論じられていた[27]。こうしたなか四七年には、同誌七月号の編集後記に安藤が「受胎調節は直接吾人の研究すべき時事問題である。現下の緊急対象は確実妥当なる調節方法である。（略）様々な隘路に困りながら研究を奨励してゐます[28]」と記していた。

安藤は一九四七年七月に受胎調節相談部を設置[29]し、ここで相談業務とともに避妊研究がおこなわれていた。そしてその「確実妥当な調節方法」が殺精子剤「サンシー」であり、製造法と実験結果について四八年の第四十三回日本婦人科学会総会で助教授の松本寛と助手の山口哲が報告[30]し、四九年六月号の「産科と婦人科」にそれをもとにした論文[31]が掲載されている。

一九四八年になると、「産科と婦人科」や「臨床婦人科産科」上で、中絶を一部合法化した優生保護法制定を歓迎する声が多くみられるようになる[32]。同法について安藤は「産科と婦人科」九月号の編集後記で「吾人産婦人科医に最密接した問題である」としたうえで、「吾人に密接する今一つの問題」として「受胎調節と不妊症治療」を挙げ、「人工受精に就いても非配偶者間受精法（略）には真面目な関心を向けねばならぬ時代となつた[33]」と主張していた。また、八月に北海道大学でおこなわれた講演をもとにした安藤の論文では「不妊症は受胎調節の如き時事問題ではないが、人口問題としてはともかく、家庭問題としては受胎調節よりも遥かに切実な問題である。私どもの受胎調節相談所を訪問する婦人について観ても、避妊を望む者より不妊を訴える者の方が著しく真剣である」と不妊への医療的介入の重要性が指摘された。そのうえで、「従来は、単に夫のみに限られておつた精液供給者は、夫の精液が受精能力を有せぬ場合に、他人を供給者に選ぶこととなつた。

前者は配偶者間人工受精（homologous insemination）または婿人工受精（husband insemination）であつて、後者は非配偶者間人工受精（heterologous insemination）または寄贈者人工受精（donor insemination）である。（略）寄贈者受精は寧ろ奇怪に類する直感を与えるものであるが、静観すると五〇％は夫婦に属するものである点に於いて、普通におこなわる「貰い子」に断然と優越し、単に性細胞の授受のみで肉体的交渉を欠く点に於いて純潔観を毀損せぬ利点を有し、敢えて排斥すべき方法ではないと信ず[34]」と「非配偶者間人工受精」を擁護し、これに期待をかけていた。

同年六月号の「臨床婦人科産科」では、松本による男性不妊の診断法を紹介する論文が掲載された。そこでは「最近迄特に日本に於ける男子不妊の診断が多少ないがしろにされる傾向が強かった」点が指摘され、「一年ほど前から受胎調節の研究に手をつけ精液に関するアメリカの文献を読んで行く中に種々の新しい点を見出したので[35]」この論文を執筆したとされている。そして同年九月には慶應義塾大学医学部附属病院に新病棟が完成し、家族計画相談所[36]が開設され、従来の受胎調節相談に加え不妊相談も正式に扱う部門が創設された[37]。

翌年四月号の「臨床婦人科産科」では一九四八年に優生保護法が制定されたことを受け、「受胎調節・人工妊娠中絶及優生手術」が特集された。安藤は特集の趣旨として、「産婦人科医は人口政策の実際に最も緊密の関係を有する責任が負はされている」が、「元来、人口制限方法としては、既に成立せる妊娠の中絶に手を下すよりも、未だ妊娠の成立してゐない前に受精・受胎を防止することが最も合理的である。この度の優生保護法に、この重要問題が除外されてゐるのは遺憾であって、近き将来に新たに規定されることを、要望して止まぬ次第である[38]」ことを指摘する。続いて

「生殖をも研究の対象とする産婦人科医にとっては、不妊の治療も亦た重大な責任である」[39]と主張していた。そしてこの特集のなかに、優生保護法や受胎調節に関する記事とともに、山口による「人工受精」に関する論文が組み込まれていた。[40]これが日本の産婦人科医向け雑誌でＡＩＤを含む「人工受精」を主題に据えた最初の論文だった。ただし、この時点では「配偶者間人工受精法」にあたる英語は"homologous insemination, husband insemination"、「非配偶者間人工受精法」にあたる英語は"heterologous insemination, anonymous insemination"とされ、ＡＩＨやＡＩＤは使用されていなかった。

他方で、一九四九年七月二十三日付「東京日日新聞」では、安藤のもとで「この八月わが国ではじみて《ママ》の人工授精の子供が生れる」ニュースが取り上げられた。ここでは人工授精が配偶者間人工授精と非配偶者間人工授精に分けられるが、初めて生れる子どもがどちらによるか言及されていない。[41]新聞報道から間もなくの八月二十七日、雑誌「遺伝」主催で「人工授精をめぐって」という座談会が開催された。そこで安藤は人工授精をＡＩＨとＡＩＤに分けたうえで、「不妊治療の中でもトピックの問題は人工授精であります。（略）先日やつと、非配偶者間人工授精で三キロ余りの立派な女の子を生んだという第一成功例を挙げ得たのであります」と発言したが、議論はＡＩＤをめぐる話題に終始した。[42]なお、山口らによると、最初のＡＩＤ児の妊娠に結実した施術は四八年十一月十三日におこなわれ、出産は四九年八月二十二日であった。[43]

その後、一九四九年十・十一月号と翌年二月号の「産科と婦人科」では、松本による人工授精の歴史[44]や手技[45]に関する一連の論文が掲載された。[46]ただし、新聞報道や座談会がおこなわれたにもかかわらず、この時点の山口、松本の論文では慶應義塾大学での人工授精の成績には触れられていない。とはいえ、安藤が五〇年二月号の「臨床婦人科産科」誌上で「私達の実施している人工授精に関し、多数の人々から問合せがある」ことに答え、AIHとAIDを併記し、施術方法を簡単に解説していることからも、慶應義塾大学で人工授精がおこなわれていることは周知の事実であった[47]。産婦人科医学者集団内で初めて正式に慶應義塾大学での人工授精の成績が報告されたのは、五一年四月の第三回日本産科婦人科学会総会であった。そこで、五〇年十二月一日までに、AIHでは施術者三十六人中八人、AIDでは四十四人中十六人が妊娠に至ったことが示された[48]。

このように、AIDは安藤が編集に携わる商業誌上で、当時の人口問題から要請されたとされる避妊研究に絡めて、つまり生殖生理研究の一環として、そしてAIHと併記されて「人工授精」として産婦人科学研究のなかに導入されたことがみてとれる[49]。

3　AIDの導入の背景

このような経緯でAIDが産婦人科学研究に導入されたわけだが、ここで注意しておかなければならない点がある。それは、先行研究でたびたび見受ける、戦争、熱帯病とAIDの導入の関係であり、その出典として一九五〇年代の安藤らの論文や講演録が取り上げられることである[50]。しかしながら、実はそこに戦争とAIDの関係への言及は見当たらない。この話の出どころは、おそらく

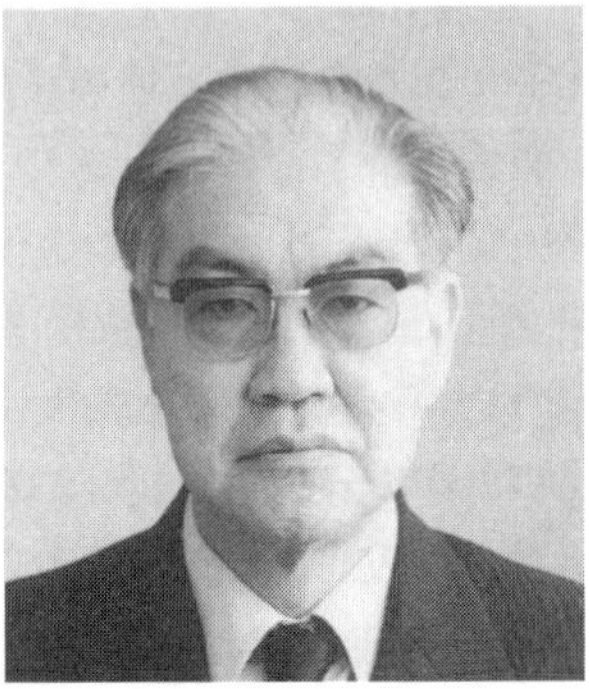

写真6　飯塚理八
（出典：前掲『日本産科婦人科学会五十年史』199ページ）

島本靖子も指摘するように、NHKのドキュメンタリーをもとに執筆された『つくられる命』[51]に記載された安藤の四代後の教授、飯塚理八[52]への取材記録だろう[53]。以下に本文を含め飯塚の発言を引用する。

「安藤先生は家族計画相談所というものを昭和二十二年にお作りになった〔実際はこの年に作られたのは受胎調節相談部で、翌年に家族計画相談所が創設されたようである：引用者注〕。家族計画というのは英語ではファミリープランニングです。一番は避妊です。皆さん方は全然知らないかもしれないけれど、戦後は外地で土地を失ったために大勢がいっぺんに引き揚げてきたし、戦争にお出かけになった人たちも復員してまいりました。日本には食料がなくて餓死するかもしれない、そういう時代だから、避妊が必要だったんです。（略）今度は引き揚げて来られた方が結婚します。そうしたらお子さんができない。そういう方が来たら『まず男性を調べてみましょう』と。すると精子がいない人が多いんです。その人たちがどういう略歴か聞きますと、戦争に行ってマラリア熱とかデング熱とかアメーバ赤痢とか、非常に栄養状態も悪い。命からがら引き揚げてきて結婚はできたけれど精子がない。こういう人たちがたくさんいるのに安藤先生はびっくりなさって、『これは戦争の犠牲者だ』とおっしゃるわけです」

安藤教授の弟子たちは、日比谷のＧＨＱ図書館にリュックサックをしょって通い、文献の中に「戦争の犠牲者」を救う手立てがないか、必死で探し始めた。そして見つけたのが、アメリカで行われているＡＩＤという方法だった。[54]

これは二〇〇〇年代に入ってからの飯塚の回想だが、少なくとも管見のかぎりでは一九四〇年代終盤から五〇年代序盤にかけての安藤らの言説では、「戦争の犠牲者」を救済するためにＡＩＤが導入されたと語られてはいない。出典が女性向け雑誌であることに十分な留意が必要だが、五七年八月号の「主婦と生活」に掲載された「小学二年生になった人工授精児第一号の母の手記」には、「主人は若いころ、相当に遊んだ人なので子供が出来ないのは俺の責任だから、と割切って考えてくれて[55]」とあり、最初のＡＩＤ児の母の夫は性病の既往症が不妊原因とみなされた可能性がある。ただし、戦後期から高熱を誘発する疾患が男性不妊につながるという認識が共有されるようになってきていて[56]、一概に熱帯病とＡＩＤの関係を否定することもできない。例えば、松本が四八年時点で、かつては「精子欠如症の原因は先天性のもの以外総て淋菌性副睾丸炎の結果であると考へてゐた」とし、続けてアメリカの文献から「子供時代にオタフク風邪（Mumps）に罹つた時同時に睾丸炎を起しその為に精子欠如症となるのが相当に多い」ことが明らかになってきた点を指摘[57]していた。また五四年九月号の「日本産科婦人科学会雑誌」に掲載された熊本大学の大谷善彦による男性不妊を扱う論文で、「睾丸に於ける精子形成能の低下乃至廃絶」の原因に「（１）結核や梅毒等による睾丸自体の炎症性疾患、（２）チフス、マラリア、流行性耳下腺炎（以下流耳と略す）等の急性伝染病、

(3)アルコール、ニコチン、鉛、サルファ剤等の中毒、(4)飢餓やビタミンA、Eの欠亡、(5)下垂体や甲状腺の内分泌異常等」が、「副睾丸や輸精管即ち精子排泄路の狭窄乃至閉鎖」の原因に「淋疾と結核」が挙げられていた。[58] さらに、「日本不妊学会雑誌」[59]一九五八年九月号の飯塚らによる凍結精液を用いた人工授精に関する論文では、マラリア、デング熱の既往症を持つ患者がAIDの適応になっていたことが記されていた。[60] したがって、結果としてAIDは「戦争の犠牲者」の救済措置にもなったとはいえるかもしれない。

安藤は一九四八年時点で「米国に於ける人工受精に関する進歩」として「従来最普通であった、相当者間受精(homologous insemination)即ち夫性受精(husband insemination)の外に不相当者間受精(heterologous insemination)即ち供給者受精(donor insemination)の行われておること[61]」を紹介していて、飯塚が回想するように、AIDの導入にあたってアメリカ文献が参照されていたようである。

それでは、安藤らはアメリカ文献のなかのどのような研究を参照していたのだろうか。当時慶應義塾大学医学生だった関口允夫は、「著者が、米国医師会雑誌(JAMA)を〔安藤:引用者注〕教授に貸し(昭和二十三年・一九四八年)、それがわが国の人工授精の起源となった[62]」と記している。たしかに、一九四八年五月八日号の「米国医師会雑誌」には、人工授精に関する記事があり、AID児を嫡出子とみなすニューヨーク州の判決や、同誌一九四一年六月二十一日号の人工授精を扱った論文が紹介されていた。[63] その論文の著者はフランシス・セイモアとアルフレッド・ケーナーであり、ここにアメリカではAIHにより五千八百四十人、AIDにより三千六百四十九人が出生したという調査報告が掲載された。[64]セイモアはアメリカでＡＩＤの実践者、擁護者として有名であり、[65]セイモアとケーナーの調査は、一九四一年六月二十一日、十月二十七日付の「読売新聞」[66]でも紹介されていた。セイモアに関する記述は、四二年時点の泌尿器科医の中野巌による論文にもみられる。中野は、「現今行ハレテヰル精液検査ニヨリ何等異常ヲ認メラレナイ精液ガ不妊原因トナル事ガアリ得ルカトイヘバ、斯カルモノヽ存在ハ一般ニ経験的ニ否定セラレテヰル。然ルニ Seymour（米）ハ此ノ点ニ関シテ興味アル実験ヲ行ツテヰル」と記した。セイモアのその実験は、精液検査の結果異常が見当たらなかった男性の精液を十六人の女性に施術しても妊娠に至らなかったが、同じ十六人の女性とこの男性の妻に「他ノ健康男子ノ精液ヲ以テ人工授精ヲ行ツタ」ところ、全員が妊娠したというものであった。続けて中野は「精液ダケガ大切デアツテ之ヲ供給スル男子ハ問題ニナラナイトイウ様ナ考ヘハ甚ダ物質偏重ノ思想デアリ、上述例ヲ始メ他男子ノ精液ニヨル人工授精ハ欧米ニ於テハ時折行ハレルト聞クガ、吾人日本人ノ感情並ニ道徳観念ヲ以テシテハ理解ニ苦シムトコロデアル」[67]と主張した。このように、セイモアの実験や調査をはじめとしてアメリカのＡＩＤをめぐる情報は、断片的だったにせよ戦中から日本に入ってきていたのである。

セイモアとケーナーの調査は、一九六七年時点の安藤の論文[68]で言及しているものの、四九年の山口論文[69]、四九・五〇年の松本論文[70]では触れていない。この時点の山口は「一九四六年 Halbrecht は配偶者間人工受精では五十七例中一例、非配偶者間人工受精では八十例中四十例の好成績を報告するに至った」[71]と記されていて、松本も同様の例を引いていた。ただし実際のＩ・ハルブレヒトによる四六年の論文では、ＡＩＤ施術例のうち精子に問題があった場合が八十例中四十例、習慣性流産が四例中〇例、遺伝病が二例中二例、ＡＩＨ施術例のうち性交障害が四例中一例、原因不明の不妊が五十七例中一例という結果が示されていた。[72]

第2章で言及したように、戦中から安藤は「人工受精」に期待をかけていて、安藤による「人工受精」に関する論文（一九四二年）では、提供者の精液の使用に言及さえされていない。この時点では少なくとも表面上、安藤は睾丸穿刺液による「人工受精」をＡＩＤの適応となるような男性不妊への対処法と位置付けていた。[73] しかし、一九四九年の山口論文に、「精液中に精子が欠如せる場合」には、「(当然非配偶者間人工受精法の適応症となるが睾丸穿刺により獲た液内に精子が証明されるならばこれを用ひて配偶者間人工受精が施行され得る)[74]」とあり、睾丸穿刺液の使用が括弧書きで言及される程度の認識に変容し、山口とともに家族計画相談所で人工授精実務を担った高嶋達夫が五二年段階で「睾丸穿刺は簡単ですが、役に立ちません[75]」と発言していた。

したがって、「戦争の犠牲者」の救済というよりも、重度の男性不妊への有効な介入法の探索は戦中からの課題であり、睾丸穿刺液の使用の限界が認識されていくなかで、戦後入手可能になったアメリカ文献から情報が詳しく得られたことがＡＩＤの導入の背景にあったとみたほうがいいだろう。

4　排卵期推定法と人工授精

第1章でみたように戦後の用法でいうＡＩＨ、戦前の用法でいう人工妊娠によるとされる妊娠・出産例は、大正期から昭和初期（一九二〇年代）にかけて大久保義一や朝岡稲太郎によって宣伝されていた。それにもかかわらず安藤は自身の実践を国内で初の「人工授精」成功例と位置付けていた。具体的には、「日本でも、私が慶應に参りましたころ、つまり今から二十二、三年前東京の方で非常に人工授精をやつた人がおりますが、一つも成功しておりません」という一九五六年五月一日の日本私法学会第十七回大会のシンポジウム「人工授精の法律問題」でおこなわれた講演での発言[76]、「我国に於いても既に昭和の初期頃より〔人工授精が：引用者注〕散発性に試みられていた様であるが、成績を発表するまでに至らなかった。日本に於ける正式の第一例は、著者の昭和二十四年（一九四九年）の八月に出産したA.I.Dによる女児である[77]」「著者が慶応大学病院産婦人科所属として創設した家族計画相談所に於いて、主に山口哲と高嶋達夫の二君を主な助手として、人工授精の研究を開始したのは昭和二十三年で、その暮にA.I.Dによる最初の妊娠に成功し、翌年の八月に健全な女児を出産した。正に我国に於ける人工授精児第一世である[78]」という六一年刊行『人間の人工授精』のなかの記述がある。

前者は法学者に向けた発言、後者は非専門家向け書籍での記述であり、産婦人科学専門家向けの言説ではないが、一九五〇年十一月五日の日本産科婦人科学会第三回近畿・中国連合地方部会総会で、大阪市立大学の藤森速水と橋村利則が夫の精液を使用した「人工受胎成功例」一例をわざわざ報告[79]しているように、安藤がこのように主張するのには一定の根拠があった。それは、第2章でみたように、戦中に産婦人科医学者たちに共有されていた器具を用いた精液注入による妊娠率の低さだった。この点について安藤は、日本私法学会のシンポジウムで、先に引用した発言に続いて以下のように述べていた。

〔いままで人工授精の成功例がなかった：引用者注〕というのは、これはいろいろ問題がありましょうが、時期がわからなかつたというか、時期を考慮していなかつたのであります。それでは時期はどうかといいますと、卵の出る時期でなくてはいけないのであります。（略）排卵期でなければ受精はいたしません。排卵をする前に精子が行つて、どのくらい待つているかというと、これは荻野君の研究もあるのであります。これは人によつて非常に意見が違いますが、荻野君は母胎の三七度の影響を受けても、人間の精子は五日間は受精能力を持つておるとしているのであります。だから排卵期よりも五日前の性交によつたものは受精する可能性があるのであります。ところがアメリカでは二日という人もあるし、三日という人もあるが、長く見て五日というのが正しいと私は考えております。(80)

安藤が言及する荻野久作の学説は、一九二四年六月の「日本婦人科学会雑誌」に「排卵ノ時期、黄体ト子宮粘膜ノ週期的変化トノ関係、子宮粘膜ノ週期的変化ノ週期及ビ受胎日ニ就テ」(81)と題する論文で発表された。荻野学説は、「排卵ノ時期ハ、予定月経前第十二日乃至第十六日ノ五日間ナリ」「受胎ノ時期即受胎スル交接日ハ排卵ノ時期及ビ先ツコト三日以内ナリ。（略）受胎ノ時期ハ予定月経日前第十二日乃至第十九日ノ八日間ナリ」(82)というものであり、排卵日を次回予定月経日から起算している点に特徴がある。荻野の論文が掲載されたのは、月経周期が二十八日型の女性では、排卵は月経第一日目から起算して第十四―十六日の三日間に起こるのが大多数であるとする、R・シュレーダーが一三年に発表した学説が主流の時代であり[83]、荻野の論文は翌年の日本婦人科学会の学会賞論文に選出された[84]。

ここで、戦前・戦中の器具を用いた精液注入の施術時期を確認しておく。『人工妊娠新術』（一八九一年）では、月経終了直後という説や月経前七日という説に言及され[85]、緒方正清は『婦人科手術学』前（一九〇五年）で施術時期を月経直後と主張した[86]。田村化三朗は『子の有る法無い法』（一九〇八年）で、直接は言及していないが、妊娠しやすい時期を月経後一週間以内、もしくは月経前三日以内としていた[87]。荻野学説の発表と同時期に刊行された大久保義一の『人工妊娠と避妊の智識』（一九二四年）や朝岡稲太郎による『生殖生理と不妊の治療及び人工妊娠法』（一九二五年）では、月経後一週間以内が施術時期とされていた[88]。安藤の『婦人科学各論 第四版』（一九二七年）では性交に最適な時期について「月経後四―五日間を選ぶべきものとす[89]」とされた。このように、以上の文献では、基本的に施術時期は月経後に位置付けられており、月経前に位置付けたとしても施術時期は月経前七日以内とされていた。

他方、木下正中／長谷川敏雄による『不妊症ノ診断及ビ療法』（一九三四年）では、「今日最モ信頼スベキ定説」である荻野学説に基づき、「大体予期月経前第十六―十二日の五日間を撰ブコトガ最モ合理的ナワケデアル[90]」とされた。また、安藤の「不妊治療法（妊娠誘発法）ノ現況――特に人工受精法ニ就キテ」（一九四二年）では、「今日デハ荻野学説ニ従ツテ、当該婦人ノ受胎（精）期ヲ撰ブベキデアル。受精期ハ予定スル次回月経前第十二乃至第十九日ノ八日間デアルカラ、当該婦人ノ月経周期ヲ精細ニ考察シテコレヲ判定シソノ期間ニ人工受精ヲ施行セネバナラヌ」とされた。[91]排卵日に合わせるか、排卵日前三日も含めた受精可能期に合わせるかで、木下・長谷川と安藤が主張する施術時期は異なるが、荻野学説を用いていることには相違ない。このように、遅くとも一九三〇年代から器具を用いて精液を注入する時期に荻野学説を応用するという認識は存在していた。しかし、のちに安藤が「荻野法は間接的の計算法であるから少しく確実性に欠ぐるところある」と評すように、次回予定月経日をもとに排卵期を推定する荻野学説だけで施術時期を決定するのには困難が伴う。そこで戦後に注目されたのが、基礎体温法と頸管粘液の性状変化であった。[92]

基礎体温については、一九〇四年にオランダのヴァン・デ・ベルデによって、月経周期の体温変動が示唆されている。日本でも三五年に藤井清文が、三七年に篠田糺が体温上昇の直前が荻野学説の排卵期に一致するという報告[93]をおこなっていた。アメリカでは、三六年のB・B・ルーベンスタインとD・B・リンズレイの報告[94]以降研究が進み、ペンドルトン・トンプキンス、[95]エドワード・デイビスら[96]によって、基礎体温法で排卵期が確認された。戦後の慶應義塾大学では、山口がこれらの研究成果を追試していた。[97]頸管粘液の性状変化（排卵期に粘度が減少し、透明性が増す）は、三三年にフランスのJ・セギとJ・ヴィミュークスによって示唆された。[98]その後、アメリカで研究が進展し、J・K・ラマーら[99]やウェスリー・ポメレンケ[100]などが頸管粘液の性質の周期的変化を報告した。日本では戦後、慶應義塾大学の原田輝武がこれらの研究成果を追試していた。[101]

このような排卵期推定法の発展が、安藤が自身の実践を日本初の人工授精成功例と位置付ける根拠になったのだが、一九五〇年代初頭の段階で特に基礎体温法は研究途上段階でもあった。したがって、橋村利則が「基礎体温の臨床的観察」と「人工受胎成功例」をあわせて論じているように[102]、人工授精（人工受胎）は、少なくとも表面上は性交による妊娠可能性を否定でき、医師の手によって精液が注入されるため、排卵期推定法の有効性を立証することになり、結果、基礎研究の進展にも貢献していたと評価できるだろう。

5　ＡＩＤに対する産婦人科医学者の反応

アメリカでは一九三〇年代中頃から人工授精に関する多くの論文が公表されたが、患者にマスターベーションをさせるという手続き自体が原因の一つとなり、夫の精液を用いる人工授精にさえ反対する医師も多数存在したという[103]。イギリスでも、三〇年代後半から臨床応用がおこなわれるようになり、四五年の「英国医師会雑誌（British Medical Journal）」上にＡＩＤの手技を紹介する論文[104]が掲載されると、ほかの医師からこれを批判する投書が同誌に多数寄せられた[105]。また、五九年五月に開かれたイギリス医師会の会合では、ＡＩＤは違法ではないが、望ましい手技ではなく、多数の医師が道徳的・宗教的理由でこれに反対していると結論付けられたという[106]。それでは、日本の状況はどうだったのだろうか。

最初のＡＩＤ児誕生から間もなくして発行された一九四九年九月十日号と二十四日号の「週刊家

庭朝日」には、ＡＩＤに対して「各界から是非論」が掲載された。そこには、「養子よりは合理的」という安藤の主張のほかに、「優秀な人の精子によつてよい人間を育成することが出来れば（略）喜ばしい話である」とする社会事業家の賀川豊彦などの優生学的見地からの賛成意見、「あくまでも特定な個人的なもので社会的、道徳的に非難すべき性質のものではないと考える。だから優生学的に結びついて広く世間に奨励すべき性質のものではない」とする加藤シヅエなどの消極的な容認意見、「安藤博士の試みは一つの動物実験として以外価値ないものと思います」という参議院議員の高岡とみ子などの反対意見が掲載された。そして反対意見のなかには、「医学のボウトクだと思う。医学的には前からやつて来たことであるし少しも不思議はない。しかしこれは子供がない夫婦の間を医師が媒介の役目をはたして来たので（夫の精液をとつて注射する）これが他人となれば道徳的な問題となつて来る[107]」とする森山豊の見解も含まれていた。

森山の見解からも、産婦人科医学者のなかでもＡＩＤに対する評価が分かれていたことをみてとれるが、「産婦人科の世界」一九五一年六月号掲載の不妊に関する座談会[108]では、産婦人科医学者によるＡＩＤ批判とそれに対する安藤の応答がみられた。

ここで安井修平（当時の所属は東京逓信病院）は、「私は安藤教授のやつておられることを非難はいたしません。おやりになつてけつこうであります。しかし非配偶者間の人工授精を今お前やつてみろと言われても、私は気が進まない、これは見解の相違でありまして[109]」と発言した。また、東京慈恵会医科大学教授の樋口一成は「われわれ社会に生きるために法律がある。その法律に照していかがかということは、その生まれた子供の将来に対して非常な影響があるだろうと私は思います。

私は安藤教授が純学術的に、自分の主観に立つて信念を曲げられないことに対しては何とも申しませんが、われわれ日本人として法治国におる者として、ＡＩＤが果してどの程度認められるのか、その子供たちが発育して後どういう感情を持つか。（略）その点も考慮しなければならない[110]」と述べた。

これに対し安藤は、「われわれはそれをやる前に十分検討してみた。数人の義塾の専門家に集まつてもらつて三田山上[111]で議論を闘わした[112]。それでも解決しない。アメリカにおいてもリーガルプロブレムは解決していないのであります」と指摘したうえで、「われわれは〔患者にＡＩＤを：引用者注〕強制はしないのであります。すなわち夫婦で揃つて、ぜひやつてくださいと云う希望で行うのです。（略）そうして証書をとる。だからこの点現行法において触れる問題はない。私どもがやつていることが誤つておるということはない。刑法上にはないが、ただ民法上に相続問題とか、嫡子とか、庶子とかいう問題には、相当考究を要する問題が残されておる。これは私はわからないが、私はそういうことに牽制されない。だから私はやつてはいけないということはないと思う[113]」などと応答している。樋口の発言は、特に子どもとの関係、すなわち、民法上の問題を想定していたと考えられるが、この点について安藤は「わからない」けれども「牽制されない」と答えていて、議論は嚙み合わずに終わっている。

樋口とともに慎重な態度をとっていた安井は、この座談会からしばらく経過した一九五四年時点でＡＩＨについて「何等問題にならず成功すれば感謝されるのみである」とする一方、ＡＩＤを「他人の精子を注入するのであつて問題がある。然し吾国に於ても之を実行している処があるから世の中は広い」[114]と評していた。したがって、安井は安藤の主張を受け入れていなかったことがみてとれる。また、倉敷中央病院の堀秀雄は、「我々婦人科医として興味と熱意を持つているのは配偶者間のそれであり、受胎成立し難いのが普通であり、従つて又努力のしがいもある。Semi-adoption[115]の外方法のない症例は相当あつてもその希望者は寥々たるものである。（略）Semi-adoptionには興味もなく意義も少ない。従つて人工授精を論ずる論文を書き読む時両者をはつきり区別して考えて欲しい」[116]と述べていて、ＡＩＤに反対するだけでなく、人工授精を論じる際に、ＡＩＨとＡＩＤを区別するよう要求していた。

その一方で、一九五〇年代前半の段階で、山田利男（私立半田病院）・宮本保義（名古屋大学[117]）や田路嘉秀（大阪市立大学[118]）がＡＩＤの実施を公表していて、六一年時点のものだが、慶應義塾大学医学部産婦人科学教室のおこなった調査では、産婦人科百十二施設のうち三十一施設でＡＩＤがおこなわれていたことが示されていた。[119]このように、産婦人科医のなかでも否定的な見解が提起される一方で、慶應義塾大学以外でもＡＩＤが実施されていたことがうかがえる。

6　慶應義塾大学での人工授精の実施状況

産婦人科医学者のなかでもＡＩＤの賛否は分かれていたが、実際に慶應義塾大学医学部附属病院で人工授精はどのように実施されていたのだろうか。以下、最初のＡＩＤ児が誕生した時点から一九五〇年代半ばまでの状況を確認する。

まずは適応についてだが、第1章でみたように、『人工妊娠新術』や緒方正清、田村化三郎では、子宮の位置異常をはじめとして、膣内に出された精子が卵子のもとまでたどりつけないとみなされた場合が適応とされていた。大正期から昭和初期（一九二〇年代）にかけての越智真逸や大久保義一は適応を明確に示していなかったが、朝岡稲太郎は精子が卵子のもとまでたどりつけないとみなされた場合に加え、膣内に出された精液が体外に溢れ落ちやすい場合と男性側の射精障害も適応と捉えていた。そして、一九三七年の木下正中／長谷川敏雄の『不妊症ノ診断及ビ治療』では適応について朝岡とほぼ同じ立場がとられていたが、子宮の位置異常を外し、男性側の「精子欠如症」が加えられていた。戦中期については、第2章でみたように木下／長谷川の議論がおおむね踏襲された。

他方、「臨床婦人科産科」一九四九年四月号所収の山口論文では、以下の場合が「人工受精」の適応と位置付けられた。男性側の原因には、「早期射精、射精欠如（無精液症）」といった「射精障碍」や「勃起障碍」が挙げられ、そのうえで「精液中に精子が欠如せる場合」には「当然非配偶者間人工受精法の適応症となるが睾丸穿刺によつて得た液内に精子が証明さるればこれを用ひて配偶者間人工受精法が施行され得る」とされた。女性側の原因としては、「(1) 精液が膣内に入るのみで子宮腔内に進入し得ぬ場合――(a) 膣内に入るも直ちに流出する場合。(b) 外子宮口または頸管に高度の狭窄ある場合。(c) 子宮腔に達する以前に膣分泌物の異常のため精子が死滅する場合。(d) 精子と頸管粘液との間に適合性のない場合（所謂選択的不妊症）。(2) 精液が全然膣内に入らざる場合」とされた。男性側は「非配偶者間受精法」の使用以外は、おおむね戦中の議論と相違ない。一方、女性側には「精子と頸管粘液との間に適合性のない場合」が加えられ、これを調べるに際し、フーナーテスト（性交後の頸管粘液を採取し、顕微鏡下で精子の数や運動性を観察する）がおこなわれた[120]。

「産科と婦人科」一九四九年十一月号所収の松本寛の論文では、男性側の「同種人工授精法の適応」が「(イ) 絶対的適応、(a) インポテンツ (b) 尿道下裂其の他の陰茎畸形 (c) 射精液中に精子なく睾丸穿刺により精子を証明し得る場合。(ロ) 比較的適応、(a) 短小陰茎 (b) 早期射精 (c) 精子過少症」、「異種人工授精の適応」が「(イ) 絶対的適応、(a) 精子欠如症があり且つ睾丸穿刺によつても精子が認められない場合、(b) 精子死滅症がある場合。(ロ) 比較的適応、(a) 夫の精子に異常なく妻も完全であるにも拘らず数個に亘つて施行した同種人工授精法が成功しない場合 (b) R.H. 因子が存在する場合」、女性側の人工授精の適応が「(一) 絶対的適応、(イ) 膣痙 (ロ) 頸管分泌物及膣分泌物が精子と適合しない場合。(二) 比較的適応、(イ) 子宮発育不全症 (ロ) 可動性子宮後屈症 (ハ) 子宮腟部糜爛」とまとめられた[121]。

その後適応は整理されていき、「産婦人科の実際」一九五二年十一月号に掲載された山口の論文では、ＡＩＨの適応が「(1) 性交では精液の膣内に貯留することが少いかない場合、すなわち膣痙、尿道下裂等。(2) 夫の精液中の精子数が正常値より少い場合。(3) 膣及び頸管の性状が精子の生存に有害な場合」、ＡＩＤの適応が「(1) 男性側に決定的な不妊原因がある場合、すなわち精子欠如症や精子死滅症乃至精子過少症で夫の精液では妊娠が全く不可能な場合。(2) 夫に優生学上の見地から子供を生まぬ方が賢明と考えられる因子がある場合[122]。（３）Rh因子が夫が陽性で妻が陰性の場合、つまり胎児赤芽細胞増加症の子供が生れる恐れのある場合[123]」とまとめられた。山口による人工授精の手技を解説する論文は一九五二年十二月号の「臨床婦人科産科[124]」、一九五四年三月号の「産科と婦人科[125]」、一九五六年二月号の「産婦人科の実際[126]」に掲載されていて、「産婦人科の実際」一九五二年十一月号所収論文の整理がおおむね踏襲された[127]。

次に精子提供者に注目する。近年、ＡＩＤによって出生した子ども（実際には成人している[128]）や才村眞理などの研究者[129]が問題視する提供者の匿名性については、最初のＡＩＤ児が生れた直後の一九四九年九月時点で安藤が「子種の供給者と施術夫婦は互いに知らせぬようにする、生れた子供にもA.I.Dの子であることを秘密にする[130]」と主張していて、以降の安藤らの言説でもこの立場は貫かれている。ただし、「臨床婦人科産科」一九五二年十二月号所収の山口論文では、「兄弟或は親類の者の精液を患者の希望により用いたこともある」点に言及されたが、「心理学的に考えると好ましい方法とはいえない[131]」とされ、原則、匿名の提供者が用いられたようである。

「産科と婦人科」一九五〇年二月号所収の松本論文では、提供者の条件について「性病其の他悪質の疾患を有せず、遺伝的にも欠点なき上に二十歳―三十歳位の若年者で精液検査による異常を認めないことが絶対に大切である。其の上容貌が夫に似ていれば尚更好都合である[132]」とされ、「産婦人科の実際」一九五二年十一号所収の山口論文では、松本の指摘したような条件になるべく合致する「学生その他」を使用しているとされた[133]。この条件は、以降の安藤らの言説でも踏襲された。他方、四九年八月二十七日に開かれた雑誌「遺伝」主催の座談会で安藤は「〔提供者を：引用者注〕いまのところ配偶者のある人でやっております。しかし将来は結婚してない人のがよいと思います」と発言していた。これを受け、加藤シヅエが「そうするとその妻が、じぶんの夫がそんなことをしているということを知っていますか」と質問し、安藤が「それは知っていません」と返答した。すると加藤は「それでは妻の立場から、自分の夫が、自分というものがあるのにその精液をそういうところに供給したということは納得できるかどうか」と疑問を投げかけ、安藤は「それは考えなければならないことです。だから配偶者の無い方を選ぶ方がいいですね(134)」と応じた。このように、最初のＡＩＤ児誕生に結び付いた施術例は、遡及的にみれば特殊な例だったといえるだろう。

また、「産婦人科の実際」一九五二年十一号所収の山口論文では「Donor の二―三人の精液を混合して用いている(135)」とされ、この立場は以降の安藤らの言説でも踏襲された。飯塚理八らによると、これは「いずれのドナーで妊娠したが《ママ》判らぬという心理的問題から」という理由だったが、やがて「血液型を合わせるよう考慮すること、精液を混合することは精子の運動性に害があることもある」という理由で「一授精一ドナーをモットー」とするようになった(136)。

第５章でも触れるが、一般男性向けの雑誌にも慶應義塾大学のＡＩＤが取り上げられることがあった。ＡＩＤの導入期から時代は少し下るが、一九五九年の「週刊明星」には、提供者の選定方法が詳しく書かれていた。本節の内容を補足する意味で引用すると、そこには、「具体的にいえば、慶応の学生から、スポーツマンで、成績がよく、血統の正しい者がえらばれるわけだ。相談所のリストには、こういう学生が五十―六十人、登録されているが、このリストは所員のうちの一人の先生だけがにぎっている。（略）登録学生は十人ぐらいずつで一グループをつくり、一週間に一回ぐらいの割で精液を採取される。一回につき千―千五百円の精液代が支払われるが、これをアルバイトと心得ている学生はこの中にはいない。むしろいやがるのを半強制的に頼んで採取させてもらっているわけだ[137]」という記述がある。

続いて、精液採取法に着目する。第1章でみたように、『人工妊娠新術』や田村・緒方は性交後に膣内から吸い取る方法やコンドームから取り出す方法、つまり、性交が前提とされる方法を紹介していた。他方、越智や大久保、朝岡は性交を前提とする方法に加え、マスターベーションによる採取、両者の中間に位置づく性交を中断して容器に射精する方法を紹介していた。木下・長谷川は、性交後に膣内から吸い取る方法には言及せず、コンドーム、マスターベーション、性交中断、さらに「精液欠如症」の際におこなわれる睾丸穿刺による採取を紹介していた。越智はマスターベーションによる採取を推奨していたが、ほかの医師は性交を伴う精液採取を否定していなかった。他方安藤は、一九二七年の『婦人科学各論 第四版』の段階ではコンドームを用いての採取を推していたが、戦中期の段階でマスターベーションによる採取を推奨していた。戦後に入っても、例えば「臨床婦人科産科」一九四九年四月号所収の山口論文で、「コンドームの保存に用うるタルク其の他の薬品の為に精子の寿命が短くなる上（略）コンドームに多量の精液が付着する欠点ある」「実際に射精が行はれる前にも相当数精子が膣内に流出し、採集瓶に含まれる精子の数が減少する[138]」という理由でコンドームを用いた採取や性交を中断して容器に射精する方法が否定され、マスターベーションによる採取が推奨された。以降の安藤らの言説でも、この立場が踏襲された。ただし、五〇年代に入っても、慶應義塾大学以外ではＡＩＨの場合、性交を介した精液採取がおこなわれることもあったようである。名古屋大学の渡邉金三郎は「性交前に生理的食塩水による膣洗浄後更に膣を充分清拭し、男子には七〇％『アルコール』で陰茎並手指を消毒せしめ、特別室で正常の如く性交せしめ、性交終了直後男子より医師に通告せしめ、女性はそのままの位置に置く様にした。次で女性の後膣円蓋部に瀦溜する分泌物を混ずる精液を（略）内子宮口を越したところで徐々に注入」したことを報告している。このような方法がとられたことについて渡邉は、「精液採取に手淫法を行はなかつたのは夫が極度に之を拒だ為である[139]」と記していた。

そのほかの条件には、「特に非配偶者間人工授精には夫婦連名署の希望証書を必要とする[140]」こと、「未婚婦人で非配偶者間人工授精を希望して来るものもあるが、私共はこのような場合は一切お断わりしている。私共が人工授精の対象としているのはあくまでも正当な夫婦で、而もその夫婦の仲が円満である者に限つている[141]」ことなどがあった。つまり、人工授精は夫婦でなければ受けることができなかったのである[142]。

まとめ

ＡＩＤは戦後、安藤のいう「時事問題」である避妊研究と関連付けられ、ＡＩＨと並ぶ「人工授（受）精」として導入された。人工授精（藤森速水らの用法では「人工受胎」）はまた、一九五〇年代初頭には研究途上段階だった基礎体温法をはじめとする排卵期推定法の有効性を検証する方法でもあった。つまり、ＡＩＤの導入は産婦人科学研究との関係では、生殖生理研究の一環だったといえる。

戦後の安藤らの研究によって、器具を用いての精液注入がＡＩＨとＡＩＤに分けられた。そして、かつて（戦後の用法でいう）ＡＩＨの適応となっていた「精子欠如症」が、戦後、安藤らによってＡＩＤの適応に位置付けられた。これは、安藤にとって戦中からの課題だった「精子欠如症」への極めて有効な介入法が誕生したことを意味する。

しかし、産婦人科医のなかでもＡＩＤに対して否定的な見解がみられた。さらに、安井修平や堀秀雄がＡＩＨを擁護する一方でＡＩＤを批判していたように、かつての緒方正清の見解とは異なり、ＡＩＨへの消極的な意見は顕在化しなかった。安藤らは「人工授精」として括ることでこの境界を曖昧にし、ＡＩＨとＡＩＤの連続性を示そうとしていたのかもしれないが、堀のように両者の区別を明確にするよう主張していた産婦人科医も存在した。そして、反対の立場を示す産婦人科医が存在する一方で、慶應義塾大学以外の医療施設でもＡＩＤが施術されるようになっていった。

ＡＩＤの結果出生する子は、当然ながら母の夫と血縁がない。したがって、子の法的な身分関係が問題になってくる。そのため、安藤が法律問題の研究を依頼したこともあって、ＡＩＤは法学者の議論の対象になっていった。次章では、慶應義塾大学の法学者を中心におこなわれたＡＩＤの法律問題をめぐる議論を跡付ける。

注

（1）学会の動きは、前掲『日本産科婦人科学会史』付録篇の一―一七ページ掲載の年表に簡単に整理されている。

（2）近畿の産婦人科医を中心とする産科婦人科医学会が全国規模の日本婦人科学会に吸収されたとみたほうがいいだろう。

（3）「第四十四回日本婦人科学会＝第一回日本産科婦人科学会総会記事」「日本産科婦人科学会雑誌」一九四九年七月号、日本産科婦人科学会、二六―二七ページ

（4）このときの学会の席上で優生保護法指定医の指定機関である日本母性保護医協会の創立集会がおこなわれ、会長に谷口弥三郎、副会長に久慈直太郎が就任した（日本母性保護医協会編『二十周年記念誌』日本母性保護医協会、一九七〇年、四一九ページ）。

（5）「発刊の辞」「産婦人科の進歩」第一巻第一号、近畿産科婦人科医会、一九四九年、一ページ

（6）前掲『日本産科婦人科学会史』五五―六〇ページ

（7）「編輯綱領」「臨床産科婦人科」一九二六年四月号、慶應義塾大学医学部産婦人科学教室、三七四ページ

（8）「創刊の辞」「産科と婦人科」一九三三年七月号、産科と婦人科、見開き

（9）「投書欄」「産科と婦人科」一九三三年九月号、産科と婦人科、一〇二―一〇四ページ、「投書欄」「産科と婦人科」一九三三年十月号、産科と婦人科、八九ページ

（10）「臨床産科婦人科」も臨床雑誌を謳っていた。しかし「産科と婦人科」とは異なり、例えば記事のカテゴリーに「原著」があり、原著論文の分量は学会誌と変わらないように、構成は学会誌と類似し

ていた。したがって、同誌は「産科と婦人科」と学会誌の中間に位置していたということもあるが、東京帝国大学が「日本婦人科学会雑誌」を、京都帝国大学が近畿の学会の学会誌を発行していたことへの対抗措置だったという面もあるだろう。

(11)「復刊の辞」「産科と婦人科」一九四六年二月号、診断と治療社、一ページ
(12)「臨床産科婦人科」とは別雑誌である。
(13)安藤画一「編輯後記」「臨床婦人科産科」一九四六年七月号、日本医学雑誌、八八ページ
(14)「本誌出版に関する諸内規」、同誌見開き
(15)飯田無二(大阪大学)、橋爪英夫(橋爪病院)、秦清三郎(東京医科大学)、長谷川敏雄(東京大学)、大島正雄(京都大学附属医学専門部)、中郷常蔵(金沢大学)、中島精(慶應義塾大学)、梅沢実(新潟大学)、九嶋勝司(福島県立女子医学専門学校)、山元清一(名古屋大学)、真柄正直(順天堂医科大学)、木原行男(九州大学)、木下正一(木下病院)、志多半三郎(京都府立医科大学)、樋口一成(東京慈恵会医科大学)、森山豊(愛育研究所)、瀬木三雄(厚生省衛生統計部)
(16)前掲『東大産科婦人科学教室百年史あゆみ』一九二ページ
(17)古武弥七郎(幹事)、飯田無二(組長)、笠原道夫、前田伊三次郎、掟八雄喜、西沢義人、吉松信宝、市原硬、梶原三郎、馬淵秀夫、頼尊豊治。いずれも所属は大阪帝国大学(前掲「研究隣組員名簿」一三五ページ)。
(18)勝俣稔(顧問、厚生省)、大西晴治(顧問、厚生省)、暉峻義等(顧問、労働科学研究所)、桐原葆見(顧問、労働科学研究所)、引地亮太郎(顧問、厚生省)、木下正一(組長、日本医師会)、中島精(幹事、慶應義塾大学)、飯田無二(大阪帝国大学)、岩永義雄(熊本医科大学)、石館文雄(厚生省)、井上文夫(日立病院)、梅沢実(新潟医科大学)、大島正雄(京都帝国大学)、木原行男(九州帝国大

学)、九嶋勝司(東北帝国大学)、倉田大(千葉医科大学)、久保田重孝(労働科学研究所)、近藤宏二(厚生省)、志多半三郎(京都府立医科大学)、瀬木三雄(厚生省)、高村弘毅(長崎医科大学)、為我井孜(日本医科大学)、舘稔(厚生省研究所)、舘林宣夫(厚生省)、塚田治作(厚生省)、中郷常蔵(金沢医科大学)、橋爪英男(日本赤十字社)、長谷川敏雄(東京帝国大学)、樋口一成(東京慈恵会医科大学)、古沢嘉夫(母子愛育会愛育研究所)、森山豊(愛育研究所)、山元清一(名古屋帝国大学)、山口正義(厚生省)、山岡克己(技術院)(前掲「研究隣組員名簿」一三三ページ)。九千一隣組の構成員については第2章第4節を参照されたい。

(19) 前掲「わが国の母子保健の沿革について」一八九六ページ

(20) 「編集後記」「産婦人科の世界」一九四九年四月号、医学の世界社、四九ページ

(21) 森山豊「編集後記」「産婦人科の世界」一九四九年五月号、医学の世界社、九八ページ

(22) 「自由御投稿について」「産婦人科の実際」一九五二年一月号、日本医書出版、三三ページ

(23) 商業誌はほかにも一九三七年に創刊された東京帝国大学医学部附属医院分院産科婦人科医局編集の「産科婦人科中央雑誌」(産科婦人科中央雑誌発行所)があり、戦後、五三年に同誌を引き継いだ篠田糺/長谷川敏雄/安藤画一編集の「世界産婦人科総覧」(医学の世界社)が刊行されるが、これは国内外の産婦人科と関連領域論文の抄録集であった。

(24) 前掲『東大産科婦人科学教室百年史あゆみ』一四六ページ。安藤の略歴は序章注(27)、白木の略歴は第2章注(30)を参照されたい。

(25) 長谷川敏雄「編輯後期」「臨床婦人科産科」一九四八年八月号、日本医学雑誌、四三ページ

(26) 藤目ゆき『性の歴史学——公娼制度・堕胎罪体制から売春防止法・優生保護法体制へ』不二出版、一九九七年、三五六—三六〇ページ、前掲『「家族計画」への道』一四一—一五九ページ。ただし、

松原洋子（「中絶規制緩和と優生政策強化――優生保護法再考」「思想」第八百八十六号、岩波書店、一九九八年、一一六―一二四ページ）が指摘するように、戦後間もなくの段階では政府上層部に優生学的懸念などから出生率低下に反対する動きもあった。
(27) 安藤画一「産児制限等の用語に就きて」、前掲「産科と婦人科」一九四六年二月号、一四ページ、久慈直太郎「産児制限の台頭と国民優生法の再検討」「産科と婦人科」一九四六年五月号、診断と治療社、七―一〇ページ、など
(28) 安藤画一「編輯後記」「産科と婦人科」一九四七年七月号、診断と治療社、一九〇ページ
(29) 山口哲／飯塚勲「一新受胎調節剤サンシーの実験成績」「産科と婦人科」一九四九年六月号、診断と治療社、二五九ページ
(30) 松本寛／山口哲「一新殺精子剤」「日本婦人科学会雑誌」一九四八年二月号、日本婦人科学会、一八―一九ページ
(31) 前掲「一新受胎調節剤サンシーの実験成績」二五九―二六三ページ
(32) 優生保護法制定前から産婦人科医集団が中絶合法化を求めていたことは松原が指摘している（前掲「中絶規制緩和と優生政策強化」一二四―一二八ページ）。
(33) 安藤画一「編輯後記」「産科と婦人科」一九四八年九月号、診断と治療社、三三〇ページ
(34) 安藤画一「不妊症に対する診断及び治療の進歩」「日本臨床」第七巻第四号、日本臨床社、一九四九年、二一七―二二一ページ
(35) 前掲「男子不妊の診断補遺」一二二ページ
(36) 家族計画を実現する方法は、第一義的（特に一九五〇年代中盤の国策）には避妊による出生児数の制限がある。用いられる文脈によって、不妊への医療的介入や中絶、不妊化処置が含まれることもあ

ったが、この点については第5章で検討する。

(37) 慶應義塾大学医学部六十周年記念誌編集委員会編『慶應義塾大学医学部六十周年記念誌』慶應義塾大学医学部、一九八三年、四五二ページ

(38) 一九四九年六月二十四日の改正で優生結婚相談所の業務に「受胎調節に関する適正な方法の普及指導」が導入された。

(39) 安藤画一「特輯号の題言」、前掲「臨床婦人科産科」一九四九年四月号、一二五ページ

(40) 前掲「人工受精」一五一―一五六ページ

(41) 「はじめて生れる人工授精の子供 慶應安藤教授の研究」「東京日日新聞」一九四九年七月二十三日付夕刊

(42) 安藤画一／加藤シヅエ／木田文夫／川上理一／二瓶要蔵／佐藤繁雄／田中耕太郎「人工授精をめぐつて（座談会）」「遺伝」第三巻第十一号、日本遺伝学会・北隆館、一九四九年、二二―二九ページ

(43) 山口哲／豊島研／渡邉久雄「我が教室に於ける人工授精の研究」「産婦人科の実際」一九五六年二月号、金原出版、一一九ページ

(44) 松本寛「人工授精に就て（一）」「産科と婦人科」一九四九年十月号、診断と治療社、四四〇―四四四ページ

(45) 松本寛「人工授精に就て（二）」「産科と婦人科」一九四九年十一月号、診断と治療社、六〇七―六一三ページ、同「人工授精に就て（承前完）」「産科と婦人科」一九五〇年二月号、診断と治療社、八〇―八五ページ

(46) 用語の問題は、このあたりから「人工授精」が主流になっていくようである。「受精」と「授精」をめぐっては、一九五四年時点で山口が「授精の目的はもちろん精子と卵子の融合、すなわち受精に

あるが、授精しても受精するとは限らないわけで、此の両者は明確に区別しなければならない」と主張していた（山口哲「人工授精の現況」「産科と婦人科」一九五四年三月号、診断と治療社、一七六ページ）。

(47) 安藤画一「私達の行なつている人工授精」「臨床婦人科産科」一九五〇年二月号、日本医学雑誌、八五ページ

(48) 山口哲／高嶋達夫／村山茂「我が教室に於ける人工授精の実績」「日本産科婦人科学会雑誌」一九五一年二月号、日本産科婦人科学会、七〇―七一ページ（質疑応答の様子は、「日本産科婦人科学会雑誌」一九五一年六月号、日本産科婦人科学会、二六六―二六七ページに記録されている）。

(49) アメリカの状況に言及すると、全米婦人科学会長ロバート・ディキンソンがかつてバース・コントロール運動との関係で、「幸福な結婚生活」のため避妊を広めようとしたが、多くの医師がこれに反発したため、より広範なプログラム「避妊と不妊」を考えた。彼はＡＩＤのパイオニアでもあった（Marsh & Ronner, op.cit., pp.66-69,149）。有力な産婦人科医が避妊と関連付けながらＡＩＤを推奨したことは日米で共通するが、避妊とＡＩＤの関係が少なくとも安藤とディキンソンで逆転していることは注目に値するだろう。

(50) 前掲「人工授精の現況」、安藤画一「人工授精の実施状態」「私法」第十六巻、日本私法学会、一九五六年、一三ページ（小池隆一／田中実／人見康子編『人工授精の諸問題――その実態と法的側面』〔慶應義塾大学法学研究会叢書四〕所収、慶應義塾大学法学研究会、一九六〇年、九―二四ページ）

(51) 坂井律子／春日真人『つくられる命――ＡＩＤ・卵子提供・クローン技術』ＮＨＫ出版、二〇〇四年

(52) 飯塚理八の略歴は以下のとおりである。一九二四年生まれ、四八年慶應義塾大学医学部卒業、五〇

年同助手、六六年同講師、六七年同助教授、七一年同教授、九〇年定年退職、クリニック飯塚を開業、二〇〇六年逝去（前掲『慶應義塾大学医学部産婦人科学教室教室七十年史』六七四ページ、前掲『日本近現代 医学人名辞典』三二ページ）。

（53）前掲「日本の生殖医療はどう始まったか」二八ページ。島本も、ＡＩＤの導入と戦争の関係には疑義を呈している。ただし、それに代わるＡＩＤ導入の背景は示されていない。

（54）前掲『つくられる命』一三九―一四二ページ

（55）大井とも子（仮名）「愛はさらに深く――小学二年生になった人工授精児第一号の母の手記」「主婦と生活」一九五七年八月号、主婦と生活社、三六一ページ。この記事に続いて、山口による人工授精の解説が掲載されている（山口哲「今日の人工授精」、同誌三六四―三六六ページ）。

（56）一九三四年の木下正中／長谷川敏雄による前掲『不妊症ノ診断及ビ療法』にも、「種々ナル急性伝染疾患、例ヘバ『チフス』、猩紅熱、痘瘡、肺炎、脳膜炎、耳下腺炎、敗血症等ノ場合ニ睾丸ニ転移竈ヲ生ジ、為ニソノ組織ノ萎縮ヲ起シテ精子欠如症ヲ来スコトハ時トシテ見ラレルモノデアル」（三〇ページ）という記述があるが、この時点では男性不妊の原因として重視されていたのはやはり性病だった。

（57）前掲「男子不妊の診断補遺」一二二ページ

（58）大谷善彦「不妊症特に男性不妊の研究」「日本産科婦人科学会雑誌」一九五四年九月号、日本産科婦人科学会、一一二四―一一二五ページ

（59）日本不妊学会の設立経緯は第６章で記述する。

（60）飯塚理八／沢田喜彰「凍結保存人精液による人工授精成功例」「日本不妊学会雑誌」第三巻第四号、日本不妊学会、一九五八年、二四一ページ

（61）安藤画一「不妊症に関する新知見」「基礎と臨床」第二巻第十一号、品川商事、一九四八年、五ページ
（62）関口允夫『理想のお産とお産の歴史――日本産科医療史』日本図書刊行会、一九九八年、三ページ
（63）“Medical Aspect of Artificial Insemination,” *The Journal of the American Medical Association*, 137(2), 1948, p.170. ニューヨーク州の判決は、「Strand 対 Strand 事件」（一九四八年一月）として日本にも紹介されている（人見康子「現行法より見た人工授精――親子関係を中心として」「私法」第十六号、日本私法学会、一九五六年、一八ページ〔人見康子「人工授精と親子関係　親子関係の問題点」、前掲『人工授精の諸問題』所収、七七―八五ページ〕など）。
（64）F. I. Seymour & A. Koerner, “Artificial Insemination” *The Journal of the American Medical Association*, 116(25), 1941, pp.2747-2749.
（65）Marsh & Ronner, op.cit., p.163.
（66）「道徳抜きの〝人工受胎〟――既に一万認知回赤ん坊　ここにもアメリカ」「読売新聞」一九四一年六月二十一日付夕刊、「男子の人工的増殖――学者群『代理父親法』を続々施行」「読売新聞」一九四一年十月二十一日付
（67）前掲「男子不妊症ノ研究（第一報）」二〇九ページ
（68）前掲「所謂・人工授精に関する常識的概説」三九五ページ
（69）前掲「人工受精」
（70）前掲「人工授精に就て（二）」、「人工授精に就て（承前完）」
（71）前掲「人工受精」一五一ページ
（72）I. Halbrecht, “Experiences with Artificial Insemination” *Human Fertility*, 11(3), 1946, p.74.

(73) 前掲「不妊治療法（妊娠誘発法）ノ現況」一〇―一五ページ
(74) 前掲「人工受精」一五二ページ
(75) 木下正一／長谷川敏雄／中島精／佐伯政雄／彦坂恭之助／高嶋達夫／梅沢実／樋口一成／小川正巳／渡辺行正／藤井吉助／秦清三郎／堤辰郎／松本清一「不妊症の治療」「産婦人科の世界」一九五二年五月号、医学の世界社、四〇四ページ
(76) 前掲「人工授精の実施状態」
(77) 安藤画一『人間の人工授精』杏林社、一九六一年、一八ページ
(78) 同書一一五ページ
(79) 藤森速水／橋村利則「人工受胎成功例」「産婦人科の進歩」第三巻第一号、近畿産科婦人科医会、一九五一年、二〇ページ
(80) 前掲「人工授精の実施状態」一三―一四ページ
(81) 荻野久作「排卵ノ時期、黄体ト子宮粘膜ノ週期的変化トノ関係、子宮粘膜ノ週期的変化ノ週期及ビ受胎日ニ就テ」「日本婦人科学会雑誌」一九二四年六月号、日本婦人科学会、四五五―五〇四ページ
(82) 同論文四八五、五〇一ページ。なお、現在では先行月経から十日プラス（最短月経日―二十八日）と十七日プラス（最長月経周期―二十八日）を受精可能期とする方法が用いられているという（前掲『産婦人科の過去から未来へ』六〇ページ）。
(83) 同書六〇ページ
(84) 前掲『日本産科婦人科学会史』七六ページ
(85) 前掲『人工妊娠新術』三〇ページ（前掲『性と生殖の人権問題資料集成』第一巻所収、一五―二九ページ）

(86) 前掲『婦人科手術学』前篇、三〇七ページ

(87) 前掲『子の有る法無い法』二二ページ（前掲『性と生殖の人権問題資料集成』第一巻所収、六二—一〇五ページ）

(88) 前掲『人工妊娠と避妊の智識』一〇八ページ、前掲『生殖生理と不妊の治療及び人工妊娠法』一〇五ページ

(89) 前掲『婦人科学各論 第四版』五一六ページ

(90) 前掲『不妊症ノ診断及ビ療法』一九六ページ

(91) 前掲「不妊治療法（妊娠誘発法）ノ現況」一四ページ

(92) 前掲「不妊症に対する診断及び治療の進歩」二二〇—二二一ページ

(93) 前掲『産婦人科の過去から未来へ』八六ページ

(94) B. B. Rubenstein, & D. B. Lindsley, “Relation between Human Vaginal Smears and Body Temperatures,” *Proceedings of the Society for Experimental Biology and Medicine*, 35(3), 1936, pp.618-619.

(95) P. Tompkins, “The Use of Basal Temperature Graphs in Determining the Date of Ovalution,” *The Journal of the American Medical Association*, 124 (11), 1944, pp.698-700.

(96) E. Davis, “The Clinical Use of Oral Basal Temperature,” *The Journal of the American* Medical *Association*, 130 (14), 1946, pp.929-932.

(97) 山口哲「基礎体温に関する研究（一）」「産婦人科の世界」一九五〇年十月号、医学の世界社、六九四—七〇〇ページ、山口哲「基礎体温に関する研究（二）」「産婦人科の世界」一九五〇年十一月号、医学の世界社、七五七—七六九ページ、など。

(98) J. Séguy & J.Vimeux, “Contribution a l'étude des stérilités inexpliquées:étude de l'ascension des sp-

ermatoïdes dans les voies génitales basses de la femme," *Gynécologie et obstétrique*, 27, 1933, pp. 346-358.

（99）J. K. Lamma, L. B. Shettles, & E. Delfs, "Cyclic Penetrability of Human Cervical Mucus to Spermatozoa in Vitro," *American Journal of Physiology*, 129 (2), 1940, pp.234-241.

（100）W. T. Pommerenke, "Cyclic Change in the Physical and Chemical Properties of Cervical Mucus," *American Journal of Obstetrics and Gynecology*, 52(6), 1946, pp.1023-1029.

（101）原田輝武「人子宮頸管内幕の周期性変化」「臨床婦人科産科」一九五一年二月号、医学書院、五四―五六ページ、原田輝武「人子宮頸管内幕の周期性変化（その二）」「臨床婦人科産科」一九五一年三月号、医学書院、八七―九三ページ

（102）橋村利則「基礎体温の臨床的観察並びに人工受胎成功例」「産婦人科の進歩」第三巻第六号、近畿産科婦人科医会、一九五一年、二一二―二一九ページ

（103）Marsh & Ronner, op.cit, p.163. マスターベーションが障害になる場合、医師はコンドームを患者に手渡すこともあったが、患者がコンドームの使用さえ拒絶するケースもあった。そのようなケースでは、医師は患者の自宅を訪れて性交が終わるのを待ち、精液を膣内から吸い取って子宮内に注入していたという。

（104）M. Barton & K. Walker, "Artificial Insemination," *British Medical Journal*, Jan 13, 1945, pp.40-43.

（105）N. Pfeffer, "Artificial Insemination, In-Vitro Fertilization and the Stigma of Infertility," M. Stanworth ed., *Reproductive Technologies*. Cambridge:Polity Press, 1987, p.92.

（106）Pfeffer, op.cit., p.122.

（107）「人工授精児生まる！――安藤博士の施術に各界から是非論」「週刊家庭朝日」一九四九年九月十日

号、朝日新聞社、一―二ページ、「人工授精児はつづく――わきかえる是非論」「週刊家庭朝日」一九四九年九月二十四日号、朝日新聞社、三ページ

(108) 安藤画一／久慈直太郎／安井修平／柚木祥三郎／樋口一成／長谷川敏雄／中山盛祐／堤辰郎／小林隆／高楠栄／山口哲／忽滑谷精一／国貞氏／鈴木氏／原田氏「不妊症について（その二）」「産婦人科の世界」一九五一年六月号、医学の世界社、五四〇―五四九ページ

(109) 同論文五四二ページ

(110) 同論文五四六ページ

(111) 慶應義塾大学法学部は同大学三田キャンパスにある。三田キャンパスは、三田山の高台に位置する。

(112) 慶應義塾大学の法学者の議論は第4章で扱う。

(113) 前掲「不妊症について（その二）」五四九ページ

(114) 安井修平「産婦人科の予後（その十二）不妊症の予後」「産婦人科の実際」一九五四年一月号、金原出版、七ページ

(115) Semi-adoption は、安藤によると「Cary（A.J.O.G. Vol.56, p.727. 1948）が、非配偶者間人工授精の別名として使用した語」である（安藤画一「本誌前号〔一九五一年八月号：引用者注〕談話室の誤を正す」「産婦人科の世界」一九五一年九月号、医学の世界社、六七〇ページ）。たしかに、安藤のいう文献（W. H. Cary, "Results of Artificial Insemination with an Extramarital Specimen (Semi-Adoption)," *American Journal of Obstetrics and Gynecology*, 56(4), 1948, pp.727-732で Semi-adoption が使用されている。

(116) 堀秀雄「再び Artificial insemination と Semi-adoption について安藤教授のご指摘に答えて」、前掲「産婦人科の世界」一九五〇年十一月号、医学の世界社、八〇六ページ

(117) 山田利男／宮本保義「人工授精（非配偶者間）の成功例」「産婦人科の世界」一九五三年十月号、医学の世界社、一〇四六―一〇四七ページ
(118) 田路嘉秀「不妊症の診断と治療、殊に人工授精について」「産科と婦人科」一九五四年十一月号、診断と治療社、九一一―九二二ページ
(119) 坂倉啓夫「不妊性の研究――第十三回日本産科婦人科学会宿題報告要旨」「日本産科婦人科学会雑誌」一九六一年五月号、日本産科婦人科学会、六―八ページ
(120) 前掲「人工受精」一五二―一五四ページ
(121) 前掲「人工授精に就て（二）」五〇九―五一〇ページ
(122) 神戸大学の岡村庸也と林弘平は、ＡＩＤの成功例六例を紹介し、そのうちの二例が優生学上の適応（それぞれ夫が欠指症、合指症）だったことを報告している（岡村庸也／林弘平「我が教室で行つた人工授精の成績小括」「日本不妊学会雑誌」第二巻第二号、日本不妊学会、一九五七年、五〇ページ）。
(123) 山口哲「人工授精の実際」「産婦人科の実際」一九五二年十一月号、金原出版、六六一ページ
(124) 山口哲「人工授精」「臨床婦人科産科」一九五二年十二月号、医学書院、六三三―六三六ページ
(125) 前掲「人工授精の現況」一七五―一八五ページ
(126) 前掲「我が教室に於ける人工授精の研究」一一九―一二三ページ
(127) 細かな変更点は以下のとおりである。まず、ＡＩＨの適応となる精液一ccあたりの精子数が「臨床婦人科産科」一九五二年十二月号（医学書院、六三三ページ）、「産科と婦人科」一九五四年三月号所収論文（診断と治療社、一七六ページ）では「二千万以下」とされたが、「産婦人科の実際」一九五六年二月号所収論文（金原出版、一一九ページ）では「三千万以下」とされた。また、前掲「臨床婦人科産科」一九五二年十二月号所収論文以降、ＡＩＨの適応に「精子の運動性や奇形」（六三三ペー

ジ）も考慮に入れられるようになった。
(128) 前掲「子どもが語るＡＩＤ――生殖技術について、今考えてほしいこと」
(129) 前掲『生殖補助医療で生まれた子どもの出自を知る権利』、前掲「ＡＩＤ当事者の語りからみる配偶子・胚提供が性・生殖・家族観に及ぼす影響」、南貴子『人工授精におけるドナーの匿名性廃止と家族――オーストラリア・ビクトリア州の事例を中心に』風間書房、二〇一〇年、前掲『ＤＩ者の権利擁護とソーシャルワーク』など。親族男性が提供者となったＡＩＤで出生した「子ども」、つまり提供者が特定されている事例への質的調査から出自を知る権利の限界を指摘した研究もある（前掲「非配偶者間人工授精によって出生した人のライフストーリー」三五―四八ページ）。
(130) 前掲「人工授精児生まる！」一ページ
(131) 前掲「人工授精」六三五ページ
(132) 前掲「人工授精に就て（承前完）」八二ページ
(133) 前掲「人工授精の実際」六六三ページ
(134) 前掲「人工授精をめぐって（座談会）」二三ページ
(135) 前掲「人工授精の実際」六六三ページ
(136) 飯塚理八／大野虎之進／河上征治『人工授精の臨床』（新臨床医学文庫）、金原出版、一九七二年、八〇ページ
(137)「人工授精百六名のレポート」「週刊明星」第二巻第二十一号、集英社、一九五九年、九―一四ページ
(138) 前掲「人工受精」一五三ページ。もちろん、これはＡＩＤを実施するにあたって極めて重要な条件だったといえる。

（139）渡邉金三郎「Hyaluronidaseの添加により成功せる高度精子過少症患者に於ける配偶者間人工受精の一例」「産科と婦人科」一九五二年十二月号、診断と治療社、八〇二ページ
（140）前掲「私達の行なつている人工授精」八五ページ
（141）前掲「人工授精」六三三ページ
（142）雑誌「遺伝」編集部の取材によると、一九五二年時点で相談料百円、「人工受精料」五百円、「（非配偶者間人工受精の場合）精液料」五百円という値段設定だった（「もう三つになりました　人工受精第一世」「遺伝」第六巻第十一号、日本遺伝学会・北隆館、一九五二年、見開き）。なお、内閣府の「平成十九年度版国民生活白書」資料編三「物価・地価」によると、二〇〇五年を一〇〇とした場合の消費者物価指数は、一九五五年で一七・七となる（「内閣府　平成十九年度版国民生活白書　資料編三物価・地価」〔http://www5.cao.go.jp/seikatsu/whitepaper/h19/01_honpen/html/07sh_dat0301.html〕［アクセス二〇一四年十二月四日］参照）。

第4章　「人工授精」の法律問題

終戦を迎え、ＧＨＱ主導で種々の制度改革がおこなわれた。一九四六年に日本国憲法が成立し、これに伴い民法も改正され、家制度の解体が進み、制度のうえでは「直系家族」から「夫婦単位の家族」への移行が志向された。(1)こうした時代にＡＩＤが導入されたのであり、法学者たちは新たな「家族」観との関係でＡＩＤがどのように位置づくか議論していた。

1　ＡＩＤ導入時の法律問題をめぐる議論に関する現在の認識

第3章で安藤画一がＡＩＤの臨床応用に際し、法律問題を慶應義塾大学の法学者と議論したと主張していたことをみた。最初のＡＩＤ児誕生から間もなくの「週刊家庭朝日」でも、「Ａ・Ｉ・Ｄについては社会的にいろ〳〵異論があると考えたので、あらかじめ法律家の意見もきいたが決して違法ではないというので、確信をもつて実験に着手した(2)」という安藤の主張が掲載されていた。このように安藤は法学者との議論を、ＡＩＤを正当化する根拠の一つに用いていた。したがって、このときおこなわれた法律問題をめぐる議論を精査することは、ＡＩＤ導入の歴史を評価するうえで重要になる。

もっとも、ＡＩＤの導入時に法律問題が議論されたこと自体は比較的よく知られている。例えば、二〇〇〇年代におこなわれたＮＨＫの取材に応じた飯塚理八がこのことに触れている。ＮＨＫのドキュメンタリーをもとに書かれた『つくられる命』にこの経緯が記述されているので、以下に、本文を含め引用する。

二〇〇二年十月五日の日本受精着床学会公開討論会。「生殖医療を考える——非配偶者間体外受精および代理懐胎をめぐって」と題された討論で、ある医師のパネリストが「ＡＩＤは倫理的・法的問題を検討すること無く臨床応用が先行し、半世紀後に学会が本質的な問題を論ずることなく追認した」と述べたとき、会場の飯塚理八慶應大学名誉教授は憤慨して次のように反論した。

「ＡＩＤを勝手に臨床応用したかのように言うがそんなことはない。私達は昭和二十三年から三年間にわたって法的な問題についても詳細に議論した。いい加減なことは言わないでもらいたい」

産婦人科の世界で数々の長を歴任してきた学界重鎮の言葉に会場は静まり返り、議論はそれ以上深まることはなかった。

今回私たちは、東京五反田で不妊治療クリニックを開業する飯塚氏を訪ね、ＡＩＤ草創期の議論について詳細に聞き取りをすることにした。（略）

安藤教授の弟子たちは、日比谷のＧＨＱ図書館にリュックサックをしょって通い（略）そして見つけたのが、アメリカで行われているＡＩＤという方法だった。

「『これを日本でできないだろうか』と、戦後すぐに医局で勉強会を開いたんです。我々が学生のころです。しかも、医学部の連中だけじゃダメで、まず法律がどうなっているか調べましょうといって法学部の先生方も参加して勉強会を毎月開いたんです。それで『現行の戸籍法などでいける』というようなことで、二年ぐらいやってゴーサインをお出しになった。昭和二十四年八月に第一号ができた。そういうことなんです。その勉強会の結晶がこれですよ」。

飯塚氏が「勉強会の結晶」だと言って私たちに見せたのが、小池隆一・田中実・人見康子編『人工授精の諸問題』[3]である。（略）

編者の一人、小池隆一氏が「人工授精によって出生した子どもの身分を、如何に取り扱うべきかということは、私共の研究会において最も議論されたのである」と述べているように、ＡＩＤの実施に伴って、当時最も大きな課題とされたのが、民法上、生まれた子どもをどのように位置付けるかという問題であった。これについては、民法七七二条のいわゆる「嫡出推定」によって、「婚姻中に生まれた子どもはその夫婦の子どもとみなす」という解釈が成り立つとされた。（略）安藤教授は、七七二条の「嫡出推定」の解釈でＡＩＤは乗りきれると判断し、実施を続けたと考えられる[4]。

小池隆一・田中実・人見康子(3名共慶應義塾大学法学部)「はしがき」1-3ページ
プロローグ・問題の発端
宮崎孝治郎（北海道大学）「人工授精をめぐる問題の所在」3-8ページ：日本私法学会第17回大会シンポジウム「人工授精の法律問題」（1956年5月1日）における講演。初出は「私法」第16号（1956年）
安藤画一（慶應義塾大学医学部）「人工授精の実施状態」9-24ページ：日本私法学会シンポジウムにおける講演。初出は「私法」第16号（1956年）
第1部　現行法上における人工授精
小池隆一「人工授精の法的側面」27-47ページ：「私法」第7号（1952年）と「法学研究」第25巻第8号（1952年）所収論文をまとめたもの
田中実「人工授精と家族の理念」48-76ページ：初出は「法学研究」第25巻第8号（1952年）
人見康子「人工授精と親子関係　親子関係の問題点」77-85ページ：日本私法学会シンポジウムにおける講演。初出は「私法」第16号（1956年）
谷口知平（大阪市立大学）「人工授精と親子関係　人工授精子の地位」85-98ページ：初出は今泉孝太郎・田中実編『比較法と私法の諸問題――小池隆一博士還暦記念論文集』、慶應通信、1959年
須藤次郎（慶應義塾大学法学部）「カトリックの立場から」99-125ページ：初出は「法学研究」第25巻第8号（1952年）

取材に応じた飯塚の発言によると、AIDの臨床応用前に法律問題が解消されていたことになる。ここまでに提示した資料の範囲で事実関係を確認しておくと、一九四九年夏に最初のAID児が誕生し、初の出産に結実した施術は四八年十一月とされている。つまり飯塚の発言どおり二年ほど法律問題を検討したのちにAIDを導入したとなれば、四六年あたりから議論がおこなわれていたことになる。他方、日本受精着床学会での飯塚の発言のように、四八年から三年間議論されたのならば、臨床応用と並行して法律問題をめぐる議論がおこなわれていたといえる。また、第3章でも触れたが、安藤は法律問題が未解決であり、親子関係の問題についても「わからない」ことを認め

田中実・人見康子「英米法学界の動向」126-144ページ：初出は『比較法と私法の諸問題』（1959年）
宮沢浩一（慶應義塾大学法学部）「ドイツ刑法学界の動向」145-170ページ：初出は『比較法と私法の諸問題』（1959年）

第2部　人工授精と立法政策
田中実「立法政策と問題点」173-180ページ：日本私法学会シンポジウムにおける講演。初出は「私法」第16号（1956年）。ただし、本書のほかの章と重複する部分は削除。
田中実・人見康子「デンマーク人工授精法案」181-192ページ：初出は「法学研究」第28巻第9号（1955年）
エピローグ・問題の展望
「日本私法学会におけるシンポジウム」（討論）195-216ページ：初出は「私法」第16号（1956年）

附録：慶應義塾大学医学部附属病院における人工授精の実施状況に関する調査統計

図1　『人工授精の諸問題』の構成

ているので、安藤が嫡出推定の解釈で乗り切れると判断したというのは疑問が残る。

　小池隆一らの研究内容についても、検討の余地がある。まず、図1に『人工授精の諸問題』の構成を示す。

　これに関して柘植あづみは、ＡＩＤによる父子関係も嫡出推定を受けうる、という『人工授精の諸問題』所収論文での小池の見解を紹介している。[5] 家永登も、小池の『人工授精の諸問題』と「私法」第七号[6]所収論文、田中の『人工授精の諸問題』所収論文（「私法」第十六号〔一九五六年〕の論文を初出とするもの）から、小池や田中を、嫡出推定を適用させる立場と捉える。ただし、家永は、ある「人工生殖」の実施の可否と、それによって出生した子の法的地位の問題を関連付けについて論じる「関連説」と、独立させて論じる「峻別説」をめぐる議論を展開していて、子の法的地位についての小池や田中の現行法解釈論自体を詳細に分析しているわけではない(7)。また、当時の議論を精査するには、当然ながらほかの研究会メンバーの見解も参照する必要がある。

二宮周平は、『つくられる命』の記述と同様に『人工授精の諸問題』を、嫡出推定を適用する立場の研究に位置付ける(8)。柘植や家永の研究もあわせて考慮すれば、小池らの研究は嫡出推定の適用を容認していたと捉えられているといえるだろう。しかし、構成からみてとれるように、『人工授精の諸問題』は過去の論文や学会の記録を再編・所収したものであり、小池らの統一見解が示されていたわけではない。このことは、「私たちの研究は、なお継続中であつて、けつして完結したものではない(9)」「本書の内容は、学術的論稿のほかに資料紹介・学会の講演・討論速記などのようなものをもふくみ全体として調子がそろわないようにもなつてしまつた(10)」という、「はしがき」の記述からもうかがえる。さらに、『人工授精の諸問題』のエピローグに位置付けられる第十七回日本私法学会でのシンポジウム(一九五六年)の討論では、唄孝一(11)や中谷瑾子(12)が回想するように、嫡出推定の適用を支持しない見解が多数を占めていた。

したがって、小池らの研究を評価するためにも、改めて個々の論文や学会報告を精査する必要が生じる。なお、宮嶋淳が「私法」所収の小池論文以外の一九五二年発表の論文(初出版)について、AIDの是非論に着目して簡単に紹介している(13)ものの、法的親子関係に関する議論は検証されておらず、その内容を検討する余地は多分に残されている。

飯塚がAIDの法律問題に関する議論の成果と位置付ける『人工授精の諸問題』は、一九五二年に研究会の中間報告として発表された小池・田中・須藤による論文、五五年の田中・人見康子によるデンマーク法案を紹介する論文、五六年の日本私法学会第十七回大会のシンポジウム、五九年の小池の還暦記念論集所収論文をもとに構成されている。三本中二本の小池の還暦記念論集所収論文は外国の立法状況の紹介であり、残り一本の論文では、親子関係をめぐる国内法解釈がおこなわれているが、著者の谷口知平は大阪市立大学の所属だった。[14] 本章では安藤との間で問題になったＡＩＤをめぐる現行法解釈に関する慶應義塾大学の法学者による議論に着目するため、以下、五二年に研究会の議論の中間報告として出された小池・田中・須藤の見解、五六年の第十六回日本私法学会シンポジウムでの議論を検証する。

初出版と『人工授精の諸問題』所収論文の内容に大差はないが、再編・所収版小池論文は研究会の論点整理を中心にまとめられ、特に「私法」所収論文で展開された嫡出推定を適用させる解釈に関する議論が反映されていない。また、再編・所収版の「私法」第十六号を初出とする田中論文では、現行法解釈論の部分が他章（特に「法学研究」第二十五巻第八号が初出の田中論文）との重複のため削除されているが、削除部分には「法学研究」第二十五巻第八号初出の田中論文から少し踏み込んだ記述がみられる。さらに、所収版シンポジウム討論では、発言が一部書き換えられている。ＡＩＤの導入時の議論を正確に把握するためにも、本章では初出版を参照する。

2　民法研究会の中間報告

研究開始の経緯

一九五二年に研究の中間報告として、「法学研究」に小池隆一（「人工授精とその法律問題[15]」「人工授精の法律問題[16]」）、田中実（「家族の法理からみた「人工授精」の問題――「人工授精」における合理性と非合理性[17]」）、須藤次郎（「人工授精に関する法律上の若干問題[18]」）の論文が発表された。「法学研究」は慶應義塾大学法学部法学研究会の紀要であり、第二十五巻第八号で、田中と須藤はそれぞれの見解の記述を、小池は自身の見解を同年の前掲「私法」第七号に掲載するため、主に論点整理を担当した。

小池は論点整理に先立ち、「人工授精」（実質的にはＡＩＤと同義）の法律問題研究を始めた経緯を記している。それによると、安藤画一から法学部教授の小池に対し法律問題を研究するよう依頼があり、助教授の田中・須藤、助手の人見康子と協議した結果、共同研究に着手することになった。手始めに、慶應義塾大学医学部附属病院へ赴き、安藤や人工授精実務を担当した山口哲、高嶋達夫から実施状況の聞き取りをおこなった。そのうえで、研究会を開催し、問題を討議した[19]。この点に関する記述は、小池の還暦記念論集所収の田中・人見論文にもある。それによると、この機に結成された小池の研究会の名称は民法研究会であり、メンバーは小池、須藤、田中、人見であった。小池らが安藤のもとを初めて訪ね、人工授精の実施状況を聴取したのは一九五一年十一月二十八日だった。そして同年十二月五日、安藤主宰の産婦人科医の研究会である一水会[20]で人工授精の法律問題に関する講演をおこない、小池らの研究が本格的に始まった。[21]安藤自身も「私も〔ＡＩＤを：引用者注〕始めましてから翌年に慶應の法科の方にお願いしまして、数回検討をしていただいたこともあります[22]」と述べていた。

以上の記述は、臨床応用前の段階で法学者との議論を通じてＡＩＤの法律問題が解決されていたとする飯塚の回顧とは食い違う。ただし、本章冒頭で言及した一九四九年九月十日号の「週刊家庭朝日」記事での安藤の発言からうかがえるように、小池らを指すかはともかく、安藤がＡＩＤの導入前に法律家の見解を聴取していた可能性はある。しかし、最初のＡＩＤ児の出生直後の同年八月二十七日に開催された「人工授精をめぐって」という座談会で、安藤は「日本の法律で嫡出子というものの定義が下されているだろうか。こういう場合に半分は自分のところの夫婦の間のタネでできているので、半分はそうではない。こういう場合に私生児というもので行くか。（略）日本でどう解釈されているかということを実は知らない[23]」とも発言していて、法的親子関係の問題が「わからない」ことを認める安藤の五一年の座談会発言（第3章）もあわせて考慮すれば、少なくとも子の法的地位をめぐる問題はＡＩＤの臨床応用前に解決されていたわけではないだろう。それでは、小池らはどのような問題を議論していたのだろうか。

小池隆一による論点整理――「人工授精とその法律問題(24)」

最初に問題になったのは、ＡＩＤそのものの合法性だったが、意見の一致はみられなかった。ＡＩＤの肯定派は、夫以外の男性と性行為をおこなうわけではなく、施術に夫の同意を得ているため姦通にあたらない、養子と比較した場合に子に対して適当な地位を認めないことは不当である、ＡＩＤを肯定することは自己の子を欲するという人間の本能に基づく自然の要求に適合する、という見解を示した。これに対し否定派は、ＡＩＤは姦通にあたる、カトリック的婚姻観からみて妥当性を欠く、現在の倫理観からみても肯定するには疑問がある、依頼者と医師および医師と精子提供者との間の契約は公序良俗に反する、という見解だった。なお、ＡＩＨに関しては「カソリック的な観点からする反対論がある」とされたものの、研究会の多数意見は合法性を認めていた(25)。ただし、所収版で「カトリックの立場から」と位置付けられた須藤論文では、「特殊な面からの問題を別とすれば、前者〔ＡＩＨ：引用者注〕は殆ど問題ないと考えられよう(26)」とされた。

次に、ＡＩＤに際して締結される契約が問題となった。この点についてまず、ＡＩＤが医療行為に該当するかという点が議論され、医療行為に属するという見解が多数だった。また、医師と精子提供者との契約が論点になった。特に有償提供の場合について議論が集中したが、結局は時代ごとの社会通念からみて「精液の有償提供が血液の有償提供と同様に考へられうるか否かによつて、その結論を異にすることになるであらう。即ち若し両者を同様に見うるならば、精液の有償提供を内容とする契約の有効性を、承認することになる。之に反して両者を同一視すべきでないとするならば、右の如き契約の有効性は之を否定しなければならない[27]」とされた。

続いて問題になったのは、ＡＩＤによって生まれた子の法的地位をめぐる論点だったが、これも見解の一致に至らなかった。この論点は、小池の論文で二カ所記載されていて（四九一―四九三ページ、四九六―四九七ページ）、四九一―四九三ページでは、第一の見解が子に夫婦の嫡出子たる地位を認める立場、第二の見解が子を嫡出子として認めない立場、第三の見解が人工授精に関する新立法を制定して民法の一部を改正し、嫡出子、あるいはそれに準じる地位を与えるという立場、とまとめられた。四九六―四九七ページでは、第一の見解が民法七百七十二条の推定を受ける嫡出子とする立場、第二の見解が七百七十二条による推定を受けない嫡出子とする立場、第三の見解が嫡出子としての地位を認めない立場、第四の見解がＡＩＤによる子の出生届に対して特別の意味を与えて養子縁組意思を擬制し、子を養子と解釈する立場、とまとめられた。整理すると、①民法七百七十二条の推定が及ぶ嫡出子と解釈する立場、②民法七百七十二条の推定が及ばない嫡出子と解釈する立場、③嫡出子たる地位を認めない立場、④養子として扱う立場、⑤新立法を制定し、嫡出子、あるいはそれに準じる地位を与える立場、となるだろう。

研究会で最後に取り上げられたのは、いったん成立したＡＩＤによって出生した子の父子関係を否認できるか、という点だった。これは、子の法的地位をどのように解釈するかで結論が異なる。①の立場を採れば、民法七百七十四条以下による嫡出否認[28]によるより方法がない。②の立場を採れば、親子関係不存在確認の訴え[29]によって、親子関係を否定できる。③の立場であれば、親子関係は成立しないので問題にならない。④の立場であれば、離縁によって父子関係を解消できる[30]。

以下、それぞれの論点について小池、田中、須藤の見解をみていきたい。

小池隆一の見解

まず、ＡＩＤの合法性について小池は、以下の見解を示した。

子供を欲する人間の本能は之を抑制することは、困難である。従って仮にＡ・Ｉ・Ｄを中心とする人工授精を違法な行為として之を禁止してみても、その効果は充分なものではないと思う。即ち若し法の禁止に違反して人工授精を行って妊娠したとするならば、当事者を処罰しても大した意味はなく、寧ろ生まれて来た子供に対して適当な処置をする必要が起るのである。この点は、姦通罪を刑法に規定しても姦通を防止し得ないし又生れて来る子供を私生児としても姦通若くは婚姻外の男女関係の発生を防止し得ないのと同様である。更にＡ・Ｉ・Ｄを違法とするならば、法の禁止を破る関係上、Donor の素質を吟味することは困難となるから、悪質な子供が生れる可能性が多くなる。又悪徳な医師若くは無資格者の介入によって、脅迫その他の犯罪を生ぜしめる危険が出て来る。これ等の点を考えるならば、相当な条件を附して人工授精の合法性を認めると共に、之による出生児の法的身分を適当に定めることが、寧ろ合理的な扱いではないかと思う。[31]

Ａ・Ｉ・Ｄを処罰する規定は、現在のところ刑法中には存在して居らない。従ってＡ・Ｉ・

Dを行うに際して、暴行又は脅迫を為し若しくは傷害を与ない限り、刑事責任の問題は起らないと云つてよいであろう。又わが国に於ては、刑法の規定の中から姦通罪の条項を〔一九四七年に：引用者注〕削除したから、この点についても問題はない[32]。

このように小池は消極的な立場でＡＩＤを容認していたかのようにみえる。しかし、論文の最後で「根本論として人工授精を肯定すべきや否やは相当の問題[33]」であることも認めていて、実施の可否について小池の見解は実質的には定まっていなかった。

その一方で「人工授精が現実に行われて居る以上、之から生ずる問題を法律的に処理する必要が起つて来る」ため、当該問題を検討する必要が生じる。検討にあたり、小池は法的親子関係の規定も含めた「新立法を設けることが最も望ましいことは、議論の余地がない」としたが、「新立法が成立しうるや否やは疑問であるし、仮に之が可能であるにしても、新立法成立までの間に問題が残る」ことを認め、「さし当り」の「現行法の解釈論[34]」を展開した。

まず、人工授精に際して締結される契約の有効性に着目した。第一に、人工授精が医療行為であるかという点については、以下の見解を示した。

医療行為とは、人の身体若くは精神上の欠陥を治療し之を健全な状態に回復させることを目的とする行為のことを、指すのである。従つて例えば不妊症の治療行為の如きものは、明かに之に属するのである。然るに人工授精行為は、既述の如き処置を行うものであつて、身体上の欠陥を治療するものでもなければ又之を健全な状態に回復させることを目的とするものでもない。従つてこの種の行為は、本来の医療行為の範囲を逸脱して居るものと、解すべきであろう。尤もこの問題は、人工授精に関する新立法が制定せられる場合には、自ら解決を見るに至ることと思う。しかしそれまでは、医療行為の意義を拡張して、この場合をも包含せしめることが妥当であろう。若し然らずとするならば、医師の資格なき者も之を為しうるや否やの点に於て、疑いを生ずる余地があるからである。[35]

このように小池は、人工授精を純粋な医療行為として認めていないが、医師以外の者が人工授精をおこなうことを危惧し、拡大解釈をしたうえで人工授精を医療行為の範疇に収めようとしていた。第二に、医師と精子提供者との契約ついて小池は、既に血液の売買が認められているということで、有効性を認めることは必ずしも不当ではないとした。

次に、子の法的地位については、「現行民法は、この様な場合を予想して居らなかつたのであるから、解釈論として之を論議することは困難であると云わなければならない」と断ったうえで、「この種の子供が存在する以上、適当な処置をする必要がある」[36]と主張した。

この小池論文によると、子に嫡出子たる地位を与える方法は二つある。第一の方法は、民法七百七十二条の規定を直接適用するものである。これについて、明らかに夫の子でないと認められる場合に対しては嫡出推定を認めるべきではないという反対論が予想でき、小池もその反対論に「理由のあること」を認めた。しかし、「嫡出子たる地位を否定することは、当事者の希望に反するのみならず又子供の保育上から見ても有害である」という理由で、「多少の無理は承知の上で」子を嫡出子と解釈しようと試みた。ただしこれは、あくまでも「人工授精に関する新立法の制定されるまでの過渡的措置」だった。第二の方法は、ＡＩＤによって出生した子の出生届をもって養子縁組意思を擬制し、子を養子として扱うものである。しかし、「当事者の意思には合致しないこと」や出生届に養子縁組意思を擬制するという点に問題があるため、第一の方法を妥当な解釈とした[37]。

続いて、いったん成立した父子関係の否認可能性が吟味された。小池は嫡出推定の適用を容認しているので、嫡出父子関係を覆すには嫡出否認の訴えによるしかない、すなわち、法律上の父だけが子の出生を知ってから一年以内に訴えを提起できることになる。しかし小池は、「この結論には私自身若干の疑問がないでもない」と揺れをみせる[38]。つまり、小池はあえて現行法を解釈するならば嫡出推定を適用する立場だったが、その限界を認識していて、結局、「この問題は、人工授精に関する新立法の制定によつて解決する外はないと考える[39]」という結論に至った。したがって、小池の議論を嫡出推定を適用する系譜に位置付けるには、一定の留保が必要になる[40]。

田中実の見解――「家族の法理からみた「人工授精」の問題」

まず、ＡＩＤの合法性について田中は、近代婚姻制度の基礎として「愛」を位置付け、以下のように論じる。

近代社会における婚姻の本質が「愛の共同体」というところに見いだせるにせよ、なお副次的なものとして生殖機能—それは、かなり社会的に規定されているものではあるが—を無視し得ない、ともいうべきであろう。（略）彼等は、相互の人格的「愛」を信じつつ、しかも、子という「愛」の証明をえられないことにおいて、あるいは致命的な「愛」の幻想を感ずることがないであろうか。そしてそこから当事者間に越え難いギャップが生まれ、やがて「愛」そのものの破滅に導かれることすら、必ずしも絶無ではないであろう。このギャップを埋めるための非常手段として求められたのが、「人工授精」という技術にほかならないのである。かくて、「人工授精」はそれが神秘のヴェールをぬいだ、あまりに技巧的な技術であるという、いわば感覚的な点からくる嫌悪感を免れないにせよ、親子関係を創出することにとつて婚姻の—したがつてまた「愛」の—基礎を確実にする目的に奉仕するためのものであるとされるかぎり近代的婚姻観に必ずしも背反するものではない、ということができるのではあるまいか。(41)

このように田中は、子を婚姻の基盤たる「愛」を担保するものと捉え、「感覚的な点からくる嫌悪感」を抱きながらも、「愛」を維持するための非常手段としてＡＩＤを位置付け、婚姻観に必ずしも反するものではないと主張した。そのうえで、『人工授精』が、夫婦間の協議と諒解の上で行われ、そこに背信的要素が存在しないかぎり—ことに、それが医師の手を通じて行われ、直接の性的行為を伴わないのであるから—そのことだけでは姦通＝不貞行為として評価されえない、ということができる(42)」とし、姦通としての性質や妻の不貞を否定した。

しかしながら田中は「婚姻を支えうるような親子関係は、何よりも自然的なものに限られるべきであり、『人工授精』のごとき反・自然的人為的な手段で創出された親子関係が、よく婚姻の永続的基礎たりうるであろうか、という問題[43]」を提起していて、判断の揺れがうかがえる。この問題に取り組むにあたり田中は、子の法的地位の問題を検討する。

概念的解釈論からすれば「人工授精」児は、形式上、夫婦間の出生子──「妻が婚姻中に懐胎し」出生した──という形をとるのだから、いちおう民法第七七二条の適用をうけるはずであり（略）そのまま嫡出子としての身分が確定する、という扱いになるであろう。

しかしながら、もし実質的に考えるならば（略）実親子関係は、当然に親子の血縁が存在しうるであろうという自然的かつ社会的な素材を基礎として成り立つているのである。すなわち、婚姻中の妻は夫の子を懐胎すべき相当の機会があるというそぼくな婚姻観を前提として、民法第七七二条の嫡出推定が構成されているのである。したがつて、もし例えば長期間の夫婦の別居、または夫の生殖不能というような婚姻の基礎たるべき自然的かつ社会的事実を欠いている──つまり親子の血縁が絶対に存しえない──場合には、たとえ戸籍の形式上は婚姻の要件をそなえているにせよ、妻の出生子について嫡出推定のあたえられる素地が存在しない、と考えなければならない。かかる見地からすれば、『人工授精』児は、いちおう形式的には夫婦間の嫡出子として扱われるにしても、実質的に第七七二条の嫡出推定をうけたものではなく（略）、したがつてその嫡出性は、夫の否認権行使による嫡出否認の訴でなく、一般の親子関係不存在確認の訴によつて争いうることとなり、『人工授精』児の嫡出子たる身分は、きわめて不安定の

ものとならざるをえない。(44)

このように田中は、子に表面的には嫡出推定が及ぶものの、父子の血縁の不在が明白であるため、実質的には嫡出推定を受けたといえず、親子関係不存在確認の訴えによって父子関係を覆すことができる、すなわち、利害関係人ならばいつでも訴えを提起できる、と解釈した。そのうえで田中は養子縁組を擬制する立場を「養子縁組による嫡出親子関係の発生が、民法上一種の要式行為の効果として構成されるのにたいして、『人工授精』においては、さような構成が成り立たない、ということを見逃すことはできない。この意味で、『人工授精』は養親子としての成立要件を欠いているといわなければならない。たとえ『人工授精』についてあたえられた同意が、親たる地位の承諾と同一であるとみられるところから、そこに養子縁組意思を推定ないし擬制することが理論上不可能ではないにしても、すくなくとも民法上合法的な養子縁組と同一視することは、ゆるされないであろう(45)」と否定した。これを受けて、「嫡出親子関係の成立方法としては、『人工授精』に実親子の理論を当てはめるにせよ、また養親子の理論を当てはめるにせよ、民法の構成原理の上で、大きな背理があるといわなければならない。このことは、けつきよく、親子関係の創出方法として、『人工授精』が非合法である――したがつて嫡出親子関係としての法的保護を受けえない――という断定を導くことになるのではあるまいか(46)」と主張した。

そして、「社会的な哺育関係としての機能を果すべきもの(47)」と把握される「子のための親子法」という思想を「現代的親子関係の本質」に位置付け、「われわれは、『人工授精』という手段が、親の立場からみて便宜的なものであるにせよ、さらに子の立場から、最近の『子のための親子法』という新しい親子関係の法理に即して考察するとき、ついに一つの根本的不合理につきあたらざるをえないのであった(48)」とした。しかしそのうえで、ＡＩＤを用いない一般的な親子関係についても「合理化が現代的な課題であるにしても、なおそこには或限界が存するのではなかろうか(49)」とし、最終的にＡＩＤの評価を留保した。

ほかの論点に関して、田中は医師と精子提供者の契約の有効性については言及しておらず、医療行為に含有するかという問題については、同時期に書かれた「全く通俗的ではある(50)」別稿に「Ａ・Ｉ・Ｄという方法はほんらい治療行為としては本筋を外れたものであり(51)」と記していた。

須藤次郎の見解——「人工授精に関する法律上の若干問題」

まず、ＡＩＤの合法性の問題について、須藤は「姦通罪が廃止された今日、直接刑法上の問題となる余地はない」としながらも、ＡＩＤが性質上姦通であるか否かは婚姻秩序や子の法的地位などの民法上の問題に大きく影響することを指摘した(52)。そのうえで、ＡＩＤの姦通としての性質について、以下のように論じた。

第一に、それは直接肉体的交渉がない、第二に、妻とドーナーとは互に全く相知ることがない、第三に、夫は妻のＡＩＤに合意しているなどの点から見ると、姦通ではないと考えられる一面はある。しかし、いわば単に姦通の形式的定義に照らして、その主観的・客観的要素を欠いているからといつて、人工授精は姦通ではないと即断することは許されない。（略）民法上姦通が問題となつてくる実質的理由は、そういう一の状態を通してやがてそこから結果される親族的身分秩序への影響如何という点にある。即ちそこでは、姦通による授精の態様自体の規整が問題なのではなく、そのような態様における授精が、夫婦間の性的関係に外部的因子として混入し、やがて婚姻の排他的結合を基底とする親子関係秩序を、害するということが問題なのである。民事上姦通は、或は離婚原因として、或は姦生子嫡出子と区別して遇することにおいて、間接的に排斥される。ＡＩＤは、妻とドーナーとの間に姦通の表面的理由は止めないかもしれない。しかし、たとえ授精が、医師により間接的に媒介されたからといつて、或は関係当事者が相互に他を知ることがないからといつて、ＡＩＤが親子関係・婚姻秩序に対して生ぜしめる姦通同様の現実的結果とその違法的影響とを、どうして免れうるであろうか。(53)

このように須藤は、ＡＩＤが実質的には姦通の性質を帯びることを主張し、田中の見解と対立した。そのうえで、ＡＩＤを「婚姻・親子に関する現存法秩序に対して、根本的に抵触すべき新事態(54)」と捉え、法規制の方向性について以下のように記述した。

この問題が、社会の一部における希少現象に止まつているかぎり、法はあえて積極的にこれに対決することはないであろう。しかし、もしこの問題が比較的普及し、その結果生れ出ずる罪無き子等が、法的秩序の保護の外に置かれる悲劇が増加する可能性に直面するに至れば、立法的解決は不可避となろう。しかし、その立法は、この問題を全体として肯定容認するためのものではあり得ない[55]。

須藤は「希少現象」であるかぎり新立法による規制を求めず、新立法が要請されたとしても、須藤の立場ではＡＩＤの実施を抑制する法が求められた。他方で、現行法の下で子と母の夫との父子関係を認めることについて「解釈における客観的限界を逸脱し、徒らに法の規定を事実に迎合せしめ、法を無秩序や盲目に堕せしめるということは、全く許されない[56]」と述べるが、現に存在する子、今後出生する子の扱いに関して「問題とは無関係に正当に保護されなければならない子の権利の尊重という問題に対処して、法は如何にして統一的調和を見いだすかという[57]」課題に直面した。須藤は、この課題に取り組むにあたりまず、嫡出推定の適用可能性を検討する。

父性の推定は夫婦間の同棲（妻が夫と関係があるということ）と妻の貞操（妻が夫以外の者と関係がないということ）との信頼の上に立つてなされるものであるが、ＡＩＤについてみると、この第一の要件は形式上具備されている（たゞし、まず夫に授精能力がないのであるから、実質的にはこの要件も殆ど備えてないものといえよう）が、第二の要件については、事実上（ＡＩＤをすることによつて）全く欠いているので、父性推定の実質的基礎がないものといわなければならない（たゞしＡＩＤの場合、夫の不妊症はあくまでもプロバビリティーの問題に属するから所謂物理的不能とまでいえないかもしれない)。また嫡出子の意義如何についてみても、有効な婚姻関係にある妻が婚姻中に懐胎した夫の胤たる子、即ち、その夫婦の子であることが可能であることができるような条件下に生まれた子ということになるのであって、人工授精児(略)が、客観的にみてこの条件に該当しないことは明白である。(略)AIDは、この点からみて、嫡出推定の実質的基礎をはじめから確定的に欠いているわけである。(略)結局、AID親子関係は、理論上、かつて嫡出推定を受けたことのない、単に表見的に存在する親子関係(不存在の事実は潜在している)に過ぎないものであるから、この親子関係は何時でも一般の確認訴訟によって争われうるものといえよう。(略)法は、夫に対しては、その子に対するあらゆる法上の義務を回避せしめないために、できるだけ嫡出親子関係の表面的存続を許すと共に、他方、将来子の希求する利益において、この虚構の親子関係が争われる余地を認めなければならない。AIDを行つた夫婦は、合意に基いて違法な子を出生せしめたわけであるから、その子に対しては扶養・教育に関する自然債務を負うものとみるべきであろう。(58)

須藤は、父子に血縁のないことが明白であるため、本質的に嫡出推定は及ばないとする。さらにAIDをおこなった責任として夫は子を嫡出子として養育する義務があるものの、父子関係は一般の確認訴訟によって覆すことができると解釈した。つまり、多少アプローチが異なるものの、結果的に田中と同様の立場をとっているかのようにみえる。しかし、須藤は続いて以下のように記述する。

ＡＩＤは夫が妻から生れる他人の胤による子（略）を、自分の子、したがつてまた夫婦間の子として得ることを目的とするものであるが、畢竟、それは民法七七二条にいう、又は準正による夫婦の子ではない。そこでは父子関係は事実上存在しないのであるから、母の夫が子との間に法的に嫡出親子関係を発生せしめようとすれば、結局養子縁組による他はないであろう。この結論が、夫の意志乃至予期に反するとしても、法は不当な解釈をもつて個別的恣意的期待にそうべき義務を有するものではない。[59]

このように須藤は養子縁組を擬制する立場をとっていたとも解釈でき、判断の揺れがみてとれる。ほかの論点については、人工授精が医療行為にあたるかという点は、「一種の治療行為（厳密にいつて治療といえるかは疑問である）[60]」とされた。医師と精子提供者の契約問題には言及されていない。

3 日本私法学会第十七回大会のシンポジウム

シンポジウムの概要

一九五六年五月一日、日本私法学会第十七回大会で「シンポジウム 人工授精の法律問題」がおこなわれた（会場は法政大学）。シンポジウムではまず、北海道大学教授の宮崎孝治郎が講演をおこない、人工授精の歴史や親子関係などの法律上問題になりうる点を整理した(61)。続いて安藤画一が慶應義塾大学附属病院での人工授精の実施状況について発表した(62)。そして、人見康子（この時点では慶應義塾大学講師）が人工授精をめぐる現行法解釈について(63)、田中実（この時点でも慶應義塾大学助教授）が人工授精をめぐる現行法解釈や立法政策に関する見解について報告した(64)。

その後、討論がおこなわれた(65)。討論の参加者は、座長の小池隆一（慶應義塾大学教授）以下、田中実、石本雅男（大阪大学教授）、津曲蔵之丞（東北大学教授）、宮崎孝治郎、大原長和（九州大学助教授）、広中俊雄（東北大学助教授）、唄孝一（東京都立大学助教授）、伊沢孝平（東北大学教授）、中川善之助（東北大学教授）、人見康子、山本進一（明治大学助教授）、佐々木宏（早稲田大学講師）だった。当時慶應義塾大学法学部に在籍していた(66)にもかかわらず、後述するようなＡＩＤを容認する方向の人見や田中の報告と見解の相違が生じたためか、須藤次郎は参加していなかった(67)。また安藤画一は討論の時点では退席していた。以下、法解釈をめぐる人見と田中の報告を検証したうえで、討論の内容を検討する。

人見康子の報告――「現行法より見た人工授精」

人見は子の法的地位を検討するにあたり、欧米の人工授精関連裁判、立法の動向を簡単に紹介し、日本でも息子の不妊が明らかであるにもかかわらず、息子夫婦に子どもが生まれたため、息子の両親が親子関係不存在の調停を家庭裁判所に申し立てた例があったことに言及した(68)。そのうえで人見は、子に嫡出推定が及ぶかという論点について、以下のように述べた。

> 一夫一婦制の下においても妻の子は必ずしも夫の子とは限らないからこそ、民法の規定は「推定する」に止まるのであり（略）この意味において、A・I・Dによる子も嫡出推定を受けると解してよいのではなかろうか。（略）ただ、このような嫡出推定のルースな解釈については、客観主義的立場からの反対もあるが、元来客観主義自体は、親に認知の意思がなくても、血縁があれば子に対し親子関係存在の訴を認めるものであるが、〔子が成年に達している場合に（民法七百八十二条）：引用者注〕子に親子となる意思がない時は、血縁があっても認知できぬことからも明かなように「子のため」のという親子法の新しい理念から要求されるものである。（略）非嫡出子の範囲を広げることは、客観主義の真の要求ではあるまい。親子法における客観主義の徹底には、「子の福祉のため」という理念を常に念頭にすべきではないかと考えられる。[69]

このように人見は、「子の福祉」という現在でも盛んに用いられる概念を使用し、嫡出推定の適用を容認する立場をとった。この立場をとると、いったん成立した父子関係を覆すには夫の提起する嫡出否認の訴えによることになる。人見はここからさらに踏み込み、夫が否認権を行使した場合について「手術に対する夫婦の合意が合法的と認められるならば、或は権利濫用の原則等によって抑制できるわけである」と考察した。しかし、すぐに「が、前提となる合意自体に反公序良俗性を認め得る余地のある現在で《ママ》は疑問である[70]」と続けていて、判断の揺れがうかがえる。

人見はさらに、子からの父子関係否認の可能性について論じた。ここで人見は、「その子とその母の夫との法的な親族関係は、離別する事が子にとって決定的に重要であると信じられる場合には、中立により、判決をもって解消することができる」とするデンマーク人工授精法案[71]第六条第三項を引く。そのうえで、日本の嫡出否認制度について、「父権優位的色彩の濃厚なことは覆ない」とし、AIDに関してだけではなく、嫡出否認一般について「少なくとも利害関係当事者である子にも否認権を与える立法措置が必要なのではなかろうか[72]」と主張した。そして議論は子と母の夫との父子関係が覆されたあとの、子と精子提供者との父子関係の成立に及んだ。

ドーナーと、その手術によって生まれた子との間には、明かに生理的な父子関係が存在するのだから、現行法では子からの強制認知は容易に是認できることになる。ドーナーが妻子と家庭を円満に形成しているような時は、このような子の出現は、単なる夫の非嫡出子以上にショッキングである。（略）デンマーク法案第七条は、ドーナーは「その子およびその母に対し、監護又は出資の義務を有しない、かつその者とその子との法的親族関係は存しない。」旨規定し、但し、前述の第六条に規定された場合には、「提供者は、その子にたいし、認知をすることができる。」としており、同様な立法は、わが国でも要求されよう[73]。

デンマーク法案をそのまま導入したとしても、精子提供者は「認知することができる」にとどまり、認知の義務まではない。したがって、提供者が子からの認知請求を拒否した場合が問題になりうるが、人見の議論はそこまで及んでいない。この点について、その後の討論で東京都立大学の唄孝一が「〔子の提供者に対する：引用者注〕強制認知を認めてもいいのではないかという感じがするわけです(74)」発言していたが、提供者と子との法的父子関係をめぐる議論はほとんど展開されなかった。それはともかく、人見の立場は、現行法の下でも嫡出推定は子に及ぶが、新立法もしくは法改正によって嫡出否認権を子にも拡大し、そのうえで新立法によって子と提供者との父子関係を成立させる余地を残す、というものであった。

田中実の報告――「法理念との関連・立法政策の検討」

田中は一九五二年の中間報告で、親子法の理念から検討すると「根本的不合理につきあたらざるをえない」とし、一般の親子関係における法理論の合理性の限界をほのめかした。ここでも、同様の趣旨のことを述べていたが、さらに踏み込んで、以下のように論じた。

とはいえ、一般に親子関係そのものには、本質上、非合理的な要素が内在しているという特質を、同時にみとめないわけにはいかない。何故なら、通常のコースで子が生れる場合にも、直接には子自身の利益を考慮しているわけではないのだから。親子関係を完全な形で合理化することは、本質上、無理なのではなかろうか、したがつて、たとえ親子関係の合理化が現代的な課題であるとしても、なおそこに或限界のあることを認めざるをえないのではあるまいか。

要するに、親子関係に内在する、かような本質的非合理性からみるときは、人工授精を全く否認すべき理由を見出すことは困難だとしても、すくなくとも、当事者の適格性を考慮すべき理由は十分に存在するようである。(75)

この時点の田中の見解は、「愛」を維持するための手段としてＡＩＤの意義を認める立場だったことは中間報告と変わりないが、親子法理念からみた場合のＡＩＤの評価に変化がみられた。つまり、「当事者の適格性」という条件付きではあるが、ここで田中は明確にＡＩＤの容認派に転じたといえるだろう。

また、中間報告ではさほど展開されなかったＡＩＤを医療行為と捉えるかという論点について、「人間生活における幸福追求のために、医学的技術の応用面は、できるだけ広くみとめるべきであろう」とし、「治療の概念は、これをなるべく広く解釈し(76)」ＡＩＤをそこに包摂させようとする。

田中の議論は続いて、立法論に移行する。まず罰則をもってＡＩＤを全面禁止しようとする立場、およびＡＩＤを完全に放任する立場に対し、田中は以下のように主張した。

子にたいする欲求は人間の本能的な要素を含んでいるので、法規をもつてする人工授精の禁圧がどれほどの実行力をもちうるか、甚だ疑わしいと思われる。もつとも、実効性を度外視して、すくなくとも国家の立法政策としては、禁圧的態度をとるべきだとする見解もありうるが、それにしても人工授精を徒に非合法化し、闇に追いやる結果となることが適当かどうか、疑問は依然残るであろう。私個人としては、とうてい好ましいとは思われない。これにたいして、人工授精を法的には全く放任すべきだとする見解も、もちろん、ないわけではない。（略）現在の段階では、設備の整つた大学病院で、医師というよりは医学者によつて、実験的に――したがつてきわめて良心的かつ慎重に――行われているにすぎないから、人工授精から生ずべき弊害はほとんど考えられない。（略）だが、将来、設備の不十分な病院、一般の開業医によつて人工授精の行われる場合を考えると、やはり人工授精について或程度のリーガル・コントロールを加えておいた方が妥当なのではないか、と思われる。[77]

このように田中は、小池の中間報告の立場をおおむね踏襲し、新立法によって一定条件の下にＡＩＤを容認する立場をとった。田中が立法を主張する背景には、「人工授精の急速に普及しつつあること[78]」があった。実際、第3章でも言及したように、一九六一年時点のものではあるが、慶應義塾大学の調査によると、産婦人科百十二施設のうち三十一施設でＡＩＤがおこなわれていた[79]。

さて、田中が主張する条件は以下の八点であり、これは小池の中間報告にいう「相当な条件」を具体化したものといえるだろう。

（Ⅰ）医師及び病院　一般の開業医、すべての病院に、人工授精を許すか。あるいは、資格や施設を制限するか――。或程度の制限を加えるのが、妥当であろう。（略）

（Ⅱ）当事者　既婚者に限るか、独身の婦人にも認めるか――。既婚者について、夫の明示的同意を要件として定めるか。さらに婚姻継続年数・年齢などの制限を設けるか――。一般には、既

婚者に限るのが、合理的であろう。（略）

（Ⅲ）医師との契約　医師・依頼者の契約の方式を明定するか——。後日の紛争をさけるため、なるべく一定内容の合意書による要式契約とするのが、合理的ではあるまいか。（略）

（Ⅳ）提供者の選定　提供者の選定は、原則として担当医師の責任においてなさしめるのが、おそらく最も妥当であろう。当事者に提供者の指定をみとめてよいかどうかは、相当に問題である。慶応病院の例では、夫の弟を指定してきたものがあつたが、あきらかに家族制度的な意識のあらわれとみるべきであろう。（略）当事者の微妙な心理の点からも、後日の紛争をさけるためにも、指定の濫用は厳に戒めるべきである。

（Ⅴ）遺伝因子の考慮　遺伝因子の問題を、当事者および提供者について、どう考えるか——。たんに消極的に、悪質な遺伝因子を有する者は人工授精を許さない、とするか、もつと積極的に、人種改良という見地から優生学の成果をとりいれてゆくか。多くの法案は、たんに消極的な制限を定めているに留まる。（略）

（Ⅵ）秘密保持　人工授精をしたという事実、とくに提供者が誰であるかということは、できるかぎり秘密にするのが望ましいこと、おそらく当然である。（略）わが国の刑法一三四条は、医師の秘密漏洩の罪を定めているが、これだけで十分であるかどうか。

（Ⅶ）授精児の法的取扱（略）子供の利益保護という現代的な理念からして、人工授精を合法視するかどうかはともかくとして、出生子をなるべく嫡出子として扱うのが、おそらく合理的であろう、ただし、はつきり嫡出子たることを明示的に規定してしまうか、あるいは嫡出否認

権の行使を制限するという技術を用いるか。（略）

つぎに、子の側からの否認権をみとめるかどうか。わが民法の解釈論としては、これをみとめないのが一般である。（略）ところで、もし親子関係の解消をみとめる場合には、実の父たる提供者との関係をどうするかという問題を生ずる。認知―任意認知ならびに強制認知―を許すかどうか。人工授精の場合、提供者は、精液をたんに一個の物質として供与したにすぎないので、客観的に父となるべき通常のコースをふんでいないし、また主観的にも父となるべき意思がなかったものと考えられる。（略）その意味で、強制認知をみとめるのは、おそらく困難であろう。任意認知にしても、その子または母（独身婦人の場合を考えよ）の利益を保護するために、すくなくとも母の同意を要件としておくべきであろう。

（Ⅷ）近親婚の防止　さいごに、人工授精が血縁関係の不明確にもとづく事実上の近親婚を生ぜしめる危険性も、十分に考慮しなければならない。[80]

ここで田中の実施状況に関する条件（Ⅱ―Ⅵ）と慶應義塾大学医学部の医師側が主張するＡＩＤの実施状況を対比してみたい。条件（Ⅱ）（Ⅲ）について安藤画一は、既婚者にしか実施しておらず、夫婦の同意書を得ていることを主張していた。[81]（Ⅳ）（Ⅵ）について、たしかに山口哲は夫のきょうだい、親戚の精液を使用した例があったことを認めているが、原則、慶應義塾大学では医師の選定した匿名の提供者のものが使用されていたようである。[82][83]（Ⅴ）について、安藤は夫に遺伝性疾患のある場合にはＡＩＤの適応となりうること、精子提供者の条件として遺伝性疾患を有しないことを挙げている。[84] 積極的な人種改良手段としても捉えるか否かについて、助教授の松本寛は肯定的だったが、[85]「家畜と同様で、人道上許されない」と安藤は否定的な見解を示していた。[86]

条件（Ⅳ）について、諸外国の人工授精に関する「多くの法案はたんに消極的な制限を定めているに留ま」っているとしながら、田中は明確な方向性を示していないが、田中が求める条件は慶應義塾大学医学部附属病院での実践状況をおおむね踏襲するものだった。したがって、一九五二年時点でＡＩＤの評価を留保していた田中はシンポジウムの時点では、条件（Ⅶ）の部分で「子供の利益保護という現代的な理念からして、人工授精を合法視するかどうかはともかくとして」と揺れをみせるものの、ＡＩＤの既成事実化を追認する一方で、実施の拡大に危機感を持っていたといえるだろう。ただ条件（Ⅰ）に関して、安藤は一九五〇年二月号の「臨床婦人科産科」誌上で「多数の人々から問合せがある」ことに答え、ＡＩＤを含む人工授精の施術方法を簡単に解説[87]していて、一九五一年五月号の「産婦人科の世界」誌上の記事で、「人工授精をぜひ諸君らにお勧めしたい。（略）やらないで、ただ感情にとらわれたり、あるいは宗教的の関係とか、嫌いだと言ってわれわれを攻撃するのは、誤りだ[88]」と主張していた。このように安藤は同業者に対し積極的にＡＩＤを含む人工授精を奨励していて、この点について田中による法規制の方向性と異なる主張をしていたことには留意が必要である。

ほかの点について、田中は、法的父子関係について「なるべく嫡出子として扱う」という立場だが、これはあくまでも新立法を制定したうえでの話である。提供者による子の認知の問題は、人見の議論を実質的に引き継いだ形になっていて、子の側から提供者へ認知を強要できない、提供者が自発的におこなう認知は母の同意を要件とする、という法制度が構想されていた。

討論

討論では論点が入り乱れていたが、ＡＩＤの合法性の問題と法的父子関係の問題に大別できる。合法性の問題に関して、中川善之助が「『子は夫婦のかすがい』といい、またいろいろの人の書いたものの中にも、子供のいない夫婦が非常にさびしいとか、あるいは夫婦生活が破綻に瀕しようとすることを、この人工授精によつて救つてもらう権利があるというようなことをいつている人もあるようですが、一体これは、お医者さんの仁術の方からいうとそういうこともあるかもしれませんが、子供のいない夫婦が、夫婦生活が壊れることを、一人の子供という生命を生むことによつて防ぐということは、非常な子供の人権無視ではないかという気がするのです。（略）どうしてもぜひ皆にすすめようなどという気にはなれません[89]」と発言した。また石本雅男は、「Ａ・Ｉ・Ｄの場合は、ドーナーが一人である場合も知らさない、実際にやつていられるように、数人のものを混合してやる場合でも、いずれにしても子供に親を知らさないということが必要な要件だろうと思うが、生まれてくる子供というものの立場に立つてみた場合に、運命的に親がない子というものを人類がつくり出すことに人権のじゆうりんがないかどうか、もしもそれを否定して、抑圧してそういう人工授精を認めるならば、人工授精をするということは、やはり基本的人権を侵す程度に重く見なければならない[90]」と述べた。このように、中川や石本は子の人権という観点からＡＩＤに否定的な見解を示した。

こうした見解に対して小池は「私どもが人工授精はいいものだとか、奨励すべきものだと思っているというふうにお考えになつている傾向が見えるが、そういう意味では決してないのです。それで私ども、心配なのは、実際こういうことが行われて（略）いくら禁止しても法にない出て来た子供をどうするか。ほんとうにそういうヤミからヤミという、そういう場合にどうするか。放任するより何か考えた方がいいのではないかというのがわれわれの本心なので、理論的にいえば、こういう今日の状態で何も余計な子供をつくる必要はないと思うのです[91]」と、より現実的な対応を求めていた。つまり、この発言に先立って「人工授精ということは現行法では予想していなかつたことなので、ほんとうは現行法で解釈するということは無理だということをお考え願いたいと思います[92]」と述べているように、座長の小池はＡＩＤを容認したうえでの制度設計をめぐる議論を期待していたのである。

しかし、結局父子関係をめぐって以下のような議論が展開された。唄孝一は「夫のシーメンでないということが事実なのですから、まさに推定の基礎は全くない。（略）解釈上の無理をおかしてまで必ずしも嫡出子として認める必要はない。必ずしも嫡出子とは認めないで、しかも効果の点で実質的に子の立場を十分考慮するということができないものか[93]」と発言した。これを受けて佐々木宏が「将来どうするかということとは別に、すでに人工授精が始まつておるから、もし現在そういう問題が紛争として起こつたらどうなるかという場合に、根本的な問題として身分関係、親子法の関係では非常に客観的な事実を尊重する。だから通常父と子という身分から父の子に対する責任という問題が発生するわけですが、現在紛争が起こつた場合に、身分関係を離れて、同意とか、そういう責任の問題をどう処理していいかということにつきお説を伺いたいと思います。いま一つ、そうした合意で人工授精をしたのは、他人の種をもらっているわけですが、そういう身分関係の上でも父と子を擬制しなければならないのですか[94]」と述べた。これに対して田中は「現行民法の建前から行くと、客観的な事実を尊重するという身分法の理念が、一体どの程度貫徹されるか疑問です。かりに夫であっても、〔嫡出否認の訴えには子の出生を知ってから:引用者注〕一年という期間の制限がある。その点どういうふうに説明するのか困ってしまう。(略) そういう客観的事実を尊重するという原則をどこまで貫徹できるのか、私などその点に疑問があって、そこで壁につきあたってしまう気がするのです[95]」と、討論前の自身の報告でいう「親子関係に内在する、かような本質的非合理性」を主張し、唄や佐々木を牽制した。しかしながら唄は結局、「やはり〔嫡出:引用者注〕推定されないという状態にしておく方がいいのではないでしょうか。(略) 僕はやはりせいぜい準正ないし、養子の方で解決できるのではないかと思います」という立場をとり、現実的な戸籍実務では「現在の建前としては一応表見的には嫡出子にならざるを得ないことはぼくも前提とはしているのですが[96]」と付け加えた。

父子関係をめぐる議論はこれ以上ほとんど展開されず、小池が求めた制度設計にまで議論が到達しなかった。そのため、前述したように、のちに中谷や唄は嫡出推定についての解釈論が議論された場として回想したのだろう。このように、AID導入時から続いた法律問題をめぐる議論は、小池の意図とは裏腹に新立法の方向性をめぐる議論と位置付けられなかったのである。

まとめ

小池らの議論は、ＡＩＤの導入史のなかでどのように評価できるだろうか。ここで指摘できるのは、中間報告の時点ではＡＩＤの法律問題が全く解決されていなかったことである。したがって、中間報告の時点ではもちろん、日本私法学会シンポジウムでも見解の揺れが垣間見られることもあわせて考慮すれば、本章冒頭で引用した「週刊家庭朝日」記事にある法律の専門家が、仮に小池らを指しているのだとしても、積極的な支持が得られたとは考え難い。さらに、安藤は臨床応用後に小池らに法律問題の研究に取り組むよう依頼したとも発言し、田中と人見も一九五一年からＡＩＤの法律問題研究を開始したと振り返っていた。ただし、四七年に姦通罪が廃止されているため、ＡＩＤの臨床応用前の段階で、少なくとも刑法上の問題が生じないことに関して法律の専門家から明確な見解が得られた可能性はある。

さて、本章では一九五二年刊行の一連の論文を中間報告と位置付けたが、実は『人工授精の諸問題』自体も小池らの研究を「ひとまず、とりまとめることにした」ものであり、同書刊行時点でも研究は「なお継続中」であった[97]。しかし、小池、田中、人見、須藤の業績をみるかぎり[98]、引き続きこの問題の研究を精力的におこなったのは、積極的に嫡出推定の適用を擁護した人見だけだった[99][100]。二〇〇六年に刊行された『語り継ぐ三田法学の伝統』でも、人見だけが人工授精の法律問題の研究に取り組んだ人物として回想されている。[101]

しかし、その人見にしても、ＡＩＤの施術に対する夫婦の合意に反公序良俗性の存在する余地を認めていた。小池や田中、須藤もＡＩＤの問題点を認識していたが、この議論はＡＩＤの臨床応用の後を追う形でおこなわれていたため、必然的に小池、田中、須藤、人見ともに、現に存在する子の保護を確立するための方途を探る方向に引きずられていった。そして結局、須藤はともかくとして、現状を追認する方向で議論が進められていき、結果として安藤らの実践を擁護することになっていったと評価できるだろう。安藤も、一九五八年八月の第一回日本不妊学会中国四国支部集談会[102]で、「要するに民法的に申しますとＡＩＤの子供も嫡出子と認めなければならないという議論になっている[103]」と発言するように、やがて子の法的身分について確定的な見解を示すようになっていった。

本章でみたように、ＡＩＤが法学者の間で問題視されたのは、端的には田中の中間報告の論題にあるように「家族の法理」（初出版）／「家族の理念」（所収版）との関係においてである。この点に関して、安藤は積極的にＡＩＤを「家族」概念に調和させようと試みていた。それが象徴的に表れるのが、次章で検討する家族計画運動との関係においてである。

注

(1)戦後改革のなかの家族法改正の経緯は、唄孝一『戦後改革と家族法――家・氏・戸籍』(「唄孝一・家族法著作選集」第一巻)、日本評論社、一九九二年)などを参照されたい。

(2)前掲「人工授精児生まる!」一ページ

(3)前掲『人工授精の諸問題』

(4)前掲『つくられる命』一三八―一四三ページ

(5)前掲『生殖技術』一三二―一三三ページ

(6)小池隆一「人工授精の法律問題」「私法」第七号、日本私法学会、一九五二年、二―一七ページ

(7)家永登「人工生殖によって生れた子と親子法――代理母・死後懐胎を契機にAIDを見直す」、家永登/上杉富之編『生殖革命と親・子――生殖技術と家族Ⅱ』(「シリーズ比較家族」第三期第六巻)所収、早稲田大学出版部、二〇〇八年、二〇一―二三九ページ。家永は小池の議論を「関連説」の系譜に位置付ける。そのうえで、小池の議論が「ある人工生殖の実施を許容するために、その人工生殖によって生まれた子の法的地位に配慮する」(二〇五ページ)、すなわち「AIDの実施を認めるならば、それによって生まれた子に嫡出子としての地位を認めるという」(二〇九ページ)立場と捉えられるが、必ずしもそのような論理展開になっていない。ただし、「関連説」と「峻別説」をめぐる議論の精査は本章の目的でないため、この論点は注で述べるにとどめる。

(8)二宮周平「性別の取扱いを変更した人の婚姻と嫡出推定」「立命館法学」第三百四十五・三百四十六号、立命館大学法学部・法学研究科・法務研究科、二〇一二年、三六七四、三六八七ページ

(9)前掲『人工授精の諸問題』一ページ

(10)同書三ページ
(11)唄孝一「人工生殖について思ってきたこと・再論」、前掲『生殖革命と親・子』所収、一一一―一一六ページ
(12)中谷瑾子「出生児の幸せな生涯の保証のために望まれる法・社会・倫理的対応――人工授精児・体外受精児に必要なものとは?」、日本学術協力財団編『生殖医療と生命倫理――不妊の悩み、科学者たちの提言』(学術会議叢書一)所収、日本学術協力財団、一九九九年、五七―五八ページ。中谷はAID導入時から慶應義塾大学法学部に籍を置いていた。ただし、中谷の専攻は刑法学であり、当時のAIDの法律問題をめぐる議論の中心にいたわけではない。
(13)前掲「わが国における人工生殖と子の福祉に関する歴史的考察」一七―二二ページ
(14)谷口論文では嫡出推定の適用を支持する現行法解釈論が展開されている。
(15)小池隆一「人工授精とその法律問題」「法学研究」第二十五巻第八号、慶應義塾大学法学研究会、一九五二年、四八七―四九九ページ
(16)前掲「人工授精の法律問題」二一―一七ページ
(17)田中実「家族の法理からみた「人工授精」の問題――「人工授精」における合理性と非合理性」「法学研究」第二十五巻第八号、慶應義塾大学法学研究会、一九五二年、五〇〇―五二五ページ
(18)須藤次郎「人工授精に関する法律上の若干問題」「法学研究」第二十五巻第八号、慶應義塾大学法学研究会、一九五二年、五二六―五四七ページ
(19)前掲「人工授精とその法律問題」四八九―四九〇ページ
(20)長内国臣の回想によれば、一九五〇年代初頭の慶應義塾大学医学部産婦人科学教室には、一水会と三水会、四水会という研究会があった。一水会では第一水曜日に、OBと現在の医局員が、三水会で

は第三水曜日に助産婦が、四水会では第四水曜日に現在の医局員が集まっていた。四水会はのちに他大学の医局員も参加するようになった（前掲『慶應義塾大学医学部産婦人科学教室教室七十年史』三六九ページ）。なお、五四年にはのちに日本不妊学会となる二水検討会が発足した（高嶋達夫「本学会の設立まで」「日本不妊学会雑誌」第一巻第一・二号、日本不妊学会、一九五六年、五六ページ）。

(21) 田中実／人見康子「最近の米国文献に現れた人工授精論議」、今泉孝太郎／田中実編『比較法と私法の諸問題——小池隆一博士還暦記念論文集』所収、慶應通信、一九五九年、四九九—五〇〇ページ。前掲『人工授精の諸問題』所収のものにはこの経緯は記述されていない。

(22) 前掲「人工授精の実施状態」七ページ

(23) 前掲「人工授精をめぐつて（座談会）」二七ページ

(24) ここに小池の見解が全く反映されていないわけではない。しかし、ここで展開される小池の見解は、次節で扱う「私法」所収論文の立場と矛盾するものではないため、本項では論点整理の紹介にとどめる。

(25) 前掲「人工授精とその法律問題」四九〇—四九一ページ

(26) 前掲「人工授精に関する法律上の若干問題」五二七ページ（再編・所収版は九九—一〇〇ページ。）

(27) 前掲「人工授精とその法律問題」四九五ページ

(28) 子の出生を知ってから一年以内に法律上の父だけが提訴できる。

(29) 法律上の父だけではなく、利害関係人はいつでも提訴できる。

(30) 前掲「人工授精とその法律問題」四九七—四九八ページ

(31) 前掲「人工授精の法律問題」四—五ページ

(32) 同論文一一ページ

(33) 同論文一七ページ
(34) 同論文一〇ページ
(35) 同論文一三ページ
(36) 同論文一五ページ
(37) 同論文一五―一六ページ
(38) 同論文一七ページ
(39) 同論文一七ページ
(40) ここで「峻別説」と「関連説」をめぐる論点に触れておく。小池の議論は、「人工授精を一応肯定する立場に立」（一七ページ）っておこなわれたが、実質的にはＡＩＤの是非論からは独立した形で現に存在する子の法的地位をめぐって現行法解釈論が展開された。しかし他方で、「生れて来る子供を私生子としても姦通若くは婚姻外の男女の関係の発生を防止し得ない」という本節冒頭の引用部分は「関連説」にのっとっているようにみえる。したがって、家永の枠組みを用いるならば、小池の議論には全体として両説が混在していたと評価できるだろう。
(41) 前掲「家族の法理からみた「人工授精」の問題」五一二ページ
(42) 同論文五一四ページ
(43) 同論文五一五ページ
(44) 同論文五一六―五一七ページ
(45) 同論文五一九ページ
(46) 同論文五一九ページ
(47) 同論文五二〇ページ

(48) 同論文五二四ページ
(49) 同論文五二四ページ
(50) 同論文五〇二ページ
(51) 田中実「人工授精の法律問題」「三色旗」第四十八号、慶應義塾大学通信教育部、一九五二年、二二ページ
(52) 前掲「人工授精に関する法律上の若干問題」五二八ページ
(53) 同論文五二八—五二九ページ
(54) 同論文五三〇ページ
(55) 同論文五三〇—五三一ページ
(56) 同論文五三〇ページ
(57) 同論文五三一ページ
(58) 同論文五三七—五三九ページ
(59) 同論文五四四ページ
(60) 同論文五二六ページ
(61) 宮崎孝治郎「人工授精をめぐる問題の所在」「私法」第十六号、日本私法学会、一九五六年、二—六ページ
(62) 前掲「人工授精の実施状態」
(63) 前掲「現行法より見た人工授精」一八—二四ページ。これは講演の速記録ではなく、のちに論文調に書き直したものである。
(64) 田中実「法理念との関連・立法政策の検討」、前掲「私法」第十六号、二五—三四ページ。これは

講演の速記録ではなく、のちに論文調に書き直したものである。
(65) 小池隆一／田中実／石本雅男／津曲蔵之丞／宮崎孝治郎／大原長和／広中俊雄／唄孝一／伊沢孝平／中川善之助／人見康子／山本進一／佐々木宏「討論」、前掲「私法」第十六号、三五―四九ページ
(66) 「須藤次郎先生略歴」「法学研究」第五十九巻第二号、慶應義塾大学法学研究会、一九八六年、一九九ページ。なお、須藤は一九八五年に慶應義塾大学法学部を定年退職している。
(67) 本章第1節で言及したように、須藤の中間報告論文の初出版と所収版に内容の相違はない。しかし、所収論文ではタイトルが「カトリックの立場から」と変更されているものの、初出・所収版ともに本文中でカトリックの立場をとるとは宣言されておらず、カトリックの議論は姦通との関連で注に一カ所紹介されているだけである。そして、『人工授精の諸問題』の編者に須藤の名前はない。このことから、須藤は中間報告以降のある時点から民法研究会と距離を置いていた可能性が推察される。
(68) 前掲「現行法より見た人工授精」一九ページ。このケースは息子夫婦がＡＩＤをおこなったという真相が判明し、調停が取り下げられたという。
(69) 同論文二〇―二一ページ
(70) 同論文二一ページ
(71) デンマーク人工授精法案については、下記の田中／人見論文を参照されたい。田中実／人見康子「デンマーク人工授精法案」「法学研究」第二十八巻第九号、慶應義塾大学法学研究会、一九五五年、七五一―七五八ページ（前掲『人工授精の諸問題』所収、一八一―一九二ページ）
(72) 「現行法より見た人工授精」二二ページ
(73) 同論文二三ページ
(74) 前掲「討論」四二ページ

(75) 前掲「法理念との関連・立法政策の検討」二九ページ
(76) 同論文三〇ページ
(77) 同論文三〇—三一ページ
(78) 同論文三一ページ
(79) 前掲「不妊性の研究」六—八ページ
(80) 前掲「法理念との関連・立法政策の検討」三二—三四ページ
(81) 前掲「私達の行なつている人工授精」八五ページ
(82) 前掲「人工授精」六三五ページ
(83) 他方、藤森速水率いる大阪市立大学産婦人科学教室では、「〔未知の：引用者注〕悪質の遺伝因子とか、又は突然変異というものが将来起きないという事は現在の医学では絶対保護する事は出来ない故」、つまり、子になんらかの先天疾患が生じた際の責任回避手段として、患者が連れてきた夫の血縁者に精子を提供させていた（田路嘉秀「不妊症の診断と治療、殊に人工授精について」、前掲「産科と婦人科」一九五四年十一月号、九一六ページ）。
(84) 前掲「私達の行なつている人工授精」八五ページ
(85) 前掲「人工授精に就て（承前完）」八四—八五ページ
(86) 前掲「人工授精児はつづく」三ページ
(87) 前掲「私達の行なつている人工授精」八五ページ
(88) 安藤画一「不妊に関する新知見」「産婦人科の世界」一九五一年五月号、医学の世界社、四七二ページ
(89) 前掲「討論」三七ページ

(90)　同論文三八ページ
(91)　同論文四〇ページ
(92)　同論文三六ページ
(93)　同論文四二ページ
(94)　同論文四六ページ。なお、所収版で佐々木のこの発言は以下のように書き換えられている。「親子関係の存否確定については、これを親の意思にかからしめることをできるだけ避け、客観的な事実をより尊重せんとする傾向が一般に是認されているとすれば、明らかに父子たり得ない者の間に、人工授精についての夫の同意を根拠として、父子関係を確定し得るものと考える態度自体が、一般的趨勢に逆行することにはならないでしょうか。いま一つ、将来の立法問題は別として、現行法の下で人工授精子を保護しようとする場合に、解釈上の無理を犯してまで、手術に同意した夫に父たる身分を認める必要があるのですか」（前掲『人工授精の諸問題』二一一ページ）
(95)　前掲「討論」四六―四七ページ
(96)　同論文四七ページ
(97)　前掲『人工授精の諸問題』一ページ
(98)　「田中実教授主要業績」「法学研究」第六十七巻第一号、慶應義塾大学法学研究会、一九九四年、一四六―一四八ページ、「須藤次郎先生主要業績」「法学研究」第五十九巻第二号、慶應義塾大学法学研究会、一九八六年、二〇〇ページ、「人見康子教授主要業績」「法学研究」第六十四巻第十二号、慶應義塾大学法学研究会、一九九一年、四二四―四二七ページ。小池の業績は国立国会図書館サーチで検索した（「国立国会図書館」〔http://www.ndl.go.jp/〕［アクセス二〇一四年十二月五日］参照）。
(99)　前掲「人見康子教授主要業績」に反映されている範囲で以下の論文がある。「人工授精と父子関係」「自由と正義」第十五巻第二号、日本弁護士連合会、一九六四年、一―五ページ、「最近の英国における人工授精論議――英国内務省委員会の報告を中心に」（田中実編『法哲学と社会法の理論　峰村光郎教授還暦記念』所収、有斐閣、一九七一年、五五一―六〇九ページ〔田中実との共著〕）、「人工授精と親子法」「ケース研究」第百五十号、家庭事件研究会、一九七五年、六〇―六九ページ、「人工授精と体外受精」（中川善之助先生追悼現代家族法大系編集委員会編『親子・親権・後見・扶養』〔「現代家族法大系」第三巻〕所収、有斐閣、一九七九年、五四三―五五八ページ）、「試験管ベビーの法律問題」「法学セミナー」一九八三年、第二十七巻第七号、日本評論社、九八―一〇一ページ、「体外受精の法的問題」「産婦人科の世界」一九八三年四月号、医学の世界社、三八三―三八七ページ、「体外受精の法律問題」「大学時報」第百七十七号、日本私立大学連盟、一九八四年、六八―七一ページ、「体外受精をめぐる法律問題」「ジュリスト」第八百二十八号、有斐閣、一九八五年、四〇―四五ページ、「親と子の決定要因はなにか――配偶者以外の体外受精児の出現」「時の法令」第千二百三十六号、法令普及会、一九八五年、二五―三三ページ、「体外受精をめぐる法律問題」「受精・着床」一九八四年号、日本受精着床学会、一九八四年、二〇七―二一二ページ、「生命科学の進展と法律――代理の母の法律をめぐって」「民事研修」第三百五十号、日本加除出版、一九八六年、二五―三九ページ、「生殖補助技術と法律」「民事研修」第四百九号、日本加除出版、一九九一年、九―二八ページ

（100）人見は一九七〇年代終盤あたりから、ＡＩＤによって出生した子の法的父子関係は新立法による解決を待つべきという立場をみせるようになる（前掲「人工授精と体外受精」五四四ページ、前掲「親と子の決定要因はなにか」二八ページ）。つまり、小池による中間報告の立場への回帰がみられるようになる。

（101）慶應義塾大学法学部編『語り継ぐ三田法学の伝統――慶應義塾大学法学部法律学科史』慶應義塾大

学出版会、二〇〇六年、一九二ページ

(102)「第一回日本不妊学会中国四国支部集談会」「日本不妊学会雑誌」第四巻第一号、日本不妊学会、一九五九年、一〇三ページ

(103) 安藤画一「人間人工授精の側面観」「日本不妊学会雑誌」第四巻第二号、日本不妊学会、一九五九年、九九ページ

第5章　家族計画運動と非配偶者間人工授精

第3章でもみたように、終戦を迎えて人口過剰問題が顕在化した。一九四〇年代終盤には優生保護法の制定によって中絶が一部合法化（精確には違法性が阻却）され、五〇年代に入ると避妊の普及を主な目的に据え、官民をあげての家族計画運動が展開される。家族計画が過剰人口対策であるかぎり、そこで問題になるのは主に避妊である。しかし、家族計画は過剰人口対策としてだけ語られていたわけではなく、そこに不妊への医療的介入も組み込まれることがあった。

1　家族計画の国策化

安藤画一らは慶應義塾大学医学部附属病院の家族計画相談所でＡＩＤ実務を担っていた。つまり、安藤らは家族計画を実現する手段の一つとしてＡＩＤを位置付けていたのである。[1] 一九五〇年代中盤から人口政策との関連で「家族計画」を冠する運動が本格化するのだが、この運動との関連で、

ＡＩＤはどのように語られていたのだろうか。そして家族計画運動との関連で語られる不妊は、戦中の人口政策に即して語られたそれとは連続していたのか、あるいは断絶していたのか。

この点を検討する前に、家族計画が国策化されるまでの経緯を簡単に確認しておく。第３章でも言及したように終戦直後、人口過剰が問題視されるようになっていった。一九四六年一月、厚生省は人口過剰問題の所在点を明らかにし対策の方途について意見を求めるため、永井亨ほか十七人の学識経験者を集め、人口問題懇談会を開催した。懇談会で提示された問題は複雑多岐にわたるため、慎重に議論する必要があるということで、新たに人口問題研究会に人口政策委員会が設けられ、継続審議された。(2) 同年十一月には、人口問題研究会から「新人口政策基本方針に関する建議」が出され、ここで「受胎調節」（避妊）が容認された。しかし、これは「逆淘汰現象を随伴する惧れあるをもつて、社会的活動に貢献の少ない寧ろ障害となるような子孫を生むべき家族において出生減退が現はれ、優秀なる資質の子孫を生むべき家族の両親の出生意欲を向上せしめるが如き方策をとる等、出生調節の普及による逆淘汰現象の発現を極力防止する」(3) ことが要請されたうえでの消極的な容認であった。このように、戦後間もなく人口過剰問題が顕在化したといっても、政府上層部には出生児数を制限させることには否定的な見解がみられたのである。(4)

こうしたなか、一九四七年七月には、日本医師会で国民優生法の改正問題を検討するために産婦人科医から成る委員会が招集された。委員を委嘱されたのは久慈直太郎、長谷川敏雄、安藤画一、堤辰郎、岩田正道、小畑惟清、木下正一、荘寛だった。(5) 八月には戦後、民主自由党参議院議員となった谷口弥三郎が国民優生法申請手続きの簡略化、優生学的理由による中絶の容認などを内容とする「産児制限に関する質問書趣意」を内閣に提出した。これとは別に、同年同月、社会党衆議院議員である太田典礼、加藤シヅエ、福田昌子から初めて優生保護法が議員立法として提出（受け付けは十月）された。[6][7]この法案は、不妊化処置、避妊、中絶について医師の大幅な裁量権を認めるものだったが、[8]提出が遅れたため審議未了で廃案となった。ティアナ・ノーグレンは、社会党の法案が失敗した理由に、不妊化処置や中絶、避妊を容認する急進性に占領軍の高官や国会議員が難色を示したこと、太田らの根回しが不十分だったこと、アメリカ大統領になる野望を抱いていたダグラス・マッカーサーが日本で中絶と避妊の合法化を許可することで本国のカトリック教徒による政治的支持の消失を恐れたこと、を挙げている。[9]

その後、谷口が「この法案は原則的に賛成だから通過するように協力したい。しかし、急進的すぎると思われる点もあるので、修正してはどうか。それに参議院で出した方が通り易いと思うから、提出をまかせてくれないか」と持ちかけてきた。太田は当初これに反発を示したが、周囲からの説得に妥協し、新たな優生保護法案は一九四八年六月の国会で両院から同時提出され、可決された。[10]成立した優生保護法では、太田らの法案と異なり、避妊に関する項目は設けられなかった。それでも、同法第三章「母性保護」で、「別表中第一号または第二号に掲げる疾患に罹つているもの」すなわち「遺伝性精神病」「遺伝性精神薄弱」の罹患者、「分娩後一年以内の期間に妊娠し、且つ、分娩によつて母体の健康を著しく害する恐れのあるもの」、「現に数人の子を有している者が更に妊娠し、且つ、分娩によつて母体の健康を著しく害する恐れのあるもの」、「暴行若しくは脅迫によつて、又は抵抗若しくは拒絶することができない間に姦淫されて、妊娠したもの」に対して、優生保護委員会による審査を要件に中絶が容認された（第十三条）[11]。つまり、人口増加を妨げるものと位置付けられてきた中絶が、優生政策と結び付き、多産による母体の健康被害を回避するものと読み替えられ、中絶が母性保護に包摂されていったのである。

一九四九年には同法が改正され、いわゆる「経済的理由」による中絶が容認されるとともに（第十三条第一項第二号）、都道府県に最低一カ所の優生結婚相談所の設置が義務付けられ、そこで受胎調節指導をおこなうことが認められた（第二十、二十一条）[12]。また、同年には内閣に設置された人口問題審議会から「人口調整に関する建議」が出され、家族計画にも言及されていた。ここでは、家族計画は、国民が「健康で文化的な生活」を送るために自主的におこなう、避妊を用いた出生児数の調整と位置付けられ、それが国家の抱える人口問題の解決に資するようにする必要性が指摘されている[13]。しかし、人口問題審議会は翌年三月をもって廃止されたため、この建議の内容は具体化されなかった[14]。

一九五二年の優生保護法改正では、本人または配偶者が遺伝性でない精神病に罹患している場合も中絶の適応となり（第十四条第一項第一号）、中絶にあたっての地区優生保護審査会の事前認可制が廃止されるとともに、受胎調節実地指導員の制度が設けられた（第十五条）。そして優生結婚相談所が優生保護相談所と名称変更され、都道府県および保健所を有する市町村への設置が義務付けられた（第二十、二十一条）[15]。同法改正と同時に、厚生省から「受胎調節普及実施要領」が出された。ここには、「最近人工妊娠中絶は激増の傾向にあり、その母体の生命及び健康に及ぼす影響は相当に考慮すべきものであるので（略）受胎調節の普及を行い、国民の福祉及び資質の向上をはかるものとする」[16]とあり、この時点で受胎調節＝避妊の普及は、表向きは人口政策でなく、母体を保護するため、つまり母性保護の手段であり、中絶の代替措置と位置付けられていた。

一九五四年七月には、人口問題研究会が「家族計画の普及に関する決議」を採択し、「家族の生活水準及び健康の保持向上を目的として、各夫婦が自由かつ自主的に、子女の数及び出生間隔を合理的、計画的に調整する」ものとして「家族計画」が位置付けられ、「人口対策の一として」[17]捉えられた。これは、委員長寺尾琢磨以下、十五人の委員が十二回の委員会を開いて作成したものだった。[18]そして、八月十四日に人口問題審議会が常設機関として厚生省に設置され、二十二日に同審議会が「家族計画の普及に関する決議」を原案として「人口の量的調整に関する決議」を採択した。[19]ここには、「政府は従来行われている受胎調節運動を単なる母性保護の立場からのみでなく、総合的人口政策の一環としての家族計画の立場から取り上げ、出産制限を希望するものに対してはことごとく適正なる手段と便宜を与え、またこれが普及を困難ならしめている一切の障害と摩擦とを排除する方途を講ずるよう措置することが必要である」とあり、「総合的人口政策」として家族計画が捉えられ、それを実現する手段に受胎調節が位置付けられた。この「総合的人口政策」は、「人口の優生学的資質の動向に対して万全の注意を払う」[20]ものでもあった。戦中、母性保護が人口増強政策のための方法として捉えられていたのに対し、「総合的人口政策」では人口増加の抑制が目指されていた。それでも、人口減少が目論まれていたわけではなく、さらに、「人口の優生学的資質」も重視されていた。つまり、依然として女性には母たる役割が求められ、母には「優秀な」子どもを産み、育て上げる役割が課されていたのであり、「総合的人口政策」でも母性保護が要請されたのであった。[21] この提言のすべてがその後、政策として実行されたわけではなかったが[22]、同年、家族計画運動が予算化された。[23]

一九五四年にはほかにも、人口問題研究会が、企業体レベルでの家族計画運動の指導・相談窓口となる新生活指導委員会を設置した。[24] また、新聞「家族計画」を発行するなど、家族計画運動の指導的役割を果たした民間組織日本家族計画普及会が誕生し、日本家族計画連盟が発足した。[25] 久保秀史によると、前年八月にアメリカのクラレンス・ギャンブル[26]が来日して帝国ホテルに古屋芳雄、馬島僴、加藤シヅエ、天野景康、舘稔、三原信一、寺尾琢磨、北岡寿逸を招き、諸団体を統合して全国的な組織をつくり、国際家族計画連盟に加入し、第五回国際家族計画会議を東京で開催するように示唆したことが、日本家族計画連盟の成立につながった。[27] 連盟理事には、天野景康、岡崎文則、加藤シヅエ、北岡寿逸、古屋芳雄、小泉ハツセ、下条康麿、舘稔、戸田正三、福田邦三、福田昌子、馬島僴、水島治夫、山口正義、そして安藤画一が名を連ねた。[28]

一九五九年に家族計画行政の担当は公衆衛生局庶務課から児童局母子衛生課に所管が移され[29]、家族計画の人口政策という意味付けが後退する。この所管変え後、事業の内容でも受胎調節の指導は後退し、新婚者教育、不妊相談、思春期保健といった方向に進んでいった。[30][31]

2　家族計画と不妊への医療的介入

政策レベルの議論では母性保護という要素を含みながら、人口増加対策と捉えられていた家族計画ではあるが、それと不妊はどのような関係にあったのだろうか。安藤画一は、受胎調節実地指導員に対する指導用テキスト『わが家の人口計画』で、「家族計画は、産児数の調節―加減―であって、一方的の減少のみではない。従つて妊娠できる婦人には減少の外に増加も企てられ、妊娠しない婦人―不妊婦人―には不妊の治療も施されねばならぬ。要するにこの本で述べようとするのは次の三大項目である。一、家族計画の理論―家族計画の目標と実施方法とに関する理論を述べる。二、受胎調節。三、不妊性の治療」と主張していた。[32] 安藤は受胎調節実地指導員に対し、家族計画と関連付けて避妊方法だけでなく、不妊への医療的介入法の知識を獲得させようとしていたのである。このテキストの広告が助産婦向け雑誌「保健と助産」にたびたび掲載されていて、一九五四年五月号二四ページの広告には、厚生省公衆衛生局長山口正義と国立公衆衛生院院長古屋芳雄が推薦者とされ、「指導者のための正しい指導書」「厚生省は（略）正しい受胎調節の為の指導者の要請に乗り出した。受胎調節講習会の名講師安藤博士が講習会用の教科書又は参考書として医学的にわかりよく書いた指導書」とある。つまり、不妊への医療的介入も家族計画を実現する手段と捉えられていたテキストを、厚生省の受胎調節実地指導行政担当部署の責任者が推奨していたのである。[33]

安藤のほかにも、厚生省の母子衛生課長から東北大学に移った産婦人科医の瀬木三雄や、杉並保健所に勤務しながら助産婦向け雑誌の家族計画関連記事にもたびたび登場した産婦人科医奈良林祥も家族計画を実現する手段に不妊への対処を包含させていた[34]。これらの文献の著者は産婦人科医であり、家族計画は家庭の幸福と関連付けられていた。

一九五五年には政府や財界の協力を得て、「人口過剰と家族計画」を議題とし、総会八回、研究会五回、シンポジウム一回からなる第五回国際家族計画会議が開かれた。その第三回研究会の内容が「不妊症及び人工妊娠」だった。ここで、アメリカ人エドモンド・J・ファリスが人工授精と排卵期の関係について、イギリス人M・H・ジャックソンが人工授精に用いる精液の濃縮方法ついて、日本からは荻野久作が排卵期について、そして山口哲が不妊への医療的介入法全般について報告した[35]。ただし、ここで家族計画が人口増加対策の文脈で捉えられていたといっても、国際家族計画会議はマーガレット・サンガーが会長を務める国際家族計画連盟の大会[36]であり、アメリカでは三〇年代からバース・コントロールクリニックで不妊への医療的介入がおこなわれていたことには留意が必要である[37]。

会議の準備のため、産児調節関連団体や個人が集まり、日本家族計画連盟が結成され、会議について連日新聞でも報道され、内閣総理大臣や厚生大臣をはじめとした有力政治家も参加した[38]ように、この会議は日本の家族計画運動にとって象徴的な意味を持つものであった。こうした場で、家族計画と不妊への医療的介入が関連付けられていたのである。

しかし、そこにＡＩＤを含めることに関しては、論者によって温度差があった。安藤は「常道ではないが最後に残された窮余の一策」として人工授精を位置付け、ＡＩＨとＡＩＤを並べて紹介し[39]、山口はほかの不妊への医療的介入法とＡＩＤを同列に扱っていた。他方、ジャックソンの報告はＡＩＨが前提の議論であり[40]、瀬木はＡＩＤに言及はするものの、「これについては、いろいろ批判する人もあり、是非の議論がありうることでしょう[41]」と述べるにとどめ、特に価値判断を示していない。

また、不妊への対処を家族計画を実現する手段の一つとすることを明確に否定する立場もみられた。人口問題研究会の寺尾琢磨は、以下のように述べていた。

家族計画というのは単に子供を制限するだけでなく、場合によれば子供を生むことも入るのだ。子供のいない人が人工授精などによつて生むこともその中に入るのだと解釈している人がありますが、私はその考え方は間違いだと思います。家族計画の本質は、やはりうつちやつておけばふえるものを、予防的に調節するということであつて生むにしても一定の時間的間隔をおく、産児のスペーシングが必要なのであります。ところが必ずしもそうではなくて、場合によればふやす方も入るのだと説明を加えるのは、ある一部から産児制限に対して放たれる非難を回避しようとする、ごまかしの意図が含まれているのではないかと思います。日本では五年ほど前から人工授精がはじまり、今までに大体百人ばかり人工的な子供ができております。しかし一年に二百万人も生れる中で五年間で百人ぐらいの数は全体に何等の影響も与えないという意味で無視してよい。家族計画はやはりチェックの面に限られると解釈すべきでありましょう。不純物を加えて概念を混乱させることは私の賛し兼ねることであります[42]。

寺尾は安藤ら産婦人科医とは異なり、個々の夫婦の幸福ではなく、国家の人口対策という観点から家族計画を論じていた。他方、安藤は家族計画の目標として「一、家庭経済。二、母性保護。三、完全育児。四、消極的優化─遺伝的悪質者出産の予防」を挙げていて、ここに数の面での人口政策は含まれていなかった。「家庭経済」については、「収入者が少く消費者が多くなれば窮屈になる」ため、「専ら『生れ出る子供の数』」の問題になる。母性保護[43]については、妊娠・出産という「生殖現象は既に病的現象に属する異常状態であって、母性の健康と生命とを脅かすもの」であるため、「母性を保護するためには、生殖の度数を少くし且つ生殖の間隔を長くすること」が要請される。「完全育児」については、「いやしくも出産した以上は、その子を心身ともに完全に哺育するのが、親の義務であり責任」であり、「産児一人の完全哺育に消費さるべき母の心身損耗は甚大となる」ため、「出産の短期連続では完全哺育もやむなく不可能となる」とされた。「消極的優化─遺伝的悪質者出産の予防」については、「優生学的に見て『家庭または社会の福祉に災する児』の出産を避けることによって国民素質の悪化を予防すること」とされ、「数の調節」ではないため「避妊法よりもむしろ不妊法（優生手術）を採る」ことが推奨された。これだけでは、避妊[44]や場合によっては不妊化処置による出生児数の抑制、あるいは出産間隔の調節だけが安藤の家族計画の実現手段になるかのようにみえる。しかし、安藤は「母性を保護して完全育児を可能ならしめる」ためには「計画的に子の数と分娩間隔とを定めなければならぬ」と主張する[45]。つまり、計画よりも子の数が少ない場合も問題になりうるのであり、ここに、不妊への医療的介入が家族計画を実現する方法として位置付けられる。これが寺尾と安藤ら産婦人科医とで不妊への対処の扱いに差異が生じた背景と捉えられるだろう。

3 助産婦向け雑誌の動向と不妊相談

受胎調節実地指導員として家族計画運動の末端を担ったのは主に助産婦だが、彼女たちに向けた情報媒体では、家族計画と不妊への対処はどのように関連付けられていたのだろうか。ここでは、この時代の助産婦向け雑誌、具体的には商業誌「助産婦雑誌」(一九五二年創刊、月刊、医学書院)、および助産婦(産婆)[46]職能団体の会誌「保健と助産」(一九四七年創刊、月刊、五八年からは「助産婦」)を分析する。[47][48]

まず、受胎調節指導や家族計画運動を扱う記事(固有のタイトルが付いている記事であり、タイトル中に受胎調節、実地指導、家族計画、優生保護法、およびそれらに類する語が含まれているもの)は、一九五二年の創刊から五九年までの「助産婦雑誌」では五十八件、四七年の創刊から五九年までの「保健と助産」「助産婦」では四十五件ある。

しかし、ここで家族計画と関連付けられるのはほとんどが避妊である。それでも、例えば一九五九年五月号の「助産婦雑誌」では、「家族計画特に不妊症指導[49]」という記事が含まれている。また、一九五六年七月号の「保健と助産」掲載の「家族計画の歴史とその考え方」では、「子供を大事にということならば産み方を抑える方と同時に不妊症の人にはどうしたらそれをなおせるかの相談にものつてあげる必要のあること」が「家族計画の問題」[50]として言及されている。さらには、受胎調節に不妊への対処が包含される場合もあり、「助産婦雑誌」一九五三年五月号に掲載された「脚本受胎調節相談」という記事に不妊相談の脚本もある。なお、ＡＩＤについては前記いずれの記事でも言及されていない。特に「脚本 受胎調節相談」では、相談に訪れた男性に対して「あなたの精液をとつてある方法で奥さんの方に入れる」「人工妊娠」が選択肢として示され、「他の人のをもってくるのですか！」という質問には、相談者の精液中の精子は少ないが存在しているという設定のためか、「いいえ」と答えている。[51]

不妊が家族計画との関連で取り上げられることはさほど多くはなかったが、それでも、目次に反映されているレベルで「助産婦雑誌」では十八件、「保健と助産」「助産婦」では十一件と、助産婦向け雑誌には不妊をテーマに扱う記事がしばしばみられた。こうした記事の執筆者の大半は産婦人科医だったが、ＡＩＤについては著者によって扱いが異なる。例えば、森山豊による不妊への医療的介入の解説記事が、この時期の「保健と助産」誌上に四本掲載されているが、いずれにもＡＩＤへの言及はない。[52]さらに、同誌編集兼発行人だった草間弘司は、ＡＩＤについて「一般的に普及せられるべきものではないと思う」[53]と慎重な態度をとっていた。他方で、慶應義塾大学医学部の産婦人科学教室員も不妊への医療的介入に関する記事を執筆し、そのなかで人工授精としてＡＩＨと併記する形でＡＩＤを紹介していて、こうした記事は両誌あわせて十件みられた。[54]

このように、家族計画と関連付けられることはさほど多くなくとも、助産婦向け雑誌で不妊はそれほど珍しいテーマではなかったのである。そして不妊への医療的介入法を解説する記事がしばしば掲載されていたのは、家族計画運動の文脈とは別に、助産婦が不妊相談に応じる場合もあることが想定されていたためだろう。

それでは、実際にはどのような形で助産婦による不妊相談がおこなわれていたのだろうか。参照した助産婦向け雑誌には、不妊相談事例をまとめた記事は存在しなかった。それでも、「助産婦雑誌」一九五四年六月号には、読者助産婦の投書が掲載され、「受胎調節指導員としての責任上妊娠を防ぐことだけではなく妊娠させる事も指導せねばと努力」しているが、「配偶者間と非配偶者間とに分けてさきの配偶者間は問題ないと思います。問題は非配偶者間ではないでしょうか。（略）子供のない夫婦に如何にして異性愛的愛情をそこなう事なく人工授精させる事を指導し、幸福な生活をもとめてあげるかは青年である私達には背負いきれない重荷です。しかし、他人の生んだ子供を育てるより自分のお腹を痛めて子供を産みたいと望むのは女性のかくしきれない本心ではないかと思う時、この問題を簡単に処理できない複雑さがある」[55]と、不妊相談での人工授精、実質的にはＡＩＤの扱いについて悩みが打ち明けられている。このように、実際に受胎調節の実地指導業務の一環として不妊相談をおこなっていた助産婦も存在していたのである。

また、受胎調節実地指導や家族計画と関連付けられてはいなくとも、「保健と助産」誌上の読者助産婦による質問コーナーでは、時折不妊相談での困難事例に関する質問が掲載されていた。受胎調節実地指導員の制度化前の段階でも、一九四九年八月号で、「二十八歳の健康な婦人ですが、結婚後約三年にもなりますけれども妊娠致しません。二、三の婦人科医の診察を受けましたところ、高度の〔子宮の：引用者注〕後屈があるのみで、他に不妊の原因は認められないとのことで、手術をすゝめる医師とホルモンを注射した方が良いという医師とあるので、何れにすべきか迷っております。月経も正常で、性病等もありませんが、如何にするのが最良の方法でしょうか」という質問に対し、産婦人科医の木下正一は、手術療法とホルモン療法双方の可能性に言及したうえで、結局「良い婦人科医の慎重な判断に待つ必要があるでしょう[56]」と答えている。また、一九五〇年三月号では、「二十歳の既婚女子、十七歳で初潮、十八歳のとき淋病をうつされ、スルファミン剤を内服して治療す。結婚後三ヶ月ほど月経が休止し、時々下腹痛あり。月経周期は二十日内外、持続三―四日、下腹痛が特に過度の性交後に強い。以上のような淋病の経歴及び月経周期から考えると妊娠は不可能でしょうか、また月経周期の過小な理由とその療法を教えてください」という質問に木下はやはり「経験のある婦人科によく相談することがよいと思う[57]」と答えている。

家族計画が国策化されたあとの段階では、一九五七年五月号で「三十四歳の家庭婦人です。二十三歳で結婚以来一度も妊娠したことがありません。夫は健康で体格もよいほうです。婦人は体格も栄養もよいのですが、ただ月経が一年に一回か二回しかなく、あっても二―三日で量も極端に少ないということです。近頃卵胞ホルモンのデポー剤を注射したところ月経様の出血があったということです。このような婦人から、何とか子供がほしいが、と相談を受けたのですが、どうしたらよろしいでしょうか」という質問に、森山豊がホルモン療法について解説したあと、結局「まず医師の諸検査をうけ、それから適当な治療をうけるようにおすすめしたらよいでしょう[58]」と回答している。

このように、助産婦が不妊相談を受けたとしても、不妊になんらかの医療的処置を施すのは助産婦ではなく医師であるため、結局は病院での受診を勧めることが第一の選択肢となる。これが避妊指導との大きな違いだろう。木村尚子は受胎調節実地指導をおこなっても収入に結び付かないという助産婦の意見を紹介[59]しているが、病院での受診を勧めることが最有力な選択肢である点を考慮すれば、不妊相談は避妊指導以上に業務として成立するのが困難だったと考えられるだろう[60]。

4 不妊相談の位置付け

それでは、助産婦の業務で不妊相談はどのように位置付けられていたのだろうか。この点に関し「助産婦雑誌」創刊号（一九五二年一月）の記事では、病院出産[61]や中絶の増加によって仕事が減った助産婦の「今の苦境」が指摘され、そのうえで苦境から脱するため、助産婦が「①産みたくない人には調節を②産めない不妊症には産む方法を③機械的な夫婦生活に悩む人には正しく楽しむ方法を④妊娠中と出産前後の態度を⑤離乳中での育児法を教えると同時に、必要な器具薬品を指導づきで取り次ぐ仕事」をおこなう「母性の保護に任ずる職業に進化[62]」するよう求められていた。助産婦が置かれた境遇については、日本看護協会助産婦部会長を務めた横山フクも一九五〇年時点で「業務上に於ては経済界の不況のため半数以上慣行料金を下廻り、無料取扱いさえ漸次其の数を増し、収入は減収の一路を辿つている。他方税金に於ては一般に嘗ての華やかな時代[63]のそれが今日に踏襲され、実態に副わない憾みがある。而も世を挙げて産児制限の風潮しげく、残された分娩に他の侵蝕を慨く現状である」[64]と記していた。

しかし、苦境から脱する方法の一つと位置付けられた「①産みたくない人には調節を」すなわち、受胎調節指導をおこなうことは、出産介助という仕事の減少につながりかねず、保健所から講習会に呼ばれた助産婦のなかには「そんなことしたら私らの商売あがったりや。自分で自分の首を絞めるようなことを、何で私らがやらなあかんの。誰が決めたんや。そんなアホらしいことできるもんか」などと反発する意見もみられたという[65]。

反対者が存在しようとも、受胎調節実地指導は助産婦の業務となっていくのだが、ここに至ってもう一つの問題が生じた。一九五二年に改正された優生保護法の第十五条では、医師のほか、講習を受け、都道府県知事の指定を受けた助産婦、保健婦、看護婦が「避妊用の器具を使用する受胎調節の実地指導」をおこなうことができると定められた[66]。つまり、他職種との競合という問題である。この点について厚生大臣主催の受胎調節懇談会に参加した横山は、「全国各地の会員の皆様には［受胎調節実地指導業務の担い手を：引用者注］助産婦だけにしきれなかつた私達を無能と叱られるだろう[67]」と述べていた。受胎調節実地指導で特に助産婦の競合相手となりえたのは、優生保護相談所が設置された保健所に勤務する保健婦であり[68]、保健婦向け商業雑誌「保健婦雑誌」（一九五一年創刊、月刊、医学書院）にも、五一年から五九年までの期間で受胎調節と家族計画に関連する記事（判断基準は助産婦向け雑誌と同様）が十四件存在した。しかしこれらの記事では、毛利広や村松稔が国際家族計画会議との関連で一言触れているだけで[69]、家族計画や受胎調節と不妊は全くといっていいほど関連付けられていない。また、この期間の同誌に不妊への医療的介入を解説する記事はみられない。したがって、結局は病院の受診を勧めることが最有力の選択肢となるものの、不妊相談も含んだ受胎調節指導に関する知識面で、助産婦が保健婦との差異化を図ることは可能だったといえるだろう。

しかし、助産婦による不妊相談自体は横山の問題提起よりも前からおこなわれていて、収入もさほど見込めないことから、助産婦の境遇を改善するほどのものではなかったといえるだろう。一九五二年以降に、受胎調節実地指導や家族計画運動との関連で、特に戸別訪問指導などを通して実際に不妊相談をおこなう助産婦が増加したのだとしても、そこから利益を得るのは助産婦ではなく、産婦人科医だったのである。

ここで残された課題、すなわち不妊相談でのＡＩＤの位置付けを検討する。前述のように、助産婦向け雑誌では安藤をはじめとする慶應義塾大学の産婦人科医がＡＩＤを推奨していた。

安藤自身は三水会という助産婦への補習会を主宰し[70]、自身が一貫して助産婦教育に取り組んできたと述べている[71]。三水会は毎月第三水曜日に開催されていて、会費なしで「開業助産婦其の他誰方でも」参加できたようである[72]。安藤はまた、一九五四年八月号の「保健と助産」誌上で「助産としては全経過中産婦に附添つて、気永く熱心に監視と処置との役を果たさねばならぬ。この注文は婦人の天質に合致し、而かも助産を専門とする者が果し得るもので、少なくとも男子の医師には望み得ないものである。かく考えてみると助産婦という専門制度は是非必要である。（略）助産婦制度を存置するのが合理的で、之を廃止するのは時代の進運に添わぬ誤である[73]」と主張していた。つまり、出産総数のうち四七年で三・五％、五〇年で五・二％、五五年で一六・二％[74]と、医師による分娩介助が増加する状況のなかで助産婦による分娩介助の必要性を主張していたのである。この点、大林道子も安藤を「くり返し、助産婦による分娩介助の存続を訴え、助産婦制度を擁護している[75]」人物と評し、関口允夫も「恩師安藤教授は、分娩は助産婦がやるべきで、医師は子宮癌を始めとした研究に努めるべきだという教えを自ら実践し、どんな金持ちの家族の出産にも絶対立合をしない[76]」と回顧している。また、前述のように安藤は受胎調節実地指導員に対するテキストを執筆していて、その広告が助産婦向け雑誌に掲載されている。このように助産婦に対してある程度の影響力があった人物によってＡＩＤが推奨されていたのである。

それでも、前述した「助産婦雑誌」一九五四年六月号の投書では、投書主の助産婦がＡＩＤを相談者に推奨すべきか悩んでいるように、すべての助産婦が不妊相談で一も二もなくＡＩＤを勧めていたわけではないことがみてとれる[77]。しかも、助産婦が相談者にＡＩＤを提案してもしなくとも、患者がＡＩＤの適応となるか否かは医師の判断にかかっている。したがって、助産婦による不妊相談で重要だったのは、どのような対処法を紹介するか、ではなく、どのようにして病院を受診させるか、あるいは、どのようにして「良い婦人科医」「経験のある婦人科医」を紹介するか、という点であった。そして、そうした婦人科医として安藤ら慶應義塾大学医学部付属病院の医師が位置付けられ、その結果ＡＩＤが施術されたというケースも想定できるだろう。

5 メディアと「人工授精」

それでは不妊患者の情報入手先として、助産婦以外の経路は考えられないだろうか。田間泰子は、避妊方法の情報源として、女性誌などのメディアが大きな役割を果たしたこと、そしてメディアには避妊情報とともに、不妊への医療的介入に関する情報も掲載されていて、各家庭の自主的な家族計画を実現する手段として両者が位置付けられていたことを指摘する。(78) 一九五九年に慶應義塾大学医学部附属病院を訪れた女性に対しおこなわれた調査でも、二百五十一人中、最多の八十四人が女性誌から人工授精の情報を得ていたことが示されていた。(79)

たしかに、この時代の女性誌には、安藤をはじめとする慶應義塾大学の産婦人科医による不妊への医療的介入法の解説記事がたびたび掲載されていた。(80) こうした記事では、ほかの不妊への医療的介入法にも言及されるが、なかでも人工授精が強調され、AIDはAIHと並べて紹介されていた。そして、AIDは①養子縁組と比較し、妻が血縁のある子どもを妊娠できること、②妊娠・出産に至った患者が幸福な生活を送っていること、③提供者と被施術者は双方の情報が秘匿されること、つまり両者が遭遇する危険のないこと、④ほかの方法で妊娠できない夫婦が子どもを得るための唯一の最終手段であること、が主張されていた。また、女性誌には医師の処置によって妊娠するに至り、子がいない「不幸」から救われて幸福な生活を送っているという女性の体験談があわせて掲載(81)

されることもあり、子どもができない女性に向けた情報が掲載されていた。

他方、興味本位という面が強いながらも、男性向け雑誌でもたびたび「人工授精」（実質的にはAID を意味する）の話題が取り上げられ、慶應義塾大学医学部附属病院に言及されていた[82]。同病院の家族計画相談所の写真が掲載されることもあり、その看板には「受胎調節」「結婚相談」とともに「不妊治療―人工授精」の文字が記されていて、最終手段であるはずの人工授精が前面に出されていたことがみてとれる[83]。前述した同病院を訪れた女性に対しておこなわれた調査では、三十四人が週刊誌から人工授精の情報を得ていたことが示されている[84]。そして男性向け雑誌で、慶應義塾大学医学部附属病院が「子授けの聖地《メッカ》」[85]と表象されることもあり、さらには、「先般、香港からはるばる人工授精に来られた方がおり、私が施術した[86]」という高嶋達夫の記述も存在した。このように、「人工授精」を積極的におこなっている慶應義塾大学医学部産婦人科学教室は、不妊医療研究の権威とみなされるようになっていった。

まとめ

政策レベルでの家族計画には、人口増加の抑制が前面に出されながらも、母性保護という観点も含まれていた。人口増加の抑制という文脈では不妊は問題にならない。しかし、戦中の母性保護会の活動に見られるように、母性保護という文脈では不妊が問題になってくる。ノーグレンや山本起世子が示唆しているように、戦中の人口政策と戦後の家族計画運動は、優生政策という面で連続していた[87]。それだけでなく、中絶や避妊、理想とされる子どもの数をめぐる態度は断絶しているが、母性保護という理念は連続していたのである。そうであったからこそ、安藤をはじめとする産婦人科医個々人の認識や助産婦の相談業務の範囲を超えて、東京開催の第五回国際家族計画会議の研究会でも不妊への医療的介入が取り上げられる余地が残されていた。

「人口の量的調整に関する決議」にあるように、家族計画はあくまでも各家庭で決められるものだった。したがって、安藤が家族計画とＡＩＤを積極的に関連付けていても、それが家族計画を実現する手段として用いられるか否かは、結局各家庭の裁量に委ねられていたのである。そしてこのことは、安藤が「われわれは〔患者にＡＩＤを：引用者注〕強制はしないのであります。すなわち夫婦で揃って、ぜひやってくださいと云う希望で行うのです。（略）そうして証書をとる[88]」「夫婦揃って、われわれの前でぜひやってもらいたいと懇願される。そうしますと、私どもではこれに対して、これは有効であるかどうかは知りませんが、あとで問題が起らないように、これは二人が積極的に申し出たのである、その申し出たことによつてやるのだという証書をとつております[89]」と述べていたように、ＡＩＤの実施にあたって極めて重要な点であった[90]。

戦中の第二回人口問題全国協議会では東京帝国大学の篠田糺が不妊に関する報告をおこなっていたが、第五回国際家族計画会議では、荻野学説で名をとどろかせた荻野久作とともに、慶應義塾大学の山口哲が講演をおこなっていた。週刊誌報道でも、「子授けの聖地」と表象されているように、戦後、特に非産婦人科専門家領域では不妊医療研究の権威が東京帝国大学（東京大学）から慶應義塾大学に移っていった。第五回国際家族計画会議の第三回研究会で、荻野久作以外の三人の発表者が人工授精をテーマに扱っており、また、注（80）に示したように女性誌に人工授精を単体で扱う記事や人工授精による妊娠体験記が掲載され、慶應義塾大学医学部附属病院の家族計画相談所の看板にも「不妊治療—人工授精」と記されていたように、この時代、人工授精に特別の意味が付されていた。

このように、特別の意味が付与された人工授精、特に重度の男性不妊に対して極めて有効な介入法であるＡＩＤによって不妊患者の悩みはすべて解決されたとみなされるようになったのだろうか。答えはもちろん否、である。それには二つの意味がある。一つは、ＡＩＤによって出生した子と母の夫との間に血縁がないこと、もう一つは、不妊原因は女性側にも存在すること、である。それでは、ＡＩＤの導入後、不妊医療研究はどのような展開をたどったのだろうか。

注

（1）家族計画運動に関する先行研究は以下のものがある。前掲『「近代家族」とボディ・ポリティクス』、A. Gordon, "Managing the Japanese Household: The New Life Movement in Postwar Japan" *Social Politics*, 4(2), 1997, pp.245-283、アンドルー・ゴードン「日本家庭経営法——戦後日本における『新生活運動』」三品裕子／山本裕子訳（西川祐子編『戦後という地政学』〔「歴史の描き方」第二巻〕所収、東京大学出版会、二〇〇六年、九五—一二六ページ）、前掲『中絶と避妊の政治学』（Norgren, op.cit.）、前掲『「家族計画」への道』、山本起世子「生殖をめぐる政治と家族変動――産児制限・優生・家族計画運動を対象として」(「園田学園女子大学論文集」第四十五号、園田学園女子大学、二〇一一年、一一一八ページ)など。また、家族計画運動は次の助産婦に関する研究でも扱われている。大林道子『助産婦の戦後』([医療・福祉シリーズ]第三十巻)、勁草書房、一九八九年)、木村尚子『出産と生殖をめぐる攻防――助産婦と産科医の百年』(大月書店、二〇一三年)、高木雅史「戦後初期日本における受胎調節指導――職能団体機関誌にみられる助産婦の意識・実践を中心に」(「福岡大学人文論叢」第四十四巻第二号、福岡大学、二〇一二年、三一一―三四六ページ)など。

(2)前掲『厚生省二十年史』五二七―五二八ページ

(3)人口問題研究会編「新人口政策基本方針に関する建議」人口問題研究会、一九四六年、一五―一八ページ(前掲『性と生殖の人権問題資料集成』第二十五巻所収、一二一―一三二ページ)

(4)前掲「中絶規制緩和と優生政策強化」一一六―一二四ページ

(5)第2章の注(44)で言及したように、一九四二年の第四十回総会後、日本婦人科学会は国民優生法に関する臨時会議を開き、政府諮問に対して中絶や不妊化処置の運用について「医療的行為ヲ拘束スルカノ如キ当局ノ取締モアリ運用上遺憾ノ点少ナカラズ候」とする答申を決議し、直ちに厚生省予防局長に提出した。このように、特に中絶規制の動向は戦前から産婦人科医にとって重大な案件であった。

(6)太田典礼『堕胎禁止と優生保護法』経営者科学協会、一九六七年、一六三―一七〇ページ

(7)優生保護法の成立史を扱ったものに、本章注(1)と(4)で言及した研究のほかに以下がある。石井美智子「優生保護法による堕胎合法化の問題点」(「社会科学研究」第三十四巻第四号、東京大学社会科学研究所、一九八二年、一一三―一七三ページ)、前掲『性の歴史学』、松原洋子「〈文化国家〉

の優生法――優生保護法と国民優生法の断層」(「現代思想」一九九七年四月号、青土社、八―二一ページ)、前掲「戦後の優生保護法という名の断種法」一七〇―二三六ページ、前掲『日本ファシズムと優生思想』など。

(8)「優生保護法案」一九四七年(前掲『性と生殖の人権問題資料集成』第二十五巻所収、一七四―一七五ページ)、前掲『堕胎禁止と優生保護法』三二二―三二四ページ

(9)前掲『中絶と避妊の政治学』六九ページ

(10)前掲『堕胎禁止と優生保護法』一七〇―一七一ページ

(11)谷口弥三郎/福田昌子『優生保護法解説』研進社、一九四八年、一三ページ(前掲『性と生殖の人権問題資料集成』第二十五巻所収、二一一―二四一ページ)

(12)厚生省公衆衛生局庶務課『優生保護法関係法規集』厚生省公衆衛生局庶務課、一九五一年、三―五ページ(松原洋子編・解説『性と生殖の人権問題資料集成――編集復刻版』第二十六巻所収、不二出版、二〇〇二年、一〇七―一二二ページ)。ただし、優生結婚相談所を設置しない県も多く、設置されてもほとんど利用されない場合もあった(前掲『「家族計画」への道』一六九ページ)。

(13)人口問題審議会編「人口問題審議会の人口調整に関する建議」「民族衛生」第十七巻第一号、日本民族衛生学会、一九五〇年、一、四ページ

(14)前掲『厚生省二十年史』五三六ページ

(15)高橋勝好『詳解 改正優生保護法』中央医学社、一九五二年、六二―六六、八七―九六、一〇三―一〇七ページ(前掲『性と生殖の人権問題資料集成』第二十六巻所収、一六一―二二一ページ)

(16)厚生省「受胎調節普及実施要領」「済生」第二百九十六号、済生会、一九五二年、一〇ページ

(17)「財団法人人口問題研究会人口対策委員会の家族計画の普及に関する決議」「人口問題研究」第六十

号、国立社会保障・人口問題研究所、一九五五年、一〇八―一〇九ページ

(18)久保秀史『日本の家族計画史――明治/大正/昭和』日本家族計画協会、一九九七年、一四六ページ

(19)前掲『厚生省二十年史』五三六ページ

(20)「人口問題審議会の人口の量的調整に関する決議」「人口問題研究」第六十号、国立社会保障・人口問題研究所、一九五五年、一一〇ページ

(21)一九四七年の保健所法全面改正、児童福祉法制定によって、保健所を中心に、①妊産婦、乳幼児の保護者に対する妊娠、出産、育児についての保健指導の実施、②乳幼児の健康診査の実施、③生活困窮者に対する保健指導に要する費用の代負担、④妊娠の届出と届出者に対する「母子手帳」(「妊産婦手帳」を改称したもの)の交付、⑤経済的理由によって入院助産を受けることができない妊産婦の助産施設への入所措置などが制度化され、戦中の人口増強政策における母性保護施策、当時の用法でいう母子衛生は福祉施策として制度設計が進んでいった(前掲『厚生省五十年史』記述篇、七一八―七一九ページ)。しかしこれは、結局のところ人口の質を保持・向上させるための施策だった側面が強い。さらに、保健所は受胎調節実地指導をはじめとした優生保護法の目的を遂行する第一線の公的機関だった。この意味で、母子衛生制度は「総合的人口政策」に取り込まれていったとみていいだろう。

(22)前掲『「家族計画」への道』一九四ページ

(23)前掲『「近代家族」とボディ・ポリティクス』八〇―八一ページ

(24)前掲『「家族計画」への道』一九四―一九六ページ、前掲『「近代家族」とボディ・ポリティクス』一〇七ページ

(25)日本家族計画協会編『家族計画便覧――40th anniversary of JFPA』日本家族計画協会、一九九四年、

二六七ページ

(26) クラレンス・ギャンブルはアメリカのアイボリー石鹼社重役の富豪で、一九二〇年代末から同国内でバース・コントロール運動に携わり、パスファインダー基金を設立した人物である（前掲『「家族計画」への道』一八二ページ）。

(27) 前掲『日本の家族計画史』一二九ページ

(28) 「日本家族計画連盟規約」「世界ニュース 人口と産児調節（日本語版）」第六号、国際家族計画連盟世界情報部、一九五三年、背表紙

(29) 前掲『家族計画便覧』二六七ページ

(30) 前掲『「家族計画」への道』二五六―二五七ページ

(31) 現在では、例えばWHO（世界保健機関）のウェブサイトに「家族計画により、個々人やカップルは彼らが望む数の子ども、出産間隔、出産のタイミングを予知し、実現できる。家族計画は避妊や不妊治療によって達成される〔引用者訳〕」とあり、また日本家族計画協会のウェブサイトには「不妊ホットライン」へのリンクがあるように、家族計画を実現する手段に不妊への対処が明確に位置付けられている。"Family Planning," World Health Organization (http://www.who.int/topics/family_planning/en/)［アクセス二〇一四年十二月八日］、「日本家族計画協会 保健・医療・福祉・教育関係者向け情報」(http://www.jfpa.or.jp/)［アクセス二〇一四年十二月八日］参照

(32) 安藤画一『わが家の人口計画――受胎調節と不妊治療』慶應通信、一九五三年、二―三ページ（荻野美穂編・解説『性と生殖の人権問題資料集成――編集復刻版』第十二巻所収、不二出版、二〇〇三年、一九四―二四七ページ）。「不妊と云う状態は必ずしも病気ではない」という理由で安藤は一九五〇年代初頭から「不妊症」ではなく「不妊性」を使用していた（一四九ページ）。

(33) 安藤のテキストのほかにも、受胎調節実地指導員用のテキストは存在していた。例えば、安藤のテキストと同様、『性と生殖の人権問題資料集成』(不二出版)に所収されているものに、国立公衆衛生院の原清によるテキストがある(原清『受胎調節の衛生教育テキスト』〔ナーセス・ライブラリ〕、医学書院、一九五二年〔前掲『性と生殖の人権問題資料集成』第十二巻所収、八三―一〇二ページ〕)。しかしここでは、生殖生理と避妊法だけが解説されていて、不妊への対処法には言及されていない。

(34) 瀬木三雄『幸福な家族計画――受胎調節と妊娠の正しい知識』二宮書店、一九五二年、一二四―一四六ページ(前掲『性と生殖の人権問題資料集成』第十二巻所収、一〇―五一ページ)、奈良林祥著、母親文庫の会編『家族計画と受胎調節』(母親文庫)、牧書店、一九五六年、一三八―一四一ページ

(35) 第五回国際家族計画会議事務局編『人口過剰と家族計画――第五回国際家族計画会議議事録』第五回国際家族計画会議事務局、一九五六年、二三八―二五〇ページ

(36) 前掲『人口過剰と家族計画』一ページ

(37) L. Goldon, *The Moral Property of Women : a History of Birth Control Politics in America*, Urbana and Chicago : University of Illinois Press, 2002, p.215.

(38) 前掲『「家族計画」への道』一九七ページ、前掲『中絶と避妊の政治学』一八〇―一八一ページ

(39) 前掲『わが家の人口計画』一五八―一六二ページ

(40) 前掲『人口過剰と家族計画』二三八―二五〇ページ。ファリスの報告では精子の出どころについて言及されていない。前掲『家族計画と受胎調節』では具体的な対処法までは紹介されていない。

(41) 前掲『幸福な家族計画』四九ページ

(42) 寺尾琢磨「家族計画の過去及び現在」「厚生」第八巻第七号、厚生問題研究会、一九五三年、一七ページ

(43) 安藤がいう母性とは、「妊婦・産婦及び褥婦の総称であって、生殖現象に直接関与せる婦人のことである」（前掲『わが家の人口計画』一九九ページ）。
(44) 「正しく行われた人工中絶でも、正しい受胎防止法には全く起り得ない危険が起り得る」「堕胎では「心臓が働き立派に生命を有する」胎児の生命を絶つ方法である」という理由で、安藤は出産調節手段として中絶を奨励していなかった（前掲『わが家の人口計画』三二―三五ページ）。
(45) 前掲『わが家の人口計画』六―一七ページ
(46) 一九四七年五月に産婆規則が助産婦規則と改められた。
(47) 一九四七年一月―四月は日本産婆会発行、五月からは会の名称変更に伴い日本助産婦会発行、四八年五月に会はいったん解散するが、その後は同会理事長だった草間弘司の責任のもとに刊行される。その後、編集発行人は数回交代し、五七年八月に正式に日本助産婦会機関誌となる。
(48) 助産婦向けの情報が掲載された雑誌はほかに日本助産婦・看護婦・保健婦協会（一九五一年以降、日本看護協会）の機関誌『看護』があったが、これは助産婦に向けた情報に特化しているわけではない。
(49) 松岡広次「家族計画特に不妊症指導」「助産婦雑誌」一九五九年五月号、医学書院、三三―三九ページ
(50) 村松稔「家族計画の歴史とその考え方」「保健と助産」一九五六年七月号、日本助産婦会、二四七ページ
(51) 庄子由紀「脚本 受胎調節相談」「助産婦雑誌」一九五三年五月号、医学書院、五四―六四ページ
(52) 森山豊「不妊症の原因と予防（一）」「保健と助産」一九四八年十一・十二月号、日本助産婦会、四―七ページ、森山豊「不妊症の原因と予防（二）」「保健と助産」一九四九年一月号、日本助産婦会、

九―一二ページ、森山豊「不妊症の原因と予防（三）」「保健と助産」一九四九年二月号、日本助産婦会、三―六ページ、森山豊「不妊症と助産婦」「保健と助産」一九五二年七月号、日本助産婦会、一二―一五ページ

(53) 草間弘司「人工授精の問題」「保健と助産」一九四九年十月号、日本助産婦会、三ページ

(54) 松本寛「人工授精」「保健と助産」一九五〇年十月号、日本助産婦会、九―一一ページ、高嶋達夫「不妊症治療の進歩」「保健と助産」一九五二年七月号、日本助産婦会、四―一一ページ、安藤画一「人工妊娠第一子」「助産婦雑誌」一九五二年一月号、医学書院、二九ページ、山口哲「人工授精児について」「助産婦雑誌」一九五二年六月号、医学書院、五五―五六ページ、山口哲「最新の知識を語る」「助産婦雑誌」一九五三年一月号、医学書院、一九―二一ページ、安藤画一／宮田重雄「人工授精の話 その一」「助産婦雑誌」一九五四年二月号、医学書院、一四―一七ページ、安藤画一／宮田重雄「人工授精の話 その二」「助産婦雑誌」一九五四年三月号、医学書院、三〇―三三ページ、飯塚理八「不妊症と人工授精」「助産婦雑誌」一九五六年六月号、医学書院、五二―五五ページ、山口哲「人工授精について」「助産婦雑誌」一九五七年五月号、医学書院、三〇―三四ページ、山口哲「受胎の理論と不妊症の診断及び治療」「保健と助産」一九五七年一月号、日本助産婦会、七―一一ページ。一九五七年時点での山口の所属は東京歯科大学。

(55) ふじしうこう「読者の頁 人工授精」「助産婦雑誌」一九五四年六月号、医学書院、五〇―五一ページ

(56) 木下正一「問に答えて」「保健と助産」一九四九年八月号、日本助産婦会、二一―二三ページ

(57) 木下正一「問に答えて」「保健と助産」一九五〇年三月号、日本助産婦会、二五―二六ページ

(58) 森山豊「質疑応答」「保健と助産」一九五七年五月号、日本助産婦会、一九八―二〇〇ページ

(59) 前掲『出産と生殖をめぐる攻防』二一六ページ
(60) かつて、産婆（助産婦）による貰い子斡旋は広くおこなわれていて、不妊夫婦がとりうる選択肢の一つだった。しかし、一九四八年に発覚した寿産院事件（養育料とともに産院が預かった推定百三人の乳児が殺害されたとされる事件）を契機に、助産婦による乳児預かりや貰い子斡旋への規制が始まり、児童福祉制度に基づく乳児院、および児童相談所がそうした役割を担うようになっていった（吉田一史美「第二次大戦前後の日本における乳児の生命保護――産婆による乳児保護から児童福祉へ」「医学哲学 医学倫理」第三十一号、日本医学哲学・倫理学会、二〇一三年、一五―一八ページ）。
(61) 自宅出産と施設出産の割合は一九六〇年に逆転している。この経緯については、中山まき子の『身体をめぐる政策と個人――母子健康センター事業の研究』（勁草書房、二〇〇一年）などを参照されたい。
(62) 石垣純二「社会と助産婦――助産婦はどうすれば今の苦境から救われるか」、前掲「助産婦雑誌」一九五二年一月号、七―九ページ
(63) 戦中のいわゆる「産めよ殖やせよ」時代のことと考えられる。この時代の助産婦の状況については前掲『出産と生殖をめぐる攻防』を参照されたい。
(64) 横山フク「問題の所在」「保健と助産」一九五〇年六月号、日本助産婦会、七ページ。助産婦の苦境については、前掲『出産と生殖をめぐる攻防』に詳しい。
(65) 井上理津子『遊廓の産院から――産婆五十年、昭和を生き抜いて』（河出文庫）、河出書房新社、二〇一三年、一九六―二〇〇ページ
(66) 前掲『詳解 改正優生保護法』八九―九〇ページ
(67) 横山フク「部会の窓」「保健と助産」一九五二年五月号、日本助産婦会、三七ページ

(68) 保健婦と助産婦との競合は、乳児保健指導にもみられた（前掲「第二次大戦前後の日本における乳児の生命保護」一八―一九ページ）。
(69) 毛利広「真島智茂さん訪問記――国際家族計画会議のことから」「保健婦雑誌」第七巻第四号、医学書院、一九五四年、三九ページ、村松稔「第五回国際家族計画会議の中心課題」「保健婦雑誌」第十巻第五号、医学書院、一九五五年、五一ページ
(70) 安藤監修の『補習助産婦学講座』第五輯（鳳鳴堂書店、一九五二年）で「家族計画指導」が特集され、「不妊の治療法」という記事が組み込まれ、そこでＡＩＤも紹介されている（山口哲「不妊の治療法」、安藤画一監修『補習助産婦学講座』第五輯所収、鳳鳴堂書店、一九五二年、五六―五七ページ）。
(71) 安藤画一「発刊の辞」、安藤画一監修『補習助産婦学講座』第一輯所収、鳳鳴堂書店、一九五一年、二ページ
(72) 「慶應病院附属産婆看護婦養成所」「保健と助産」一九五〇年五月号、日本助産婦会、一九ページ
(73) 安藤画一「助産婦の必要性とその次に来るもの」「保健と助産」一九五四年二月号、日本助産婦会、四―五ページ
(74) 厚生省児童家庭局母子衛生課監修『母子衛生の主なる統計』母子衛生研究会、一九六三年、一三ページ
(75) 前掲『助産婦の戦後』四七ページ
(76) 前掲『理想のお産とお産の歴史』一三八ページ
(77) 前掲「読者の頁 人工授精」
(78) 前掲『「近代家族」とボディ・ポリティクス』

(79) 前掲『人工授精の諸問題』附録

(80) 安藤画一「子宝を恵まれた明るい話――子供は計画的に正しく生みましょう」「主婦と生活」一九五〇年一月号、主婦と生活社、一五三―一五五ページ、安藤画一「妊娠したい人の衛生問答」「主婦之友」一九五一年一月号、主婦之友社、二一三―二一八ページ、安藤画一「人工授精について」「主婦之友」一九五三年十一月号、主婦之友社、三七九ページ、中島精「こうすれば必ず妊娠する」「婦人倶楽部」一九五六年十二月号、大日本雄弁会講談社、四五二―四五五ページ、安藤画一「不妊の悩みを解決する最新方法」「主婦の友」一九五六年十一月号、主婦の友社、一四二ページ、前掲「今日の人工授精」三六四―三六五ページ

(81) 前掲注(80)のうち、「主婦之友」一九五三年十一月号掲載記事の直前には「人工授精に成功した婦人の手記」が掲載されていた。「婦人倶楽部」一九五六年十二月号掲載記事は「不妊症の私が愛児に恵まれるまで」というテーマの記事の一部であり、中島の解説の前に読者の体験記が掲載されていた。「主婦の友」一九五六年十一月号掲載記事は、「子供のできない夫婦の悩みをこうして解決した」というテーマの記事の一部で、この企画では、事前に読者の体験記が募集されていて、安藤による解説の前に「熱意と根気で十一年目に男児を」という体験記、「五十八組の夫婦の体験から」という編集部の企画総括が掲載されていた。前掲「主婦と生活」一九五七年八月号掲載記事の直前には前掲「愛はさらに深く」という記事が掲載されていた。

(82) 水町欣也「子授けの聖地」「面白倶楽部」第五巻第十二号、光文社、一九五二年、二八八―二九一ページ、「この子はだあれ――愛情と肉体の悩み人工授精」「週刊読売」第十四巻第五十号、読売新聞社、一九五五年、三―一〇ページ、「未亡人の人工授精――生れた子供はどうなる」「週刊新潮」第三巻第十九号、新潮社、一九五八年、二二―二三ページ、「パパは試験管――人工授精児は訴える」「週

刊東京」第四巻第二十七号、東京新聞社、一九五八年、三二―三五ページ、「人工授精百六名のレポート」「週刊明星」第二巻第二十一号、集英社、一九五九年、九―一四ページ、「人工受精が生んだ現代のスリラー」「週刊新潮」第四巻第二号、新潮社、一九五九年、五二―五三ページ。ただし、男性向け雑誌にも慶應義塾大学の産婦人科医の解説が掲載されたこともあった（高嶋達夫「人間のための人工授精」「丸」第七巻第三号、聯合プレス社、一九五四年、一〇―一二ページ）。

(83) 前掲「この子はだあれ」五ページ

(84) 前掲『人工授精の諸問題』附録。ほかは、「病院に来て」七十一人、「人から聞いて」二十九人、「新聞」十五人、「ラジオ」三人、「その他」十五人だった。なお、前掲「人工授精の話」は、ラジオ番組の逐語録である。

(85) 前掲「子授けの聖地」二八八ページ

(86) 前掲「人間のための人工授精」一二ページ

(87) 前掲『中絶と避妊の政治学』四八―四九ページ、前掲「生殖をめぐる政治と家族変動」一四―一五ページ

(88) 前掲「不妊症について（その二）」五四九ページ

(89) 前掲「人工授精の実施状態」一二ページ

(90) 田中実によると誓約書の書面には「私共は合意の上貴院に人工授精をお願い致します。つきましては将来本件に関して決して貴院に御迷惑をかけないことを誓います」とあり、患者の主体的選択という面が強調されていた（田中実「法理念との関連・立法政策の検討」、前掲「私法」第十六号、三二ページ〔田中実「立法政策と問題点」、前掲『人工授精の諸問題』所収、一七三―一八〇ページ〕）。

第6章　非配偶者間人工授精と不妊医療研究の展開

一九四九年にＡＩＤが導入されたといっても、これで不妊の問題が完全に解決されたわけではなかったため、産婦人科医学者たちはその後も不妊医療研究を続けていた。五六年には日本不妊学会という不妊医療研究の専門学会が設立され、六〇年代には日本でも体外受精研究が始まり、のちの体外受精時代に向けた準備作業が徐々に進んでいった。

1　ＡＩＤ施術までの経路の変容

第3章で示した経緯で日本の産婦人科学研究のなかにＡＩＤが導入されたわけだが、安藤画一は一九五〇年時点でＡＩＤをあくまでも不妊への対処法の最終手段と位置付けていて[1]、この立場はその後の安藤らの言説でも踏襲された。

しかし、一九四九年の山口哲の論文では、「精液中に精子が欠如せる場合」には、括弧書きで

「（当然非配偶者間人工受精報の適応症となるが睾丸穿刺により獲た液内に精子が証明されるならばこれを用ひて配偶者間人工受精が施行され得る）[2]」とあり、この段階では検査のあと、重度の不妊男性に対しては特に処置を施さずAIDを施術していたようである。ただし、同年の松本寛の論文で「夫の精子に異常なく妻も完全であるにも拘らず数個に亘つて施行した同種人工授精法が成功しない場合」に「異種間人工授精」の適応となりうることに言及されているように、AIHが功を奏しなかった際にAIDへ移行する場合もあったと想定できる。加えて、松本論文では精液所見が「少し悪い位の場合には適当な運動、規則正しい生活、適当な禁慾を守らせ、更に男性ホルモン或は脳下垂体ホルモンを注射し、栄養をとらせること[3]」とされている。

一九五二年の「産婦人科の実際」十一月号[4]、「臨床婦人科産科」十二月号[5]に掲載された山口による人工授精の手技を解説する論文では、おそらく成功率の問題もあって睾丸穿刺液を用いたAIHには言及されていない。この点について、同時期に慶應義塾大学の高嶋達夫が「睾丸穿刺は簡単ですが、役に立ちません[6]」と発言している。その後、「産科と婦人科」一九五四年三月号掲載の山口による人工授精に関する論文では、従来の精液検査に加えた精巣組織検査（適応の厳格化）や、「治癒の可能性あるものは治療すべきである[7]」ことに言及された。

精巣組織検査やホルモン療法、ホルモン分泌を促すための間脳へのレントゲン照射などの造精機能回復処置の研究をおこなっていたのは、飯塚理八だった。一九五二年十一月号の「臨床婦人科産科」で、飯塚考案の用針法（注射器を用いた検査）による精巣組織検査が紹介された[8]。飯塚は精巣組織検査の意義について「（1）精子欠如症の場合は、精管精系の閉塞性か非閉塞性の何れかが鑑別出来る。非閉塞性の場合は処置はないが、閉塞性の場合は、手術により疎通させてやることにより、妊娠は期待出来る。（2）精子減少症の場合は、その病理的過程が察知される。（3）造精機能の再生能力の判定及び予後についての重要な資料となる。（4）造精機能を刺激する治療の有効性をT・B〔精巣組織検査（Testicular biopsy）の略：引用者注〕により判定出来る。（5）正常な造精機能の本態も察知される」と整理する。飯塚は三八年にアーヴィング・シルバーマンが発表した組織採取針[9]を改良した「慶應式組織採取針」を考案し、検査をおこなっていた。この検査は、患者に麻酔をかけ、突端が二弁に分かれている針を精巣に注射し、「針の切つ先で、はさみとつた組織片の付着部をねぢ切る如く一廻転して全針を抜去する」もので、麻酔が十分に効いていない状態で実施すると「相当疼痛を訴え、不穏になることが多[10]」かったという。

ホルモン療法は「ホルモンと臨床」一九五四年一月号で紹介されていた。ここでは、猿の雄や人間の男性へのホルモン療法の実験が報告されていたが、それは「どのホルモンが有効であるか判然としない」状況でおこなわれた「試み以外を出ない」ものであり、「例《ママ》え百人中に一人の有効率でも、私共はやりがいのあることゝ満足せねばなるまい[11]」という程度の認識だった。間脳へのレントゲン照射についても、「産婦人科の実際」一九五四年二月号で紹介されていたが、「適応の選定が困難である現状において、精液所見のみの判定による場合は、他の治療法に比し特別優れたものとは云えない[12]」とされた。

そして一九五四年六月号の「産婦人科の世界」には、飯塚による男性不妊に関する論文が掲載され、この論文は飯塚の博士論文の主論文になった。ここでは、前記の飯塚の研究が総括された。精巣組織検査などの検査の結果、造精機能に回復の見込みがあるとされたら、ホルモン療法やレントゲン療法が試みられ、造精機能はあっても精管閉塞が判明した場合には外科処置[13]が施され、他方、「造精現象のない精子欠如症」に関しては「本人と妻の意向により他の方法で家族計画をなすべきである[14]」とされていた。

一九五五年十月号の「産科と婦人科」には、男性不妊に関する山口の論文が掲載された。ここでは、「精子欠如症の治療方針は治療対策がないといってもよいので、非配偶者間人工授精を行うより外にない」とされる一方、「精子減少症の治療方法」が紹介される。具体的には「(一)厚着せぬこと。(二)食事療法。(三)禁欲。(四)精液二杯採取法[15]。(五)遠心沈殿法[16]。(六)ビタミン。(七)間脳レントゲン照射。(八)甲状腺末[17]。(九)testosterone。(十)PMS[18]」とある。そして、「精子減少症の著しい場合には、直ちに非配偶者間人工授精の適応ときめることは間違いではないが、人工授精によるならば出来る限り配偶者間人工授精を行うことの出来るよう、また人工授精より自然授精、つまり自然な性交によるのが何よりであるから、前記の治療を少なくとも一クール行い、その後の半年間は精子の増減を一月おきに検査してその対策をきめるのが良策とおもわれる[19]」とされた。飯塚も五四年時点で「少しでも、夫に精子が発見されれば、何とかして妊孕性を高めようと努力する必要のある」ことを指摘し、「AIDは最後の手段であり、別に奨めるわけのものでもない[20]」と主張していた。

以上から、AIDは文字どおり徐々に「最後の手段」化されていく、つまり、AIDを極力避けるために様々な試みがおこなわれるようになっていき、男性不妊研究が進展していったことが読み取れる。しかし、男性不妊の克服に効果的な方法は依然模索中であり、ＡＩＤに頼らざるをえない状況は続いていた。

2　産婦人科学での不妊医療研究の動向

それでは、慶應義塾大学にとどまらず、産婦人科学での不妊医療研究で、男性不妊研究はどのように展開していったのだろうか。一九五一、五三、五四年の「産婦人科の世界」には、森山豊らによる不妊への医療的介入と避妊、不妊化処置に関する総説が掲載された。[21] ここでは、五一年時点から「不妊症の原因が男子側にも多いことは明らか」と指摘され、対処法についてもホルモン療法や人工授精に言及されている。五三年時点でＡＩＤにも触れられているが、特に価値判断は示されていない。また、一九五四年三月号の「産婦人科の実際」には安井修平の不妊への医療的介入に関する総説が掲載された。ここではＡＩＨ、ヒアルロニダーゼ[22]、ホルモン療法など男性不妊への対処法が紹介されていた。[23]

このように、慶應義塾大学以外でも確実に男性不妊に注目が集まってきているなか、一九五二年十二月号の「臨床婦人科産科」では、「避妊と不妊」が特集[24]され、ここで産婦人科学での男性不妊研究に一つの動きがあったことがうかがえる。特集には、慶應義塾大学の金子栄寿による男性不妊[25]、東京大学の市川篤二と齋藤豊一による男性器の検査法についての論文[26]が組み込まれていたのだが、彼らは産婦人科医ではなく、泌尿器科医だった。つまり、産婦人科学での男性不妊研究に泌尿器科学の知見を取り入れようという動きがあったといえる。[27] このことは、前述した飯塚理八の論文で金子の研究協力に対して謝意が表されていたことにも裏打ちされているだろう。[28]

他方、学会レベルでも一九五四年九月号の「日本産科婦人科学会雑誌」に熊本大学の大谷善彦による男性不妊を扱う論文が掲載された。[29] これは商業誌の論文と比べると分量も多くまとまった研究であり、この時代の産婦人科学での男性不妊研究の一つの到達点とみることができる。ここでは、AIDには言及されないが、男性不妊への対処法としてヒアルロニダーゼを精液に加えたAIH、ヒアルロニダーゼを子宮内に散布して性交をおこなわせる方法や、男性ホルモン、鶏や牛の肝臓、タンパク質、ビタミンなどを総合的に投与する方法が紹介され、検査法として精液検査だけでなく、精巣組織検査にも言及されている。

以上から、戦中期までさほどおこなわれていなかった男性不妊研究は戦後、研究が進んで様々な対処法が試みられるようになったことが読み取れる。男性側に原因がある不妊夫婦の割合についても、戦中期までの段階で篠田糺は、男性側に絶対的な不妊原因が存在する場合が八・五%、これに不妊になりうる原因が存在する場合を加えると二二%としたが、結局結論部分では「不妊ノ直接原因タル精子欠如症ハ極メテ少ナク八・五%内外ニ過ギズ」[30] とした。また、近藤通世は一九・九%、[31] 堀秀雄はほかの研究を総括して二〇―四〇%、[32] 内保一郎は二一―二六%としていたが、[33] 戦後の慶應義塾大学では、一九五二年時点で高嶋は五〇―六〇%、[34] 五四年時点で飯塚は七四・五%、[35] 五五年時点で山口は約七〇%としていた。[36] 慶應義塾大学以外でも、森山らは五一年時点で約五〇%、三八・

二％というアメリカの研究結果を紹介し、五三年時点で「四〇―五〇％とする意見が多い」とし、大谷は五四年時点でほかの研究を総括して四〇―六〇％、自身の調査で四三・二％としていた[37]。このように戦後、男性側にも不妊原因が存在するという認識が広まり、男性不妊研究の重要性が増していったのである。

他方、女性不妊の動向について言及しておくと、一九五四年時点で森山や東京女子医科大学の柚木祥三郎は、頸管因子が重視されるようになってきたことを指摘している[38]。柚木によると、「頸管粘液は頸管粘液栓を形成して頸管を塞いでいるのであるから、この粘液が精子を傷害することなしに通過を許すか否か、或はその難易の問題は、不妊症原因の主要な因子であるに拘らず、最近まで深く研究されることなく過ぎ、頸管内膜の周期的変化に対する組織学的検査と共に不妊症研究の盲点であった[39]」。つまり、かつて越智真逸が重視していた不妊原因（第１章を参照）に再び注目が集まったのである。そしてこの頸管因子による不妊は、第３章で言及したように、ＡＩＨの適応に位置付けられていた。

また、不妊原因についても、かつて篠田糺が主として性病を原因とする子宮付属器の炎症を重視していたが、柚木は「今日〔一九五四年：引用者注〕では婦人の不妊原因としての性器炎症は約一〇―二〇％とされている。（略）私は炎症によるものは多くとも三分の一以下であると推定する。即ち今日では性器の炎症による不妊が非常に少なくなつたのである[40]」としていた。安井も、自身の調査で「八百十八名の不妊者中炎症疾患のあつたものは僅かに九十三名で一一％に過ぎない」結果だったとし、「反之篠田が過去に調べたときに発育不全は不妊症の場合余り問題になつて居ないが私の調査では不妊患者の中三八％は発育不全と云う診断が付けられている」と指摘した。続けて「卵管閉鎖は過去に於ける不妊症の主要原因であると同時に最も治療に困難を感じたものであったが将来炎症疾患の減少と共に不妊症の大半はなくなると思われる」[41]という展望を示した。

第3章で、戦後、男性不妊の原因として性病の重要性に関する認識が低下してきたことをみたが、これは女性不妊にも該当することだった。柚木や安井は、炎症による不妊が減少した原因に、抗生物質による化学療法の進展を挙げている。[42]性病が特集された「産婦人科の世界」一九五一年一月号の巻頭総説論文で市川篤二が「新しい化学療法剤ペニシリンは淋疾及び梅毒に対して著しい効果を示し、ペニシリンによつて開かれた新しい化学療法剤探求の道は続々と所謂抗生物質を生み、その多くが又性病に対して著効を示す[43]」と述べるように、ペニシリンの登場が性病の脅威を減少させていた。

一九二八年にイギリスのアレクサンダー・フレミングがペニシリンを発見し、四〇年にハワード・ウォルター・フローリーがペニシリンの化学療法剤としての効果を実証した。その後アメリカやイギリスでペニシリン研究が盛んになった。日本国内でも、四〇年代前半からペニシリン研究がおこなわれるようになったが、アメリカのほうが量と質で高水準だった。戦後、アメリカのペニシリンが入手できるようになるとともに、四六年に厚生省は日本ペニシリン学術協議会という組織をつくり、ペニシリンの国内生産が順調に進行するようになった。[44]

そのほかにも、一九四八年に制定された「性病予防法」の影響も見逃せないだろう。ここでは医師の性病患者届出義務が定められた。さらに、届け出患者の接触者（患者に病気をうつしたと認められる者、患者が感染後病気をうつすおそれがある行為をした者）、売淫常習の疑わしい者、地域的に性病が蔓延した場合には性病にかかっていると認められる者に対する強制検診も規定された。(45)

このように、男性不妊研究も進展し、さらに、かつて久慈直太郎が「どうも炎症を起した者を、婦人科の医者でも、今日どんな名医でも妊娠出来るやうにするといふことは、大抵の場合言へぬ(46)」と評していた性病に起因する不妊の減少が認識されるようになってきた。しかし、柚木は「昭和十一年篠田教授の報告によると、当時原発不妊婦人は全既婚婦人数の約一〇%とされ其の後の私の調査によつて約一一%（略）この数は大体欧米にも共通した数字であつて、今日に至るも余り改善されていない。のみならず、最近の諸家の報告ではむしろ増加する傾向さえ見られる(47)」という認識を示し、そのうえ、森山らが「治療も容易ではなく、治療効果もあまり良好とはいえない(48)」と評す状況は続いていた。

3　日本不妊学会の設立と共同不妊医療研究体制の確立

一九五三年五月二十五日から三十一日に、アメリカ・ニューヨークで第一回世界不妊学会（World Congress on Fertility and Sterility）が開催された。(49)日本からは安藤が参加し、“The General Situation of Artificial Insemination at the Clinic of the Keio University Hospital” というタイトルで講演した。(50)帰国後、安藤はほかの産婦人科医学者に向かって、「日本でも不妊の小さな学会でも集談会でもつくつたらどうだろうとおもいます。大きな問題であつて、研究項目も相当沢山あります。（略）日本でもこの不妊の研究をもう少し活潑に皆さんとおしはかりしてやつたらどうかと思いました[51]」と呼びかけた。

安藤は一九五四年二月十日と三月十日の二回にわたって、二水検討会と名付けた不妊に関する研究会を慶應義塾大学内で開催した。その後、頸管粘液研究などをおこなっていたウェスリー・ポメレンケ（アメリカのロチェスター医科歯科大学教授）が慶應義塾大学に交換教授として来日したのを機に二水検討会を解消し、泌尿器科、獣医科・畜産分野などの専門家を交え、五四年六月九日に第一回不妊性研究会が開催された[52]。まず安藤が会創設の辞を述べ、ここで「不妊性」とされたのは、「必ずしも疾患ではないから症と呼びたくない」という考えがあったことが示された。次いで高嶋が「電子顕微鏡で見た人精子」、関東逓信病院婦人科の松本清一が「不妊性の集団検診の試みとその成績」、農林省家畜衛生試験場中国支場の山内亮が「家畜の不妊性について」、日本大学教授の佐藤繁雄[53]（獣医学）が「家畜人工授精の沿革」、農林技術研究所の西川義正が「家畜人工授精の現況」、最後にポメレンケが「頸管粘液の精子受容性について」と題する講演をおこない、三百人近くが参加した[54]。

その後も研究会は慶應義塾大学で継続的に開催されたが、徐々に他大学からの参加者も多くなり、一九五五年三月十五日の第五回研究会（会場は関東逓信病院）以降は、持ち回りでの開催となった。そして同年六月二十八日の第七回研究会（会場は東京大学）以降、研究会の名称が不妊研究会に変更され、翌年二月二十八日の第十回研究会（会場は関東逓信病院）まで継続した[55]。会の名称については特に柚木祥三郎が「不妊性」という用法に強く反対し、数回説得を試みた安藤のほうが妥協したという(56)。

他方、安藤は関西にも同様の研究会の開催を呼びかけ、大阪市立大学教授の藤森速水、大阪大学教授の足高善雄、京都府立医科大学教授の沢崎千秋などが発起人になり、一九五五年九月三日に第一回関西不妊研究会（会場は大阪市立大学）が開催され、五六年三月十六日の第四回研究会（会場は神戸医科大学）まで継続した(57)。五六年三月に、関東側と関西側の世話人が集まり、日本不妊学会設立準備委員打ち合わせ会が開かれ、東西の研究会の統合に向けた話し合いがおこなわれ、初代会長に安藤が就任することが決定した。同年四月五日、日本産科婦人科学会総会期間中、日本不妊学会設立準備委員会が開催された。そして同年十月二十一日、第一回日本不妊学会が慶應義塾大学で開催された(58)。日本不妊学会は産婦人科医学者を中心に設立されたが、泌尿器科医学者や獣医科・畜産学者も参加していて、「産婦人科、泌尿器科と共に獣医畜産科共相提携(59)」することが求められた。「産婦人科の実際」一九五六年十一月号の編集後記にも、「筆者の所でも二日〔実際は二十一日：引用者注〕には第一回日本不妊学会を開いたが、会するもの約二百五十名で一回としては成功であった。産婦人科関係者ばかりでなく、泌尿器科系や獣医畜産畑の学者も一緒でなかなか面白い。従来の縦の学会に比して横の学会も興味深く、益せられることが多かった(60)」と振り返る記述がある。

一九五〇年代前半から飯塚は泌尿器科医学者からの研究協力を得ていたが、日本不妊学会の設立によって不妊医療の共同研究体制が、戦中の学会をあげての女性の出産力調査という産婦人科単独の形態から、産婦人科学、泌尿器科学、獣医科・畜産学の複合形態に変容を遂げたと評価できるだろう。飯塚は沢田喜彰とともに、レイモンド・ブンジら[61]が五四年に出産を報告した凍結人精液を用いた人工授精の日本での初成功例を五八年の「日本不妊学会雑誌」誌上で報告[62]していた。「従来、人工授精には新鮮精液を使用するのをたてまえとしたが、非配偶者間の場合は、提供者を需要に応じて召集することは、実際上困難を感ずるので、長期保存の方途が望ましかった[63]」という点で、この研究はＡＩＤの実務に大きく貢献した。さらに、「合目的な精液の供給が、時と所に関せず行い得るようになり、加えて、男子は疾患、外傷、不妊手術、更には死後においてさえ、その子孫を期待し得るようになった。即ち、人の精液銀行設立が可能となった[64]」のであった。

凍結精子を用いた人工授精は、もともと畜産分野で発達した技術であり、一九五二年にコペンハーゲンで開催された第二回国際家畜繁殖学会（International Congress on Animal Reproduction）で、イギリスのクリストファー・ポルジとＬ・Ｅ・Ａ・ローソンが牛を用いた実験例を報告していた[65]。同学会に参加していた西川義正はこれに感銘を受け[66]、日本に凍結精液を用いた家畜人工授精を紹介した[67]。前述のように西川は第一回不妊性研究会で「家畜人工授精の現況」を発表していた。ここでは、精液の採取、検査、保存、注入方法などの術式に加え、「凍結による精子の永久保存という新しい技術が生まれ、数週間保存した牛の精子で子どもが得られている実験成績についても概要[68]」が紹介された[69]。飯塚の研究は、日本不妊学会設立後、同学会員になっていた西川の協力を得ていた[70]。このように、複合形態の共同研究体制は着実に成果をあげていたのである。

4　坂倉啓夫の宿題報告

一九六一年三月の第十三回日本産科婦人科学会総会で、慶應義塾大学医学部講師の坂倉啓夫[71]が宿題報告「不妊性の研究」を担当した。これは、戦後初期の慶應義塾大学での不妊医療研究の集大成ともいえる。報告に際し、二百ページにわたる「要旨[72]」が配布された。坂倉の報告は、国内の医療施設へのアンケート調査と、慶應義塾大学医学部附属病院の臨床成績（一九六〇年度に来院した女性三千四百六十三例、男性千二十八例）の総括[73]からなり、図2のような構成だった。

まず、「統計的観察」のうち、国内医療施設へのアンケート調査からみていく。調査では、婦人科百十二施設（大学病院三十二施設、総合病院七十七施設、診療所三施設）、泌尿器科三十施設（大学病院十五施設、総合病院十五施設、診療所〇施設）に対してアンケートが送付された。このうち、婦人科の九七・三二％、百九施設（大学病院三十二施設、総合病院七十五施設、診療所二施設）、泌尿器科九〇・〇〇％、二十七施設（大学病院十四施設、総合病院十三施設、診療所〇施設）が不妊を扱っていた。

調査では、「治療法」の普及状況も調べられていた。婦人科領域の不妊原因は「1、卵巣機能不全」「2、卵管疎通障害」「3、その他」「4、精子形成不全」に整理された。卵巣機能不全に対しては、ホルモン療法や手術療法（卵巣楔型切除術など）が広くおこなわれていた。卵管疎通障害に

緒言　5ページ

第1章　統計的観察

1. 我国の現況　6-10ページ：他の医療施設へのアンケート調査
2. 教室の成績　10-17ページ

第2章　精子

1. 男性不妊の統計　18ページ
2. 精子形成　18-34ページ
3. 精子数　34-36ページ
4. 精子の形態　36ページ
5. 精子の運動　36-70ページ
6. 体液または組織液の精子運動に及ぼす影響　70-122ページ
7. 小括　122ページ

第3章　卵子

1. 女性不妊の統計　123ページ
2. 排卵障害　123-161ページ
3. 卵子の輸送　161-207ページ
4. 小括　207ページ

第4章　着床障害

1. 黄体機能不全　208ページ
2. 月経血の結核菌培養　208ページ

結論　209ページ

図2　坂倉啓夫の宿題報告の構成

は通気法、薬剤注入法、ホルモン剤投与や手術療法（卵管開口術など）が普及していた。「その他」には、子宮位置矯正術や内膜刺激掻爬が対処法として位置付けられた。精子形成不全には、ホルモン療法が広くおこなわれていた。人工授精はＡＩＨが六十八施設、ＡＩＤが三十一施設で施術されていた。精系手術は婦人科領域ではおこなわれていなかった。他方、泌尿器科領域では、精子形成不全に対してホルモン療法や精系手術がおこなわれていた。女性の協力が必須である人工授精は実施されていなかった[74]。

　続いて、慶應義塾大学医学部附属病院産婦人科を訪れた患者についての統計をみていく。一九六〇年度の同病院の外来患者一万二千七百例中、不妊患者は二四・九六％、三千四百六十三例を占めていた（ほかの医療施設への調査では、婦人科で最低〇・一三八％、最高一三・三三五％。泌尿器科で最低〇・一一一％、最高四・七九八％）。このうち、原発性不妊は六八・三五％、二千三百六十七例、続発性不妊は三一・六五％、千九十八例であった。男性側の無精子症、女性側の基礎体温曲線の一相性、卵管閉鎖を「絶対不妊」と定義付けたうえで、夫婦ともに検査をおこなった四百八十三組のうち、絶対不妊夫婦は五一・七五％（このうち、妻だけ絶対不妊一六・五六％〔このうち、夫が正常八・二八％、夫が「比較的不妊」八・二八％〕、双方が絶対不妊七・〇四％、夫だけ絶対不妊二八・一五％〔このうち、妻が正常一一・五九％、妻が比較的不妊一六・五六％〕）、比較的不妊夫婦は四〇・七八％（このうち、妻だけ比較的不妊で夫が正常一四・〇八％、夫だけ比較的不妊で妻が正常一〇・九七％、夫婦とも比較的不妊一五・七三％）、そのほかの夫婦は七・四三％という結果が示された。絶対不妊の割合が高く見えるのは、「夫婦の何れかが絶対不妊であっても絶対不妊として扱うことと、本教室には他の病院よりの紹介もあり、男性の絶対不妊が集まり易い傾向にあること等のため」とされた。初診時の「不妊期間」は、三年が最も多く一七・三二四％、一年は約一三％（グラフだけで数値の掲載はない）、二年は約一五％、四年は約一三％と、四年目以降漸減している。成績は、三千四百六十三人中二百六十五人、七・三九％だけが妊娠に至っている（前年度は三千二十人中百九十二人、六・三五％）。妊娠二百六十五例のうち、「自然妊娠」によるものは百九十二例（このうち流産は四十例）、AIHによるものは十八例（流産は二例）、AIDによるものは五十五例（流産は三例）であった。[77]慶應義塾大学医学部附属病院には「他の病院よりの紹介」から、妊娠の望みの低い患者が集まる傾向があったのだとしても、この時代の不妊への医療的介入の効果は芳しくはなかったと考えられる。

次に、「精子」の項目のうち、一九五〇年代中盤から進展した点をみていく。まず、精巣組織検査について、用針法よりも組織採取量が多いパンチ法が[78]「最近数年来、吾が教室で」おこなわれるようになっていた。[79]また、「性染色体数の異常」による「性腺の発育異常」にも、注目が集まり始めていた。それが精子形成との関係で問題になってくるのが、性染色体がXXYなどを示すクラインフェルター症候群である。[80][81]この症候群は、四二年にハリー・フィッチ・クラインフェルターらによって報告され、[82]五九年にパトリシア・ジェイコブスとJ・A・ストロングが染色体異常に基づくことを明らかにした。[83]坂倉らも、「四十四歳頃より精神に異常を認めた。体格は小、顔貌は老婆のようで、言語動作は女性的である。乳房の腫大は著明ではないが、乳頭は大きく感受性が高い。四肢はほとんど発毛なし、陰毛は女性型である」[84]という一症例を経験していた。また、不妊患者の夫の精液とAID用の提供精液それぞれを、遠沈操作の反復によって精子と精漿に分離し、夫の精子とAID用の精漿および、夫の精漿とAID用の精子を混合する実験などから、精漿が精子の運動性に影響を及ぼすことが見いだされ、[85]「精液と共に射精された精子は精液にその活動が如何に影響されるかにより不妊の原因となりうる」[86]という認識も生じるようになってきた。

続いて「卵子」の項目をみていく。[87]まず、女性不妊原因の分布だが、不妊を主訴として慶應義塾大学医学部附属病院に来院した女性では、正常一四・三五%、「卵管因子」七五・八六%、「卵巣因子」九・八八%を示した。[88]つまり、一九五〇年代中盤に安井修平や柚木祥三郎が出現頻度の減少を指摘した卵管因子が、女性不妊の原因として再び重視されるようになってきたのである（頸管因子は「精子の項目で扱われている」）。

卵巣因子、すなわち排卵障害について、卵巣発育不全の原因としてターナー症候群に触れられるようになった[89]。一九三八年にヘンリー・ターナーが卵巣の欠如と小児症、翼状頸[90]、外反肘[91]を関連付けて一つの症候群として定義付け[92]、五九年にC・E・フォードらが患者の染色体型がXOを示すことを報告した[93][94]。坂倉らも、十三歳と二十二歳のターナー症候群患者を経験していて、両者とも「卵巣は痕跡的[95]」だった。ターナー症候群はクラインフェルター症候群とともに、「今後の遺伝性不妊に大きな問題を投げかけるもの[96]」と評された。

卵管因子は、かつて性病による炎症が原因の大部分を占めると考えられていた。しかし、抗生物質の普及によって性病の脅威が弱まった時代でも、依然として卵管因子不妊は多く存在していた。坂倉の報告では、結核が卵管閉塞の重要な原因とされ[97][98]、さらに、兎を用いての実験から、「諸種の薬剤、殊に脳下垂体後葉ホルモンの影響は〔卵巣から子宮へ向かう：引用者注〕卵子輸送の障害、卵子の退化等を惹起することは生理的に後葉ホルモンが分泌されていることから考えて興味ある問題である[99]」ことが指摘された。三千四百六十三例中二百六十五例、七・三九％という全体の妊娠率を卵管因子不妊事例の妊娠率に近づけるため、ここから、AIH、AIDをあわせた人工授精による妊娠七十三例を全体と成功例からそれぞれ差し引くと[100]、三千三百九十例中百九十二例、五・六六％となる（流産数は考慮に入れていない）。この三千三百九十例という数値には、卵管因子以外の不妊も反映されているが、卵管因子が重視された篠田糺の宿題報告（一九三六年）で「不妊症ノ診断及ビ治療ガ如何ニ困難ニシテ且ツ慎重ヲ要スルカヲ知ルベシ」[101]と指摘された状況から、対処法の進歩はほとんどみられなかった。つまり、不妊原因の多くを占める卵管因子への有効な対処法は存在していなかったのである。

現在では卵管因子の不妊は体外受精の適応となる。坂倉の報告から時代をさかのぼった一九四四年、ハーバード大学のジョン・ロックとミリアム・メンキンが手術時に卵巣から採取した卵子に精液を加えて培養し、二細胞期まで分裂した受精卵二例（二人から採取した卵子一個ずつ）、三細胞期までの分裂二例（一人から採取した卵子二個）を報告した。[102]五五年にはランドラム・シェトルズが体外で三十二細胞期まで到達させたヒト受精卵一例を発表した。[103]日本でも、くしくも坂倉の報告と同じ六一年[104]に東邦大学教授林基之らが八細胞期までの培養に成功していた。林らは、「卵管不通のため六年間不妊であつた患者（三十一才）」の左卵巣の卵胞から、未熟卵子四個を注射器によって採取し、排卵直後の状態まで培養した。このうち二個は二日目、一個は五日目に活動が停止した。採取から一週間後、最後の一個の卵子の入った培養瓶に「異常の見当たらない夫（三十三才）」の精子を加えたところ、二十四時間後の六月一日午前十時、八分割卵を顕微鏡下に捉えることに成功したが、それ以上分裂することはなかった。[105]

安藤画一も一九六一年時点で「人工受精〔ここでの「人工受精」は In Vitro Fertilization を意味する：引用者注〕は既に曙光が認められていて、桑実胚（morula）進んで胚胞胚（blastula）まで到達し得ることは理論的に当然であり、実際的にも疑われない。なお子宮体内膜が健全なる限り人工受胎――受精卵の内膜移植〔Embryo Transfer：引用者注〕――の企ても決して無謀ではない」[106]と評していたように、七八年のルイーズ・ジョイ・ブラウンの誕生、八三年の鈴木雅洲による国内初出産の報告に象徴される体外受精（より精確には体外受精―胚移植〔In Vitro Fertilization-Embryo Transfer; IVF-ET〕）時代の幕開けに向けた準備作業は、着々と進展していたのであった。

まとめ

慶應義塾大学でも、倫理的な問題が内包するとみなされるＡＩＤはあくまでも代替的対処法がない場合の最終手段と位置付けられていて、一九五〇年代に入ってから適応の厳格化や造精機能回復処置の研究が本格化した。

ＡＩＤの導入後、男性不妊研究の重要性に関する指摘は、慶應義塾大学の産婦人科医学者によるものに限らず、産婦人科医向け雑誌、特に商業誌で増加していった。この過程で泌尿器科医の協力も得ながら男性不妊研究が進展していき、男性身体に侵襲的な介入も含め、検査法の精緻化や様々な対処法が試みられるようになっていった。そして一九五〇年代半ばになると、学会誌にも対処法も含めた男性不妊をテーマに扱う論文が掲載されるようになった。

他方で、女性不妊の研究も進展し、戦中期まで等閑視されていた頸管因子に着目されるようになっていた。また、原因の面でも、主に性病による生殖器の炎症の重要性が低下していった。しかし、不妊への対処が困難を伴うという認識は変容せず、一九五六年に不妊を専門に扱う学会が誕生した。

日本不妊学会は、産婦人科医を中心とする学会だが、泌尿器科や獣医科・畜産学領域に属する会員も存在した。ここに至って、産婦人科、泌尿器科、獣医科・畜産領域の複合形態による共同不妊医療研究体制が成立した。

一九六一年の第十三回日本産科婦人科学会総会では、慶應義塾大学の坂倉啓夫が宿題報告「不妊性の研究」を担当した。ここで医療的介入の効果が低調なこと、性病の脅威が減少したあとでも卵管因子不妊が多く存在することが示された。他方で、林基之率いる東邦大学のグループが体外受精研究を進めていて、体外受精時代の幕開けに向けた準備作業が着々と進んでいた。体外受精は獣医科・畜産領域で実用化された技術を応用し、人間での成功が報告[107]されていることから示唆されるように、日本不妊学会の設立によって成立した共同不妊医療研究体制は、その準備作業の一翼を担うものでもあった。

注

（1）前掲「私達の行なつている人工授精」八五ページ
（2）前掲「人工受精」一五二ページ
（3）前掲「人工授精に就て（二）」五一三ページ
（4）前掲「人工授精の実際」六六一―六六四ページ
（5）前掲「人工授精」六三三―六三六ページ
（6）前掲「不妊症の治療」四〇四ページ

（7）前掲「人工授精の現況」一八〇ページ
（8）もっとも、精巣組織検査自体は陰嚢切開による方法をアメリカのチャールズ・チャーニーが報告していた（C.W.Charny, "Testicular Biopsy," *The Journal of the American Medical Association*, 115 (17), 1940, pp.1429-1432）。飯塚もこれを参照して陰嚢切開をおこなった経験はあるようだが、「煩雑なる」手段と評していた（飯塚理八「不妊性における男性要因の研究」「産婦人科の世界」一九五四年六月号、医学の世界社、五七五ページ）。
（9）I. Silverman, "A New Biopsy Needle," *American Journal of Surgery*, 40, 1938, pp.671-672. これはもともと癌診断に際する組織採取のために開発された器具だった。
（10）飯塚理八「用針法による精巣生体組織診（Testicular Biopsy）」「臨床婦人科産科」一九五二年十一月号、医学書院、五三八―五四〇ページ
（11）飯塚理八／豊島研「男性不妊に対するホルモン療法の効果」「ホルモンと臨床」一九五四年一月号、医学の世界社、七四四―七四九ページ
（12）飯塚理八「男性不妊に対する間脳照射の効果」「産婦人科の実際」一九五四年二月号、金原出版、一三六―一三八ページ
（13）別の論考で飯塚は、「昭和二十七年三月より二十八年五月迄、Testicular biopsy 百十例の実施中に、五例の精管閉塞性の精子欠如症を診断し、泌尿器科え《ママ》送っている」ことを記していて、精管閉塞の手術は泌尿器科でおこなわれていたことがうかがえる（前掲「男性不妊に対するホルモン療法の効果」七四四―七四五ページ）。
（14）前掲「不妊性における男性要因の研究」五七五―五八七ページ
（15）精子濃度の濃い精液を得るため、射精時を前半・後半に分けて採取する方法。前半に採取された精

液に精子の七〇％が含まれるとされる。
(16) 精液中の精子を一カ所に集める方法。
(17) 甲状腺モルモン剤
(18) 妊馬血清製剤。ここには性腺刺激ホルモンが含まれる。
(19) 山口哲「男性不妊殊に精子減少症の治療（第一報）」「産科と婦人科」一九五五年十月号、診断と治療社、九一〇―九一三ページ
(20) 前掲「男性不妊に対する間脳照射の効果」一三八ページ
(21) 森山豊／安達健二／高橋和彦「不妊症の診断と療法」、前掲「産婦人科の世界」一九五一年五月号、三九三―三九八ページ、森山豊「不妊症」「産婦人科の世界」一九五三年五月号、医学の世界社、五二一―五二七ページ、森山豊／安達健二「不妊症と不妊法」「産婦人科の世界」一九五四年七月号、医学の世界社、六九七―七〇四ページ
(22) もともと精液中に含まれていて、卵子を取り囲むヒアルロン酸を溶解させる作用があるとされる。ヒアルロニダーゼは慶應義塾大学でも使用されていたようだが、一九五四年時点で山口は効果を否定している（前掲「人工授精の現況」一八三―一八四ページ）。
(23) 前掲「産婦人科の予後（その十二）不妊症の予後」五―七ページ
(24) 前掲「人工授精」もこの特集に組み込まれている。
(25) 金子栄寿「男性不妊症」、前掲「臨床婦人科産科」一九五二年十二月号、五九九―六〇一ページ。ここでは、精子減少症への対処法として体力の増強、食事療法、衛生的・規則的生活、ホルモン療法、甲状腺剤の投与に言及し、輸精管の閉塞について、手術療法が対処法に位置付けられている。
(26) 市川篤二／齋藤豊一「男性性器検査法」、前掲「臨床婦人科産科」一九五二年十二月号、六〇二―

六〇四ページ。ここでは、例えば、尿道や前立腺の検査など、産婦人科医学者の飯塚（前掲「不妊性における男性要因の研究」）や後述する大谷善彦（前掲「不妊症特に男性不妊の研究」）が言及するよりも詳細な検査法が紹介されている。

(27) これらの記事が自主的な投稿か編集部からの依頼であったのか定かでない。しかし、いずれにしても掲載の採否は編集側の判断に委ねられていたため、このような見方ができる。なお、この時点の「臨床婦人科産科」編集委員は安藤画一、長谷川敏雄、東京医科歯科大学教授藤井久四郎（いずれも産婦人科医学者）だった。

(28) 前掲「不妊性における男性要因の研究」五八四ページ

(29) 前掲「不妊症特に男性不妊の研究」一一〇一―一一三四ページ

(30) 前掲「不妊症ノ原因及ビ療法ニ就テ」九六九、九八八ページ

(31) 前掲「不妊原因トシテノ精液ニ関スル研究」六三四ページ

(32) 前掲「男性不妊に対する判定の困難と Andrologie の確立を要望す」五八七ページ

(33) 前掲「不妊の原因としての精液の研究」二九四ページ

(34) 高嶋達夫「精液の性状と検査法」、前掲「臨床婦人科産科」一九五二年十二月号、六〇五ページ

(35) 前掲「不妊性における男性要因の研究」五七六ページ

(36) 前掲「男性不妊殊に精子減少症の治療（第一報）」九一〇ページ

(37) 前掲「不妊症の診断と療法」三九三ページ、前掲「不妊症」五二一ページ、前掲「不妊症特に男性不妊の研究」一一〇二ページ

(38) 前掲「不妊症と不妊法」六九八ページ、柚木祥三郎「女性不妊症の診断と治療に於ける最近の進歩（一）」「産婦人科の実際」一九五五年五号月、金原出版、二八八ページ

(39) 前掲「女性不妊症の診断と治療に於ける最近の進歩（一）」二八八ページ
(40) 同論文二八六ページ
(41) 前掲「産婦人科の予後（その十二）不妊症の予後」五―六ページ
(42) 前掲「女性不妊症の診断と治療に於ける最近の進歩（一）」二八六ページ、前掲「産婦人科の予後（その十二）不妊症の予後」五ページ
(43) 市川篤二「性病の診断と治療」「産婦人科の世界」一九五一年一月号、医学の世界社、二ページ
(44) 前掲『日本近代医学史』三九一―四一一ページ
(45) 山本俊一『梅毒からエイズへ――売春と性病の日本近代史』朝倉書店、一九九四年、一三五―一三九ページ
(46) 前掲「母性保護の諸問題を語る座談会」二四一三ページ
(47) 前掲「女性不妊症の診断と治療に於ける最近の進歩（一）」二八六ページ
(48) 前掲「不妊症と不妊法」六九七ページ
(49) "First World Congress on Fertility and Sterility," *Fertility & Sterility*, 4(2), 1953, pp.158-168.
(50) 前掲「不妊症と不妊法」七〇二ページ
(51) 木下正一／長谷川敏雄／森山豊／安井修平／中島精／岩田正道／樋口一成／梅沢実／秦清三郎／石川正臣／真柄正直／安藤画一「欧米の産婦人科学界を視察して――安藤画一先生縦横談」「産婦人科の世界」一九五三年十一月号、医学の世界社、一一三六ページ
(52) 前掲「本学会の設立まで」五六ページ
(53) 佐藤繁雄は安藤画一の三代後の教授野嶽幸雄（一九五四年当時は慶應義塾大学医学部助教授）の親類であり、その関係で研究会での講演を依頼された（日本産科婦人科学会編『日本産科婦人科学会五

十年史』診断と治療社、一九九八年、三一九ページ)。
(54) 尾島信夫「第一回不妊性研究会」「日本医事新報」一九五四年七月二十四日号、日本医事新報社、三〇三九ページ
(55) 松本清一「日本不妊学会の三十年を顧みて」「日本不妊学会雑誌」第三十一巻第三号、日本不妊学会、一九八六年、二九三―二九四ページ
(56) 松本清一／高嶋達夫／大越正秋／長谷川敏雄／西川義正／小島秋／高峯浩／高井修道／飯塚理八／木下佐／高木繁夫／蜂屋祥一「日本不妊学会の三十年を語る」「日本不妊学会雑誌」第三十一巻第三号、日本不妊学会、一九八六年、三〇一ページ
(57) 前掲「日本不妊学会の三十年を顧みて」二九三ページ
(58) 前掲「本学会の設立まで」五六―五七ページ
(59)「雑報」「日本不妊学会雑誌」第一巻第三・四号、日本不妊学会、一九五六年、六三ページ
(60)「編集後記」「産婦人科の実際」一九五六年十一月号、金原出版、七二六ページ。当時の「産婦人科の実際」の慶應義塾大学所属の編集関係者には顧問に安藤画一、編集者に中島精が名を連ねていた。「筆者の所で（略）第一回日本不妊学会を開いた」とあるこの編集後記は中島か安藤によるものと考えられる。
(61) R. G. Bunge &J. K. Sherman, "Frozen Human Semen," *Fertility &Sterility*, 5, 1954, pp.193-194. R. G. Bunge, W. C. Keettel, & J. K. Sherman. "Clinical Use of Frozen Semen," *Fertility&Sterility*, 5, 1954, pp. 193-194.
(62) 飯塚理八／沢田喜彰「凍結保存人精液による人工授精成功例――凍結融解後人精子の妊孕性」「日本不妊学会雑誌」第三巻第四号、日本不妊学会、一九五八年、二四一―二四五ページ

(63) 中島精／飯塚理八「不妊診療面の最近の試み」「産科と婦人科」一九五九年三月号、診断と治療社、二五七ページ
(64) 前掲「凍結保存人精液による人工授精成功例」二四四ページ
(65) ポルジとローソンの実験は、同年の Nature 誌で報告されている（C. Polge & L. E. A. Rowson, "Fertilizing Capacity of Bull Spermatozoa after Freezing at -79° C," *Nature*, 169, 1952, pp.626-627）。
(66) 西川義正「氷点下における精子の長期保存とその実用性（一）」「畜産の研究」第九巻第十号、養賢堂、一九五五年、九九三ページ
(67) 同論文のほか、西川義正「氷点下における精子の長期保存とその実用性（二）」「畜産の研究」第九巻第十一号、養賢堂、一九五五年、一一二一―一一二五ページ、西川義正「氷点下における精子の長期保存とその実用性（三）」「畜産の研究」第九巻第十二号、養賢堂、一九五五年、一二二七―一二三二ページ、など。
(68)「地方研究会抄録」「日本不妊学会雑誌」第一巻第一・二号、日本不妊学会、一九五六年、四二ページ
(69)「名簿」「日本不妊学会雑誌」第一巻第三・四号、日本不妊学会、一九五六年、五六ページ
(70) 前掲「凍結保存人精液による人工授精成功例」二四五ページ
(71) 坂倉は翌一九六二年に慶應義塾大学医学部教授に就任し、六六年に退職、開業した（前掲『慶應義塾大学医学部産婦人科学教室教室七十年史』五二四ページ）。坂倉の教授就任は前任の中島精の急逝に伴ってのものだった。坂倉は安藤の二代後の教授にあたる。
(72) 前掲「不妊性の研究」
(73) 同論文五ページ

(74) 同論文六一―一〇ページ
(75) 産科患者をあわせての割合なのかは不明である。
(76) 基礎体温が高温期、低温期の変動を示さないこと。
(77) 前掲「不妊性の研究」一〇―一七ページ
(78) シルバーマンの組織採取針を用いた用針法は、先端が二又の針で組織をはさみ、ねじ切るようにして採取するのに対し、パンチ法は穴あけパンチのように、先端が中空の器具を用いて円盤状に組織を採取する。
(79) 前掲「不妊性の研究」一八ページ
(80) 同論文三一ページ
(81) クラインフェルター症候群の性染色体はほかにも、XXYY、XXXY、XXXXY、XXXYYやこれらのモザイクがある（武谷雄二／上妻志郎／藤井知行／大須賀穣監修『プリンシプル産科婦人科学1 第三版』メジカルビュー社、二〇一四年、二二二ページ。初版は一九八七年）。
(82) H. F. Klinfelter, E. C. Reifenstein & F. Albright, "Syndrome Characterized by Gynecomastia Aspermatogenesis without A-Leydigism and Increased Excretion of Follicle Stimulating Hormone," *Journal of Clinical Endocrinology & Metabolism*, 2, 1942, pp.615-627. 患者は、睾丸の小ささや女性化乳房、不妊を訴え、クラインフェルターらのもとを訪れていた。
(83) P. A. Jacobs & J. A. Storong, "A Case of Human Intersexuality Having a Possible XXY Sex-Determining Mechanism," *Nature*, 183, 1959, pp.302-303.
(84) 前掲「不妊性の研究」三一ページ。なお、この患者が不妊を主訴としていたかは不明である。
(85) 同論文九〇―九二ページ

(86) 同論文一二二ページ
(87)「着床障害」にも注目が集まってきていて、坂倉の報告でも第4章がこれにあてられているが、一ページしか割かれていなかった。
(88) 前掲「不妊性の研究」一二三ページ
(89) 同論文一五八―一六〇ページ
(90) 首の周りの皮膚のたるみ。
(91) 腕が肘の部分でわずかに外側に向く。
(92) H. H. Turner, "A Syndrome of Infantilism, Congenital Webbed Neck, and Cubitus Valgus," *Endocrinology*, 23(5), 1938, pp.566-574.
(93) C. E. Ford, K. W. Jones, P. E. Polani, J. C. De Almeida & J. H. Briggs, "A Sex-Chromosome Anomaly in a Case of Gonadal Dysgenesis (Turner Syndrome)," *The Lancet*, 7075, 1959, pp.711-713.
(94) ターナー症候群の性染色体の基本は、二つのX染色体のうち一つの全欠損または一部の欠損であり、XO/XXのモザイクなどもみられる(前掲『プリンシプル産科婦人科学1 第三版』二二〇ページ)。
(95) 前掲「不妊性の研究」一五九ページ
(96) 同論文二〇九ページ
(97) 同論文一四六ページ。性病とともに結核が卵管閉塞を引き起こすことは、一九三四年の木下正中/長谷川敏雄の前掲『不妊症ノ診断及ビ療法』八三ページ、一九三六年の篠田糺の宿題報告の時点でも認識されていた(前掲「不妊症ノ原因及ビ療法ニ就テ」九九三ページ)。
(98) 現在でも女性不妊のうちで卵管因子は最も頻度が高い(末岡浩「卵管閉塞・卵管周囲癒着」、前掲『生殖医療ガイドブック二〇一〇』六九ページ)。クラミジアによる付属器炎や骨盤腹膜炎などをはじめ、子宮内膜症や既往手術による卵管・卵巣周囲癒着もその原因となる（前掲『プリンシプル産科婦人科学1 第三版』三二一ページ）。

(99) 前掲「不妊性の研究」二〇九ページ

(100) 当然ながら、卵管閉塞が認められる場合に人工授精をおこなっても効果は望めない。ただし、不妊原因が夫婦双方にあり、卵管閉塞に対して手術療法を試みたあと、人工授精をおこなうというケースも想定できないわけではないことに留意が必要である。

(101) 前掲「不妊症ノ原因及ビ療法ニ就テ」九九四ページ

(102) J. Rock & M. Menkin, "In Vitro Fertilization on Cleavage of Human Ovarian Eggs," *Science*, 2588, 1944, pp.105-107.

(103) L. B. Shettles, "A Morula Stage of Human Ovum Developed in Vitro," *Fertility & Sterility*, 6(4), 1955, pp.287-289.

(104) 全くの偶然ではあるが、一九六一年の第十三回日本産科婦人科学会総会では、坂倉のほかに、この時点の日本で体外受精研究をリードしていた林基之と、のちに日本初の体外受精による出産を発表する東北大学医学部助教授（当時）の鈴木雅洲も宿題報告を担当していた（札幌医科大学教授の明石勝英も宿題報告をおこなっていた）。演題は林が「妊娠成立機序に関する臨床的並びに基礎的研究」、鈴木が「性ホルモン療法に関する基礎的研究」、明石が「膣式子宮全剔除に関する研究」だった（前掲『日本産科婦人科学会史』付録篇、六三ページ）。

(105) 林基之「全卵管閉塞症の診断と治療」「産婦人科の実際」一九六一年八月号、金原出版、六七二ページ。林は全卵管閉塞症への対処法を「A卵巣子宮内膜吻合法、B他人の健常卵管移植法、C隣接組織による卵管造設法、D人工卵管装着法、E体外受精卵の子宮内膜着床法」（六六六ページ）と整理している。
(106) 安藤画一「人工生殖法の現状と将来と」「臨床婦人科産科」一九六一年九月号、医学書院、七三五ページ
(107) 獣医・畜産領域分野も含めた体外受精研究の展開については、花岡龍毅の論文（前掲「不確実性の生成」）などを参照されたい。

終章　医療技術と「家族」

　ここまで、不妊が近代日本でどのように病理化され医療的介入の対象となってきたのかを記述するなかで、日本でのＡＩＤの導入史を明らかにしてきた。Ｎ・プフェッファーが「医療と非自発的無子（involuntary childlessness）との関係性は、それが置かれた政治経済的状況を抜きにして理解できない[1]」と指摘するように、本書では第２・３・５章で時の人口政策との関連で不妊への医療的介入を捉え、第４章で制度設計をめぐる議論に着目してきた。さらに、研究発表、成果共有の場であり、産婦人科医、特に産婦人科医学者の集団でもある学会と不妊医療研究との関係にも焦点を当てた。このように、不妊医療研究の内容だけではなく、それに大小様々な影響をもたらす外部要因にも目を向けてきた。

　第１・２章では、ＡＩＤの臨床応用前史を検証した。明治期の医学書でも「人工妊娠」に言及されることはあったが、夫の精液を用いる形であっても、器具を使って精液を女性生殖器内に注入することと自体、当時の価値基準では問題視されうるものであった。大正から昭和初期（一九二〇年代）になると、人工妊娠の施術を積極的に公表し、これを高く評価する開業医が登場する。しかし、産婦人科医学者である木下正中、長谷川敏雄、そしてこの時点の安藤画一は、成功率が高くないことから「人工受胎」を極めて限定的に評価していた（第1章）。

昭和初期（一九三〇年頃）までの段階でも、不妊医療研究は産婦人科学でそれなりに重要なテーマだった。日中戦争が勃発し、人口増強政策が敷かれていくなかで、母性保護との関連で不妊医療研究や不妊への医療的介入の重要性に関する認識が高まっていったが、不妊への医療的介入の効果は限定的であった。このようななか、「人工受精」に期待をかける産婦人科医学者が登場する。それが安藤だった。しかし、結局有効な「人工受精」の施術法が見つからないまま敗戦を迎えた（第2章）。

戦後、人口過剰問題が認識されるなか、安藤は「時事問題」である避妊研究と関連付けながら、AIDを導入した。その際、戦中からの課題だった有効な人工授精の施術方法が二つの点で見いだされていた。一つは、基礎体温や頸管粘液の性状変化といった排卵期推定法、すなわち施術時期の確定方法の精緻化であり、もう一つが重度の男性不妊の場合に提供精液を使用することだった。しかし、提供精液の使用を理由にAIDに反対する産婦人科医も存在した（第3章）。

同様の理由で、AIDは産婦人科学の外部でも議論の対象にされていった。安藤にAIDの法律問題の研究を依頼された小池隆一らは、AIDそのものの合法性とともに、AIDによって出生した子の法的親子関係について議論を重ねていた。小池ら法学者がAIDを問題視したのは、田中実の言葉を借りれば「家族の法理」／「家族の理念」との関係でだった（第4章）。

この点に関して、安藤は積極的にAIDを「家族」概念に調和させようと試みていた。それが象徴的に表れるのが、家族計画運動との関係においてだった。もともと、家族計画相談所でＡＩＤの臨床応用が開始されたのだが、安藤は受胎調節実地指導員への指導用テキストや、受胎調節実地指導の前線を担った助産婦に向けた文章で、家族計画を実現する手段の一つとしてＡＩＤを位置付けていた。その背景には、家族計画運動の一要素だった母性保護の要請があった（第5章）。

ＡＩＤを積極的に擁護していた慶應義塾大学医学部産婦人科学教室でも、ＡＩＤはあくまでも代替的対処法がない場合の最終手段と位置付けられていて、一九五〇年代に入ってから適応の厳格化や造精機能回復処置の研究がおこなわれるようになった。女性不妊の研究も進展し、原因の面でも、主に性病による生殖器の炎症の重要性が低下していった。しかし、不妊患者の数は減少しておらず、不妊への対処が困難を伴うという認識は変容しないまま、五六年に日本不妊学会が設立され、産婦人科、泌尿器科、獣医科・畜産分野からなる共同不妊医療研究体制が構築された。そして六〇年代に入ると、日本でも徐々に不妊医療研究として体外受精研究に注目が集まっていった（第6章）。

本書の結論を提示するにあたり、これまでのＡＩＤの導入に関する通説的歴史理解を改めて確認しておく。第一に、ＡＩＤは戦中外地で熱帯病に罹患して不妊となった帰還兵の男性を救済する目的で始められたと語られ、その後も男性不妊の救済措置として実施され続けた。のちに子どもの出自を知る権利として問題になる精子提供者の匿名性と、ＡＩＤの施術自体を医師と夫婦の間で秘匿することは、夫の不妊を隠蔽する役割をも果たした。第二に、提供精液を用いるという理由でＡＩＤには医学者内外から反対意見が提起され、特殊な処置として位置付けられていた。第三に、安藤らと慶應義塾大学の法学者の間でＡＩＤの法律問題に関する議論がおこなわれ、その結果、民法七百七十二条の規定でＡＩＤによって出生した子も夫婦の嫡出子として解釈されるという確信のもとにＡＩＤの施術が継続されていった。

一点目について、高熱を発症する疾患と男性不妊との関係性が戦後になって認識されるようになり、マラリアやデング熱といった熱帯病に罹患経験のある男性が不妊患者として病院を訪れたケースはたしかにあった。しかし当時は、不妊になった帰還兵との関連でＡＩＤの導入は語られていなかった。男性不妊の存在は、戦前から産婦人科医の間でも十分に認識されていた。戦中は母性役割が強調される風潮もあり、男性不妊の重要性に関する認識は相対的に低下したが、それでも男性側にも不妊原因が存在することは産婦人科医たちにとって常識であり、堀秀雄と内保一郎のように男性不妊研究を重視する産婦人科医もいた。このような状況のなか、安藤画一は重度の男性不妊への対処法として夫の睾丸穿刺液を用いる「人工受精」に期待をかけていて、その有効な施術方法を模索していた。しかし戦後になり、夫の睾丸穿刺液を用いる「人工受精」の限界が認識されていくなかで、アメリカの文献からＡＩＤの情報が得られるようになり、安藤は導入に踏み切ったとみたほうがいいだろう。

さて、ＡＩＤは男性不妊への対処法であることは間違いないのだが、はたして不妊男性のために施術されていたと解釈していいのだろうか。この点を検討するにあたり、ＡＩＤが導入されたことで、現在の用法でいう人工授精型代理懐胎への道も開けたはずだということに目を向けてみたい。

事実、最初のＡＩＤ児の出生直後に開催された雑誌「遺伝」主催の座談会で、加藤シヅエが「健康に恵まれているから子なき夫婦にたのまれて自分の腹を貸そうという時には、貸すつもりに身妊つても、十カ月胎内に嬰児を育てて居る間に必ず愛情が結びつくのは当り前ですから、その愛情を、何処に連れてゆくか分からないようにして持つて行くということは、人間として許されないと思います。この場合はA・I・Dというものだけが許されるので、女の腹を借りるということは断固として反対でございます[2]」と述べていたように、第三者女性に人工授精を施すことも可能であると認識されていた。

一方、田中実は妻以外の第三者女性への人工授精について次のように述べている。

妻が不妊である場合に、夫が妻以外の女性の生理的機能を利用し、人工的に夫の子をもうけるための「人工授精」は如何なものであろうか。徹底的な男女平等論からすれば、かような方法も同時に承認されうるはずである。しかし、実際上かように妻が不妊の場合に、夫が妻以外の女性にたいして「人工授精」を施すという事例は聞いたこともないし、さらに、右のA・I・Dを主張する人々のうちにすら、この夫の「人工授精」を主張する人はほとんどいないようである。思うに、これは、げんざいの社会的諸条件のもとにおいて、夫の「人工授精」にたいする社会的要求が存在しない――すなわち、その要求が意識されない――ことにもとづくものであり、とりもなおさず、現段階における男女の実質的不平等からくる夫婦間の貞操観念の差を露呈しているものである、とみるべきであろう。つまり、げんざいのような男女の実質的不平等の克服されない社会においては、夫は、妻が不妊の場合、「人工授精」よりは、むしろ離婚をするか、あるいは「妾」などにより直接の性交渉を享楽しつつ子をもうけることが不可能でない程の優位を占めており、したがつて、子をもうけるという名目のもとに妻以外の女性との性交渉の chance が求められ、その反面、「人工授精」は必要なものとして意識されえない。(3)

田中が述べたように、一九五〇年代には少なくとも表立って第三者女性に人工授精を施したケースは報告されなかった。第三者女性への人工授精が施術されなかったことには、法制度上の制約や田中がいうような背景もあったのかもしれないが、戦中から戦後にかけて母性概念のもとで不妊医療が語られていたことと関連付けられるだろう。(4) つまり、戦後の家族計画の文脈でAIDが語られることもあったように、「産む」ことと「育てること」が連結している母性概念とAIDが接続可能だった一方で、ここに、ほかの女性が出産することが入り込む余地はなかったのである。この点は、週刊誌がAIDを「どうしても子供を生みたい一女性のために(5)」おこなわれる処置と捉え、一般女性向け雑誌でAIDを推奨する記事や、AIDによって妊娠・出産した女性の手記が掲載される一方で、一般男性向け週刊誌では興味本位のいわばゴシップ記事が掲載される傾向にあったこととも結び付く。

産婦人科医の瀬木三雄は、第5章でも触れた『幸福な家族計画』で、不妊原因について「男子側にある原因」と「女子側にある原因」を説明するが、説明に先立ち「非常に多くの婦人が、不妊症で子供がなく、妊娠を熱望して、子なき故に悩んでいます。(略)私はこゝで、こうした婦人のため、不妊症の話をいたしたいと思います」と記述していた。そのうえで、瀬木は「これについては、いろいろ批判する人もあり、是非の議論がありうることでしょう(6)」と述べるにとどめたが、AIDにも触れていた。第5章で言及したように安藤も、ＡＩＤの解説も記述されていた受胎調節実地指導員への指導用テキスト『わが家の人工計画』で、「家族計画は、産児数の調節―加減―であって、一方的の減少のみではない。従つて妊娠できる婦人には減少の外に増加も企てられ、妊娠しない婦人―不妊婦人―には不妊の治療も施されねばならぬ」と述べていて、ここでは子がいない夫婦ではなく、「妊娠しない婦人」が治療対象にされる。また、安藤は同書で「夫婦の中でも特に妻は夫より遥かに強く愛児の姿を思慕するものである[7]」とも主張していた。これらをあわせて考慮すれば、ＡＩＤは不妊男性のための技術というよりはむしろ、不妊男性を夫に持つ女性のための技術として活用されていたと評価できる。

このように考えると、ＡＩＤの施術の事実を医師と夫婦の間で秘匿し、精子提供者を匿名にしておくことに別の意味が見いだせる。たしかに、このことで夫の不妊を隠蔽することは可能である。しかし、須藤次郎が少なくとも表面上は姦通が成立しないことの理由の一つに挙げ、安藤も「非配偶者間人工授精は医者によりおこなわれ、精液の出処は分からないようにしてある。しかも夫の了解をえているという三つの条件を伴うのであります。これがおこなわれている以上は姦通という定義には抵触しないのであります[8]」と主張するように、提供者の匿名性は姦通を成立させないための要件でもあった。姦通罪は一九四七年に廃止されたとはいえ、姦通そのものを問題視する価値観は存続していた。したがって、ＡＩＤの施術の秘匿や提供者の匿名性は、夫よりもむしろ妻を守るという意味合いが強かったのではないだろうか。

ただし、産婦人科医が不妊男性を夫に持つ女性のための技術としてＡＩＤを位置付けていたとしても、患者側は必ずしもそのように捉えていたわけではないだろう。このことは、一九五九年度に慶應義塾大学医学部附属病院を訪れ、ＡＩＨ、ＡＩＤ双方を含む人工授精の施術を受けた女性二百人に対しておこなわれた調査で、「人工授精にたいする希望の先後」という質問に対して「夫が先に希望した」九十二人、「妻が先に希望した」八十二人、「同時」二十六人という結果が出ている点からもうかがえる。[9]

二点目について、たしかに提供精液を使用することからＡＩＤには医学者内外から反対意見が提起され、これが特殊な処置とみなされていたことは間違いない。しかしながら、ＡＩＨも含めた人工授精自体が特殊な医療処置と位置付けられていたことを指摘できる。

戦後期からマスターベーションが人工授精に用いる精液の採取法として主流になる。しかし第3章で言及したように、名古屋大学の渡邉金三郎がＡＩＨに際して患者がマスターベーションによる精液採取を拒絶したため、病院内の「特別室」で患者夫婦に性交をおこなわせ、膣内から精液を採取したと記述していて、[10]マスターベーション自体、あるいはマスターベーションを用いての生殖に対する抵抗が存続していた。[11]

もっとも、人工授精技術の特殊性はマスターベーションだけで説明できるものではない。第1章で触れたように、性交後に膣内から精液を採取する方法自体も、戦前期の段階で越智真逸が「交接後直に医師が現はるることは、医師としても出来難きことにして、夫婦も亦、到底羞恥に堪えぬこと信ず」[12]と評していた。また、マスターベーションによる精液採取に言及していなかった明治期の緒方正清は人工妊娠に「審美学上」の観点から否定的な見解を示し、田村化三郎は比喩で実施をほのめかすにすぎなかった。[13] 第2章で触れたように、橋爪一男は戦中期、コンドームをつけての性交による精液採取を推奨していたものの、人工妊娠を「道徳的或は審美的見地から之に反対する者も少なくない」[14] と評していた。戦後の安藤らの言説でも、マスターベーションを用いるという理由で人工授精が「最後の手段」と位置付けられていたわけではない。つまり、医師が夫婦の生殖行為に直接介入すること自体が特殊なことだったと推察できる。

このように、提供精液を使用するということにとどまらず、AIDは多層的な意味で特殊な医療処置であった。これまでは、この多層性が不可視化されていた。ただし、戦後の産婦人科医の言説のなかでAIHに対する批判は顕在化せず、また民法研究会での議論で、AIHが全くといっていいほど問題にならなかったように、AIDの特殊性が問題になったのは提供精液を使用するという点でだけだった。

AIDの導入後は、極力AIDの施術を避けるために、新たな検査法を用いた適応の厳格化や造精機能回復処置といった男性不妊研究が進展していった。しかし結局のところ、重度の男性不妊に対して有効な介入法がほとんどみつからず、AIDに頼らざるをえない状況は続いた。AIDに至るプロセスが複雑化していくことで、結果としてAIDの特殊性、特に提供精液を使用するという意味での特殊性が前景化していったのである。

三点目について、まず指摘すべきなのは、安藤はAIDの臨床応用後に小池隆一ら法学者との議論をおこなっていたことである。そして法学者との議論がおこなわれる前の段階はもちろん、それが始められた後でもAIDによって出生した子の法的地位は安藤のなかで不明確なものだった。

小池らの研究では、ＡＩＤの是非論もあわせて検討されたものの、結局、現に存在する／これから存在することになる子の法的地位を保護するための議論に引きずられていった。そして、実質的に嫡出推定を適用させる方向に小池らの議論は収束していった。しかしこの解釈は、小池の見解によると新法制定までの過渡的措置であり、「無理は承知」のうえでのことだった。無理な解釈であることは、田中実や須藤次郎の中間報告、日本私法学会第十七回大会シンポジウムでの討論で嫡出推定の適用を否定する見解が示されていた点からもうかがえるだろう。しかし、たとえ無理な解釈だったとしても、戸籍係に対してあえてＡＩＤによって出産したことを公表しなければ、戸籍実務上、子は夫婦の嫡出子として扱われる。安藤もやがては子がＡＩＤを選択した夫婦の嫡出子と扱われるという見解を示すようになっていった。このように、少なくとも最初の数年間はＡＩＤは子の法的地位について確信が得られないまま実施されていた、言い換えれば、子の法的地位の安定が確保されるという認識は、臨床応用からしばらく経過したのちに生じたものだったのである。

さて、本書はＡＩＤの技術史を明らかにすることを通してＡＩＤと戦後の家族の関係を検証しようと試みていたのだが、母性概念とＡＩＤの接続、不妊男性を夫に持つ妻を救うための処置としてのＡＩＤの位置付け、人工授精技術自体の特殊性、ＡＩＤ児への嫡出推定の適用が「無理は承知」の解釈だったことのほか、この点について何が提示されたのだろうか。第1章で示したように、現在でいうＡＩＨ、当時の人工妊娠との関連で、緒方正清は「子なき家庭は其円満を欠くばかりで無く、其家の系統を滅亡し又財産の処分に苦しむ等、其害の多いところから如何かして子を儲けたいと思ふ人情から種々な方法を設け、遂に人工妊娠法と云う者を行ふ事になつた[15]」と、越智真逸は

「不妊を悲しめる幾多可憐の婦人を救ひ、後継者を挙げ得ざるがために、失望落胆の深淵に沈める幾多の男子を救はんがための、救世主たらんことを期せるものなり」[16]と記した。しかし、技術的には可能であるにもかかわらず、本書で取り上げた戦前・戦中期の医師の言説ではAIDにほとんど触れられていなかった。越智は「他人の精虫を以て人工妊娠術を行ひ得るか」という点を取り上げたが、「興味ある問題」という程度の認識[17]であり、「家の血統」や「後継者」という文脈でAIDは積極的に語られていなかった。戦後の慶應義塾大学の産婦人科医たちも、AIDをこの文脈では捉えず、夫婦の幸福と関連付けて語っていた。

また、第4章でみた法学者たちの議論は、法的親子関係をめぐる議論に引っ張られていったのだが、是非論にも目を向けると、AIDに対して積極的な支持は得られなかったものの、法による禁止までは主張されなかった。これは、田中実がAIDを婚姻の基礎たる「愛」を担保する子を得るための非常手段と捉えていた点とつながる。ここから、AIDは戦後改革で志向された「夫婦単位の家族」という価値と接合可能な面を有していたと推察できるだろう。しかし、田中が指摘するように親子関係についての民法の規定は、「婚姻中の妻は夫の子を懐胎すべき相当の機会があるというそぼくな婚姻観を前提として[18]」構成されていて、AIDという事態は想定されておらず、民法研究会のメンバーには法解釈にあたって揺れが生じていた。したがって、AIDは法制度やそれを支える家族観の狭間に立たされていて、この意味でもAIDの導入は当時の家族概念を揺るがしていたといえるだろう。しかしながら、法制度や家族観と真っ向から対立するものではなかったからこそ、戦後間もなくの時期にAIDの導入が可能になっていたとみることもできる。一九四八年時点で安藤が「人工受精に就いても非配偶者間受精法（略）には真面目な関心を向けねばならぬ時代となった」[19]と主張していたことには（第3章）、このような含意があったとも考えられるだろう。

続いて今後の課題に言及しておきたい。本書では日本での不妊医療研究の展開を追いながらＡＩＤの導入史を記述してきたが、その際、体外受精研究の前史でもある卵管因子不妊研究も視野に入れた。篠田紀の宿題報告でその主原因とされた性病、特に淋病の脅威が戦後、高純度のペニシリンの登場によって低下したといっても、卵管因子不妊は減少していなかった。加えて、有効な介入法も確立していなかった。そこで徐々に期待をかけられていくのが、体外受精なのだった。

不妊医療研究としての体外受精研究の開始と、ＡＩＤの導入は、適応となる不妊原因に対して有効な介入法が存在しなかったことが背景にある点で共通している。しかし、ＡＩＤの臨床応用からさらにさかのぼると、違った視点もみえてくる。それは、越智真逸や朝岡稲太郎が子宮や頸管の位置異常への対処法として当時主流だった手術療法の身体への侵襲性を問題にし、その代替法として現在の用法でいうＡＩＨ、当時の人工妊娠を積極的に擁護していたことである。ＡＩＤや体外受精も、侵襲性を有する手技[20]の代替法として登場してきたのだが、ＡＩＤや体外受精の研究が始められるにあたり、侵襲性は大きな論点にならなかった[21]。また、男性不妊への医療的介入は、ＡＩＤの導入後、精巣組織検査がおこなわれるようになり、近年では顕微授精をおこなう際、精液から精子が採取されなかった場合に外科的処置で精子や精子のもとになる細胞が回収されるように[22]、極力ＡＩＤの施術を避けることを目的に侵襲性の回避が犠牲にされてきたといえる。本書では十分な論証をおこなえなかったが、近年の動向もあわせて、不妊原因の除去を目指す処置と、不妊原因の回避によって妊娠・出産を目指す処置との侵襲性をめぐる論点については今後、検証が必要になるだろう。

本書は明治期から一九六〇年代初頭までの展開を扱ったが、最後に、その後の不妊医療の動向に触れておきたい。第6章で言及したように、日本でも六〇年代前半から体外受精研究が発表され始めた。のちに世界で初めて体外受精による妊娠・出産を成功させた生理学者ロバート・エドワーズが体外受精研究を始めたのも六〇年代前半である。しかしエドワーズが産婦人科医パトリック・ステプトーと協力して七八年に「生殖革命」を成し遂げるまでには約十五年の歳月を要した。[23] その五年後の八三年、日本では東北大学教授の鈴木雅邦[24]らが体外受精による妊娠・出産を成功させた。ここで東北大学の不妊医療研究の歴史について簡単に触れておくと、三六年に宿題報告を担当し、卵管因子不妊を重視した篠田糺は、三九年に東北帝国大学の教授に就任する。『東北大学百年史』によるとその後も篠田の「研究上のライフワーク」は不妊医療研究であり、「不妊症患者の子宮卵管造影法と性器よりの結核菌培養がエネルギッシュにおこなわれ、結核菌培養によって裏付けられた性器結核の子宮卵管影像の分類が確立された」。そしてそれらの研究をまとめて、五六年の第八回日本産科婦人科学会総会で助教授の貴家寛而が宿題報告「女子性器結核症の研究[25]」を担当した。[26] このように、戦後初期の東北帝国大学（東北大学）でも、不妊医療研究、とりわけ卵管因子不妊の原因についての研究に力を入れており、九嶋勝司を挟んで篠田の二代後の教授に就任した鈴木が初の体外受精による妊娠・出産を成功させたのである。

ピーター・シンガーとディーン・ウェルズが「生殖革命」の一側面として示したように、体外受精の成功によって卵子提供や（体外受精型の）代理懐胎の実現可能性が認識されるようになった。[27]

また、金城清子が指摘するように、体外受精による妊娠・出産が実現したことでＡＩＤにも改めて目が向けられるようになった[28]。そして一九九〇年代後半以降、第三者が関わる生殖補助技術の問題が、法的親子関係をめぐって日本でも具体的な裁判事例として表出する。九八年にはＡＩＤによる父子関係をめぐる判決が二件出され（東京高裁と大阪地裁）、東京高裁判決では、ＡＩＤの施術に同意していた夫が子の父とされ[29]、大阪地裁判決では同意がなかったため、夫は子の父とされなかった[30]。二〇〇七年には女優と元格闘家の夫婦が依頼者となって、アメリカ人女性を代理懐胎者とする体外受精型代理懐胎によって子が出生し、代理懐胎者が子の母とされた最高裁判決が出された[31][32]。この事例は訴訟当事者が有名人だったこともあり、下級審判決からメディアに大きく取り上げられていた。これは代理懐胎と法的親子関係をめぐる議論の重要な指標になったのだが、同時に生殖ツーリズムの問題を強く表出させた事例といえる。一三年には、「性同一性障害者の性別の取扱いの特例に関する法律」によって、法律上の性の変更が認められた元女性を夫とする夫婦と、ＡＩＤによって出生した子との間に嫡出親子関係を認めた最高裁判決が出された[33]。何らかの医療的介入を経ずに性交を通して子どもができる、というカップルの期待が実現しなかったときに「不妊」が成立するとすれば、夫となった元女性は、法律上は男性になったとしても、男性生殖器能を獲得したわけではないため、この事例ではそもそもの期待が成立しない。つまり、日本の最高司法機関は不妊以外の事例にＡＩＤの適用を認めたといえるだろう。これらの裁判事例は、序章で言及した政策レベルの議論にも大きく影響を及ぼした。提供卵子の使用は、出産をおこなう女性と母になりたい女性が一致することもあり、いまのところ法的親子関係をめぐる裁判沙汰にはなっていないようだが、国内でも一九九七年に諏訪マタニティークリニックで妻の妹から卵子提供を受けての出産がおこなわれた[34]。二〇一一年には、渡米して卵子提供を受けた野田聖子衆議院議員が男児を出産したことが話題になった[35]。一二年には卵子提供者の登録をおこなうNPO法人が設立されている[36]。

このように、特に第三者が関わる生殖補助技術については一九九〇年代以降の動きが目まぐるし く、不妊と医療技術、そして家族をめぐる問題は、極めて現在的な課題と目されがちである。しかし本書が示すように、それは近代以降連綿と続いている課題なのである。

注

（1）Pfeffer, op.cit.,p2. 戦前期に結核や性病への有効な療法が模索されたように（前掲『日本近代医学史』など）、医学研究はその時代の社会の状況に影響を受ける。しかし、柘植あづみの議論にあるように、個体の生存とは全く関係がない非自発的無子が不妊として問題視されるのは、社会的・文化的な価値判断に基づくものであり（前掲「生殖技術」など）、その意味で不妊医療研究とそれがおこなわれた歴史的文脈との関係には一層の注意を払う必要がある。

（2）前掲「人工授精をめぐつて（座談会）」二六ページ

（3）前掲「家族の法理からみた「人工授精」の問題」五〇一―五〇二ページ（田中実「人工授精と家族の理念」、前掲『人工授精の諸問題』所収、四八―七六ページ）

（4）ほかの女性への人工授精を許容することは、女性身体の専門家である産婦人科医が「治療」を放棄することをも意味していたといえるかもしれない。この点は、木下正中／長谷川敏雄の前掲『不妊症ノ診断及ビ治療』で、ほかの女性からの卵巣移植が「理論上極テ合理的ナ考デアリ」(一八四ページ)と評されていたこととつながるだろう。

(5) 前掲「人工授精児はつづく」三ページ

(6) 前掲『幸福な家族計画』一二四—一四六ページ(前掲『性と生殖の人権問題資料集成』第十二巻所収、一〇—五一ページ)

(7) 前掲『わが家の人口計画』一五七ページ(前掲『性と生殖の人権問題資料集成』第十二巻所収、一九四—二四七ページ)

(8) 前掲「人間人工授精の側面観」一〇〇ページ

(9) 前掲『人工授精の諸問題』附録、九—一二ページ

(10) 前掲「Hyaluronidase の添加により成功せる高度精子過少症患者に於ける配偶者間人工受精の一例」八〇二ページ

(11) 赤川学はマスターベーションをめぐる言説の変容過程について、一八七〇年代から一九四〇年代頃までを「強い有害論全盛期」、五〇年代から六〇年代までを「弱い有害論全盛期」、七〇年代以降を「必要論全盛期」、とまとめる(前掲『セクシュアリティの歴史社会学』三六九ページ)。

(12) 前掲『人類及び家畜の人工妊娠術』一六四ページ

(13) 前掲『婦人乃家庭衛生』一八一ページ、前掲『子の有る法無い法』三五—三九ページ(前掲『性と生殖の人権問題資料集成』第一巻所収、六二—一〇五ページ)

(14) 前掲「特別課題 不妊の原因及び治療」七四二ページ

(15) 前掲『婦人乃家庭衛生』一七九—一八〇ページ

(16) 前掲『人類及び家畜の人工妊娠術』一四一ページ

（17）同書一七六ページ
（18）前掲「家族の法理からみた「人工授精」の問題」五一七ページ
（19）前掲「編輯後記」（「産科と婦人科」一九四八年九月号）三三〇ページ
（20）ＡＩＤは副睾丸と精管の吻合手術や睾丸穿刺液の子宮内注入の代替法、体外受精は卵管開口術などの手術療法の代替法だった。
（21）もちろん、体外受精には排卵誘発や採卵に侵襲性が伴うため、単純に人工妊娠と比較することはできない。
（22）閉塞性無精子症の場合、精巣上体から精子が回収される。この場合、麻酔下に精巣上体管を露出し、穿刺して内容液が回収される。手技には、顕微鏡下精巣上体精子吸引術（micro epididymal sperm aspiration; ＭＥＳＡ）や肉眼直視下精巣上体精子吸引術（macroscopic epididymal sperm aspiration; ＭａＥＳＡ）がある。精子を回収できない場合は、麻酔下に開放生検あるいは針生検によって精巣組織を採取する精巣内精子採取術（testicular sperm extraction; ＴＥＳＥ）がおこなわれる。非閉塞性無精子症にはＴＥＳＥがおこなわれるが、近年では、顕微鏡下でこれをおこなうMD-TESE（microdissection TESE）が普及している（前掲「不妊症」八四ページ）。
（23）この経緯については以下の文献を参照されたい。P. Singer & D. Wells, *The Reproduction Revolution : New Ways of Making Babies*, Oxford: Oxford University Press, 1984（Ｐ・シンガー、Ｄ・ウェールズ『生殖革命――子供の新しい作り方』加茂直樹訳、晃洋書房、一九八八年）。R. M. Hering, *Pandora's Baby: How the First Test Tube Babies Sparked the Reproductive Revolution*, Boston: Houghton Mifflin Harcourt, 2004. など
（24）鈴木雅洲の略歴は以下のとおりである。一九二一年生まれ。四六年東京帝国大学医学部卒業、五八

年東北大学医学部助教授、六三年新潟大学医学部教授、七〇年東北大学医学部教授、八五年定年退官、スズキ病院を開設（前掲『日本産科婦人科学会五十年史』一八二ページ）。

(25) 貴家寛而／江口洋一／遠藤次郎／菅繁三／勝山信一／木村金雄／小林博／久保英一郎／宮野通邦／三浦浩／森滋／早乙女二朗／佐藤信夫／島田三郎／鈴木雅洲／武田正美／若林茂良／山口竜二「女子性器結核症の研究」「日本産科婦人科学会雑誌」一九五六年五月号、日本産科婦人科学会、四九五―五一三ページ

(26) 東北大学百年史編集委員会編『東北大学百年史 五』（「部局史」第二巻）、東北大学研究教育振興財団、二〇〇五年、六九〇―六九一ページ

(27) Singer&Wells, op.cit.

(28) 前掲『生殖革命と人権』一七六ページ

(29)「東京高裁判決一九九八年九月十六日 親権者指定審判に対する即時抗告事件」「家庭裁判所月報」一九九九年三月号、最高裁判所事務総局家庭局、一六五―一八五ページ

(30)「大阪地裁判決一九九八年十二月十八日 嫡出否認請求事件」「家庭裁判所月報」一九九九年九月号、最高裁判所事務総局家庭局、七一―七七ページ

(31)「最高裁判決二〇〇七年三月二十三日 市町村長の処分に対する不服申立て却下審判に対する抗告審の変更決定に対する許可抗告事件」「最高裁判所民事判例集」第六十一巻第二号、最高裁判所判例調査会、二〇〇七年、六一九―七一八ページ

(32) これよりも前の二〇〇七年には、代理懐胎によって出生した子の法的親子関係が争われた別事例の判決が確定した。この事例も日本人夫婦が渡米し、アメリカ人女性が代理懐胎者となったのだが、代理懐胎者とは別のアメリカ人女性からの提供卵子が使用され、代理懐胎者が子の母と判断された（「大

阪高裁判決二〇〇五年五月二十日 市町村長の処分に対する不服申立却下審判に対する抗告事件」「判例時報」第千九百十九号、判例時報社、二〇〇七年、一〇七—一一二ページ)。

(33)「最高裁判決二〇一三年十二月十日 戸籍訂正許可申立て却下審判に対する抗告棄却決定に対する許可抗告事件」(http://www.courts.go.jp/hanrei/pdf/20131220110624.pdf)[アクセス二〇一四年十二月十日]参照

(34)「諏訪マタニティークリニック 特殊生殖 非配偶者間体外受精」(http://e-smc.jp/special-reproduction/sr/dc/history.php)[アクセス二〇一四年十二月十日]参照。同クリニックは国内で唯一(表立って)代理懐胎を手がけている医療施設としても知られている。

(35)「野田聖子さん男児出産」「朝日新聞」二〇一一年一月六日付夕刊

(36)「OD-NET 卵子提供登録支援団体」(http://od-net.jp/guideline.html)[アクセス二〇一四年十二月十日]参照

あとがき

本書は二〇一四年三月に立命館大学大学院先端総合学術研究科（先端研）に提出した博士学位請求論文「日本における不妊医療と非配偶者間人工授精の導入をめぐる歴史研究」に加筆・修正を施したものである。不妊医療研究の動向、産婦人科医の学会の動向、人口政策、法学者の議論、家族計画運動といったように、本書には随所に様々な専門分野を横断するトピックを記述している。もともと先端研では既存の学問分野にとらわれない研究が目指されていて、私の研究もそのような場の雰囲気に多大な影響を受けている。しかし、既存の学問分野にとらわれないことでみえてくるものがある一方で、これは研究の短所にもなりうる。すなわち、その道の専門家からみたら記述が断片的になる可能性が一分野に特化した研究よりも高くなってしまうという問題である。そのような個所があれば、研究手法の短所というよりも、私の力不足の側面が強いのだが、お気づきの点をご教示いただければ幸いである。

さて、この「あとがき」を執筆しているのは二〇一四年十一月末なのだが、ここへ来て衆議院解散・総選挙のニュースが新聞紙面をにぎわせていることを付け加えておかなければならないだろう。このことは、（またしても）生殖補助技術関連法案の成立が先延ばしになるだろうことを予感させる。こう書くと私は手放しで法制化を歓迎しているようにみえるが、どのような内容でも法律を作ればそれでいい、と考えているわけではない。例えばＡＩＤに絞ってみても、出自を知る権利を無視できないことはこの分野に少しでも関心がある研究者にとってはもはや常識である。さらに踏み込めば、出自を知る権利を保障するとしても、提供者の責任という観点からは身元情報を提示するだけではたして十分なのか、という問題がある。言い換えれば、どのような理屈で、子を出生させる目的で精子を提供した男性が子の養育責任を免除されるのか／されないのか、という問題がある。これは、提供者に対する認知請求を子に認めるか否か、という第4章でみた法学者たちの議論に通じる。いずれにしても今後の法制化の動向を注視していきたいが、もしかすると政府は「このまま法律を作らない」、という選択をするかもしれない。そのような選択がおこなわれたとしても、ＡＩＤがそうだったように、他の第三者が関わる生殖補助技術が実施され続けることに変わりはなく、やはりこれからの「家族」をどのように捉えていくべきかも問われ続けるだろう。

もう一つ、本書のもとになった研究をおこなった私は男性研究者である、ということをあえて強調しておきたい。妊娠・出産は基本的に女性身体の問題とみなされていることもあり、人文・社会科学系で不妊の問題に取り組んでいるのは圧倒的に女性研究者が多い。他方で私は男性であり、実際、「「男性」のあなたがなぜこの研究をするのか？」と問われたことが何回かある。「べつに誰がやったっていいじゃないか、そんなことを問うこと自体がおかしい」というのが私のスタンスなのだが、ナイーブな記述になることを承知で、男性研究者が不妊医療の歴史研究をおこなったことをわざわざ強調した意図を記しておきたい。

全くの私事で恐縮だが、この段落の文章を書いているほんの十数時間前に私は出産の現場に立ち会い、無事に娘との対面を果たした。このとき感じたのは、出産という圧倒的な現実の前に男はあまりにも無力だということだった。男ができるのは、せいぜいパートナーの手を握り、汗をふき、励ましの言葉をかけることぐらいである。出産という行為自体は、男性がどのようにあがいても、女性身体にのしかかる問題なのである。しかし、無力であるからといって無関心であっていいはずがない。むしろ、無力であるがゆえに男性こそが出産を、その社会的意味も含め徹底的に学ばなければならないだろう。言い換えれば、男性研究者こそが出産をめぐる問題に真剣に向き合わなければならないだろう。不妊――これは男性身体の問題でもあるのだが――への医療的介入の歴史を男性が研究したことは、そのための一助となりうるといえるだろう。

さて、前述のように本書のもとになったのは私の学位請求論文であり、完成にはたくさんの方々のお力添えがあった。まず何よりも、先端研の松原洋子先生には主査として根気強く熱心にご指導いただいたことを強調しておきたい。工学院大学の林真理先生、先端研の小泉義之先生、天田城介先生には論文審査の労をとっていただいただけでなく、多くの有益なコメントもいただいた。立命館大学のサトウタツヤ先生、安田裕子先生、大阪市立大学の土屋貴志先生、京都大学の瀬戸口明久先生には先端研生命領域ゼミで有益なご助言をいただいた。京都府立大学の津崎哲雄先生には修士時代、論文の書き方を懇切丁寧にご指導いただいた。一人ひとりお名前を挙げるのは控えるが、先端研の先生方、先輩、同輩、後輩、スタッフのみなさま、立命館大学生存学研究センター関係者のみなさまにも様々な研究上のアドバイスやご指摘、ご支援をいただいた。また、青弓社の矢野未知生さんには、駆け出し研究者からの突然の連絡にもかかわらず出版を快く引き受けていただき、書籍化にあたって多くの有益なアドバイスをいただいた。みなさまのご協力抜きに本書を公刊することはできませんでした。この場を借りて厚くお礼を申し上げます。

最後に、研究を陰から支えてくれたパートナーの千晶さんに「あらゆる面でありがとう」、生まれたばかりの娘に「生まれてきてくれてありがとう」、そして「「はじめに」のネタに使ってしまってごめんなさい」と伝え、筆を擱きたい。

二〇一四年十一月

由井秀樹

付記　本書の刊行には二〇一四年度立命館大学大学院先端総合学術研究科出版助成制度の支援を受けた。

資料の収集には以下の機関のお世話になった。

立命館大学図書館／立命館大学リサーチライブラリ／京都府立医科大学図書館／京都大学医学図書館／国立国会図書館／東京大学医学図書館／名古屋大学医学図書館／名古屋市立大学医学図書館／慶應義塾大学医学図書館／同志社大学図書館

索引

【さ】

【た】

【な】

【は】

村岡 潔／西村理恵／白井千晶／田中俊之 ほか

不妊と男性

社会から隠蔽されがちな不妊と男性の関係を、歴史的・文化的な背景から浮き彫りにする。生命倫理、アイデンティティ、生殖と性、歴史などの視角から男性不妊の現実を照らす試み。定価1600円＋税

沢山美果子／岩上真珠／立山徳子／赤川 学 ほか

「家族」はどこへいく

少子化・高齢化・晩婚化が進行して、家族が今日的な問題として浮上している。江戸期から現在までの家族の歴史を押さえたうえで、人口減少社会の実情など現代的な問題に迫る。 定価1600円＋税

橋本健二／元治恵子／佐藤 香／仁平典宏 ほか

家族と格差の戦後史

一九六〇年代日本のリアリティ

「昭和30年代」がノスタルジックに想起されているが、当時の現実はどのような社会状況だったのだろうか。1965年 SSM 調査から当時の格差のありようなどを浮き彫りにする。 定価1600円＋税

岩上真珠／安藤由美／中西泰子／米村千代 ほか

〈若者と親〉の社会学

未婚期の自立を考える

成人期への移行は就職や結婚が転機だと考えられてきたが、近年ではそれが揺らいでいる。統計データから若者と親子関係の実態を把握し、「大人になること」の多様化を照らす。 定価2000円＋税

[著者略歴]
由井秀樹（ゆい・ひでき）
1987年、愛知県生まれ
立命館大学大学院先端総合学術研究科先端総合学術専攻一貫制博士課程満期退学
立命館大学衣笠総合研究機構専門研究員
論文に「日本における非配偶者間人工授精導入時の法律問題研究――法的父子関係をめぐる議論を中心に」（「生存学研究センター報告」第22号）、「日本における非配偶者間人工授精の導入と産婦人科学における男性不妊研究の展開――産婦人科医向け雑誌の分析から」（「科学史研究」第268号）ほか

人工授精《じんこうじゅせい》の近代《きんだい》　戦後の「家族」と医療・技術

発行――2015年3月25日　第1刷
定価――3000円＋税
著者――由井秀樹
発行者――矢野恵二
発行所――株式会社青弓社
〒101-0061 東京都千代田区三崎町3-3-4
電話 03-3265-8548（代）
http://www.seikyusha.co.jp
印刷所――三松堂
製本所――三松堂

ISBN978-4-7872-3385-1 C0036